# 《内经》与中医理论问题

王齐亮　著

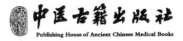

中医古籍出版社
Publishing House of Ancient Chinese Medical Books

图书在版编目（CIP）数据

《内经》与中医理论问题/王齐亮著 . –北京：中医古籍出版社，2016. 12（2020. 4 重印）

ISBN 978 – 7 – 5152 – 1338 – 5

Ⅰ.①内… Ⅱ.①王… Ⅲ.①《内经》–研究 Ⅳ.①R221

中国版本图书馆 CIP 数据核字（2016）第 234385 号

## 《内经》与中医理论问题

王齐亮 著

责任编辑 张 磊
封面设计 陈 娟
出版发行 中医古籍出版社
社 址 北京东直门内南小街 16 号（100700）
电 话 010 – 64089446（总编室） 010 – 64002949（发行部）
网 址 www.zhongyiguji.com.cn
印 刷 北京中献拓方科技发展有限公司
开 本 850mm×1168mm 1/32
印 张 14. 375
字 数 340 千字
版 次 2016 年 12 月第 1 版 2020 年 4 月第 2 次印刷
书 号 ISBN 978 – 7 – 5152 – 1338 – 5
定 价 30. 00 元

# 自　序

中医和针灸是我们宝贵的医学遗产，但它们在理论上却存在许多难以理解的地方。笔者坚信，实践出真知，而医学是一门实践的学问。中医和针灸既然有效，其中必有合理、科学的成分。2011年笔者于大病中把学习针灸经络的笔记整理为《中医针灸理论刍议》。有幸命不该绝，在卧床休养一年后竟又能坐起来伏案学习，以求对中医理论有进一步的了解。

《黄帝内经》，简称《内经》，是一部百家争鸣的医学典籍。它收录了从春秋战国直到秦汉时期的许多论著，琳琅满目，非常珍贵，现已入选世界记忆遗产名录。但古文艰涩难懂，且内容多有相互矛盾之处，加上唐朝王冰在搜集《内经》佚文，纂修《素问》时主导思想有所偏颇，结果引起了很大的误会。许多人以为《素问》即《内经》，忽视了对所谓"针经"——《灵枢》的关注。

现在人们把用本草治病的医生专称为中医，以区别于用针灸治病的医生。其实古代的医师是针药并用的，针灸比药物疗法出现得更早。我们的祖先在若干万年以前就掌握了制作石器的技巧和用火的方法。可想而知，最早的治病器具是砭石，最早的灸法多半是用炭火烘烤或者是用加热的卵石置于患处。在石器和陶器时代，这种治病方法决定了当时的医学理论主要是针灸经脉理论。

古人很早就掌握了酿酒的方法并尝试用酒和药物治病。但中医从放下针灸到专门用药物治病，相对来说历史就很短了。据考证，《神农本草经》是秦汉时成书的，距今不过两千年，《伤寒论》距今也只有一千八百年左右。所以，专门用药物治病的医学理论出现的时间相对较晚。

《针灸甲乙经》和《伤寒论》都是六经理论的继承和发展。然而伴随着药物疗法的兴起，无脑的藏府论几乎压倒了以脑为纲的六经理论。其实《内经》中的"经筋篇"就是中医的神经论和神经病学，可惜很久以来没有得到后世中医的重视和理解。

金元两代中医迎来了大发展的机遇。《丹溪心法》中的"十二经见证"突破了《素问》藏象论的制约，弘扬了《内经》以脑髓为纲领的六经理论。明代延续了金元中医蓬勃发展的态势，使中国的医药学达到了新的高峰。然而随着满清入关和张景岳《类经》《类经图翼》的问世，中医基本理论出现了更大的偏差。至今以心为君主之官，把脑髓视为奇恒之府的藏象论，俨然变成了中医理论的主流，"经络"变成了连接穴位的虚线，使广大医学科研人员陷入了无法理解、无从入手的迷茫之中。

中医用药物和针灸治病积累了极其丰富的宝贵经验，需要认真继承，并加以科学的研究，发扬光大。但用藏府论代表中医理论是有缺憾的，无脑的经络学说也无法解释针灸面临的许多问题。正确解读《内经》，了解中医理论的真相，是当务之急。

笔者不揣冒昧，谨以管窥之见，作抛砖引玉之举。谨供参考。

王齐亮

2016 年 2 月 6 日

# 内容摘要

由于现存《内经》的注释不能解除心中的疑惑，笔者最后认定出路只有一条，即依靠工具书自学古文，直接品尝《内经》这块"馍"的滋味。多年来笔者自学《黄帝内经》和中医典籍，努力从医学的角度去了解中医理论，写成笔记，积累成册。拙著中尽量保留了古文字义的注释，以便读者参考。

一、《素问》带有浓厚的五行色彩，主要收录了古代的五藏和六经理论。《灵枢》则基本上摆脱了五行学说的羁绊，走上了科学发展的道路。后者记载了古代中医的许多重要发现，提出了全新的医学理论，展示了许多祖国医学的丰硕成果和巨大贡献。清朝从日本找回来的《黄帝内经太素》非常宝贵，可惜缺失了几乎四分之一。本书对《素问》和《灵枢》的特点进行了分析，认为《素问》是《内经》的上册，《灵枢》是《内经》的下册。把《素问》视为《内经》，把《灵枢》贬为"针经"并不恰当。

二、根据《内经》中的记载，我国古代中医主要有两大学派。一派强调体腔内的藏器，特别是五藏，是人体各种正常活动和病机反应的主宰，另一派则认为脑髓才是主宰，提倡六经理论。本文把前者暂称为藏府派，或藏府论者；后者暂称为六经派，或六经论者。这两派的争论一直延续到现在。

三、《内经》是我国古代医学论著的大汇编，反映了古代医家在治病救人方面的经验和理论。它里面的学术观点是百家争鸣的。《素问》中的五藏论主要分为三大类，有的以肝为首，有的以心为首，有的以肺为首。奉行以肝为首理论的医家最早发现了肝藏与头（脑髓）和筋的相关。奉行以肺和以心为首的五藏论者后来也拥护以头脑为纲的理论。五藏理论发展至最后产生了"肝肾同源"的理念。

四、六经论者也有不同的认识，有的以阴经为首，有的以阳经为首。但不论何种六经，其太阳（或巨阳）都与脊柱或脑髓有关。对后世影响较大的是以太阳或巨阳为首的六经，它们尊崇头脑的作用。鉴于贬低脑髓的《素问》影响深远，本书着重展示了《内经》中有关脑髓的记载，对六经理论进行了仔细的探讨。

五、《灵枢·经脉》中的"十二经脉"是我国古代五藏和六经理论的第一次整合，两者能够整合的前提是它们都承认头脑是人体的最高主宰。"十二经脉"树立了头脑在人体的主导地位，确定了六藏六府手足十二经脉病证的特点，以及包括疟疾、温淫等疾病在内的治疗原则。"十二经脉"本来是一篇医学论著，但遭到后世针灸家的屡次修改，最后变成了连接针灸穴位的虚线。

六、《灵枢·经筋》是以太阳为首的六经理论的大发展，代表了古代中国医学理论的最高成就。它实际上是中医的神经论和神经病学。但后世中医忽略了对它的考察，甚至不知"筋"为何物。本书对"筋"和《灵枢·经筋》进行了考证。

七、本书对古代中医的脉诊，特别是寸诊、尺诊、三部九候诊、人迎气口诊等行了考证。古代脉诊与后世寸关尺的脉诊有很大的不同。后世寸关尺的脉诊有待科学的考察。

八、通过对《素问·藏气法时论》"五藏病者"的分析，发现了古代医学从四经到六经的过渡。与此同时，揭示了后世医家滥用手足十二经注解《内经》经文的弊端。

九、《伤寒论》继承了"热论六经"的传统，突出彰显了脑为阳的理论。后世中医把《伤寒论》降格为六经辨证方法，而不承认它是一种医学理论。贬低脑髓的功能和作用似乎变成后世中医的一种风尚。

十、《针灸甲乙经》对头颈躯干穴位的安排遵循了以头脑为纲的六经理论，对四肢穴位则吸收了向心流注的营气理论加以补充。通过对《针灸甲乙经》和后世针灸著作中有关经络理论的分析，尤其是通过几个病证历代取穴变化的观察，发现《十四经发挥》对针灸的临床实践影响不大；指导针灸实践的一直是《针灸甲乙经》。"经络学说"忽视脑髓和神经的作用是理论上的重大失误。

十一、伴随着五藏六府体系的出现和大量有效药物的使用，针灸疗法退居次要地位，藏府论成为医学的主流。由于药物可以治疗包括头脑在内的各种病证，在临床医学中出现了忽视头脑的倾向。这种倾向得到了《素问》的支持。

十二、在金、元时期中医学术大发展的高潮中出现了"十二经见证"。其出现标志着当时的医家已经清醒地认识到藏府论偏离了《内经》主旨，力图恢复以脑髓为纲的中医理论。"十二经见证"总结了《内经》和《内经》以来中医的理论和经验，把中国医学理论提升到新的高峰。它化解了长期存在的六经理论与五藏六府理论的矛盾，是中医理论发展史上的里程碑。

十三、对"藏象论"进行了评论。

# 说　　明

据考证，《黄帝内经》简称《内经》，它的成书大约在先秦、西汉之间，也即公元25年以前。它收集了此前春秋战国时代的许多医学论著在内，异彩纷呈，琳琅满目，极其珍贵。至今我们能够见到的、最古老的《内经》是隋朝杨上善撰著的《黄帝内经太素》（公元605－617年）。据《汉语大字典》，"太"为"大"或"安泰"之意；"素"指用于写字的丝绸或纸张。《黄帝内经太素》问世后不久就毁于隋末唐初的战火，不过此前已流传到日本。

唐朝王冰搜集《内经》佚文，又补充了有关五运六气的七篇大论，把它们纂修为《黄帝内经素问》，简称《素问》。宋朝史崧献出了《内经》的其余部分，称为《灵枢经》。至此，《素问》和《灵枢》就成为我国历代医者学习《内经》的主要教材。二者历代的刻本很多，有些经文的差错至今没有得到全国统一的认定。

清朝光绪年间《黄帝内经太素》的旧抄本（三十卷）由杨惺吾先生从日本带回中国，可惜该抄本已经缺失了七卷，保留下来的主要是中医理论和针灸的部分。关于药物疗法，该书只在第十九卷"知汤药"一节中原则性地提到"去宛陈"（《素问》"陈"后有"莝"），"开鬼门，洁静（《素问》'静'作'净'）府"，"服五汤，有五疏，修五藏"（此前六字《素问》作"疏涤五藏"）。此书提到的药物只有"经筋篇"中外用的马膏、白酒和桂；以及"痈疽篇"中的豕膏和菱翘草根。（注："宛陈"，《黄帝内经太素》注为恶血。《黄帝内经素问译释》注：宛指郁积，陈莝是陈草；"鬼门"指汗空；"净府"指膀胱。据《汉语大字典》，"莝"指铡碎的草。）

此书在日本的一千多年中屡经传抄，有一些抄错之处。例如《素问·骨空》中的"断基"误为"新纂"，《素问·痿论》中的"肌肉"误为"脂肉"，六经开阖枢的"开"误为"阗"等。特别是在《素问·厥论》中对厥逆六经和手经厥逆的经文中加进了"足"字和"脉"字，使原来的六经厥逆变成了手足十二经厥逆。这些都是需要订正的。（注：关于六经开阖枢的"开"是否为"阗"的错字，可以有不同的理解。详见后文。）

自古以来我国就有神农尝百草的传说，但现存《内经》中有关药物和处方用药的记载很少。试看《内经》中提到的药物，除上面提到的几种以外，只有薑、桂、椒、草苏、蘭、茜草、泽泻、术、麋衔（一名无心草）、乌贼骨、雀卵、鲍鱼、生铁洛之类，这些药并没有多大毒性。而《素问》中多次提到的"毒药"是些什么药已经无法知晓。王冰纂修的《素问》显然缺少了这方面的内容。《素问》不足八十一篇，是用论述五运六气的七篇大论补足的。

《内经》博大精深，涉及古代天文地理、人文哲学，以及与医学有关的各个领域。有关天人相应、上工治未病、异法方宜、养生长命等方面已有许多专著阐明在先，因此本书不再重复这些内容，而侧重于对古代医学和医学理论的探讨。

事物的发展规律一般是由简单到复杂，由低级到高级的。从春秋战国到秦朝长达五百年之久（公元前722年至公元前256年），其间中医学术的发展必有踪迹可循。然而古代的中国幅员辽阔，列国林立，东、西、南、北、中，以及内陆、沿海各处的政治经济和医学发展水平都有很大的差异，加上春秋战国也是百家争鸣的时代，所以我们无法肯定各种五藏

8

理论和各种六经理论的出现究竟谁在前，谁在后。笔者在讨论中对《内经》各论篇安排的先后次序只是一种不得已而做出的决定，文中提到的一些论点前后因果的逻辑关系也很可能与实际情况不符，谨供参考。但愿地下有更多医学竹简出土，澄清这些问题。

至今人们已经熟悉《素问》和《灵枢》，习惯于用这两本书作为《内经》的原著，而对《黄帝内经太素》较为陌生。所以拙著中对《内经》引文的出处一般按《素问》和《灵枢》的篇名标注，以便读者审阅核查，好在这两本书中的篇名并无重复。本书在引用《内经》经文时对各种版本经文的写法择善而从，有疑问或不一致时，加注说明。对难懂的古字尽量保留曾经查到的注释，以方便读者审阅。

需要注意的另外一点是，《素问》和《灵枢》中的论篇有些是独立完整、文义连贯的；有些则是由不同著作的片段拼接而成的，它们的内容可能互不相关。《黄帝内经太素》虽然写明了各卷的专题，论述比较系统、完整，但在内容上也常有文意不连贯的拼接现象。所以同在一个论篇内，未必论述的是同一个专题，同一个专题的观点也未必一致。

关于简体字和繁体字的使用，笔者坚持必要时仍用繁体，因为需要尊重古字的内涵。例如现在把"藏"写成"脏"，把"内臟"写成"内脏"，这一改动丧失了"心藏神，肝藏魂"等经文中"藏"的含义；而"脏"与"肮脏"的"脏"相同，给人以不雅的印象。又如把"開"改作"开"，把"闔"改作"合"，在经文论述三阴三阳"開、闔、枢"的时候，去掉了"門"，就丧失了"門"开、"門"闭的含义。把"裏"改写为"里"，确实方便，但有时为了准确表达经文原意，笔者仍采用繁体的"裏"。

# 目　　录

# 第一章　古代中国的医学

　　我国古代医者在实践中不断积累治病救人的经验和教训，创造了独特的医疗方法和医学理论。他们的许多著作已经散佚失传，保存下来的部分被后人收集在《黄帝内经》中，内容丰富多彩。

## 第一节　《黄帝内经》的特点

　　《黄帝内经》（简称《内经》）是我国最古老的医学文献，成书年代大约在先秦至西汉间。它总结了古代人民长期与疾病做斗争的经验和理论，奠定了中医和针灸理论的基础。

　　人们往往以为《内经》非常古老，陈旧落后到不值得花费气力去看它一眼的程度，其实不然。现在举几个例子来说明古代中国医学达到的水平。

　　（1）《灵枢·忧恚无言》："人之卒然忧（忧）恚（愤怒）而无音者，何道之塞？何气出行，使音不彰？"对曰："咽喉者，水谷之道也。喉咙者，气之所以上下者也。会厌（会厌）者，音声之户也。口唇者，音声之扇也。舌者，音声之机也。悬雍垂者，音声之关也。颃颡（上腭内二孔）者，分气至所泄也。横骨者，神气所发使主发舌者也"；"人卒然无音者，寒气客于厌，则厌不能发"；"足之少阴，上系于舌，络于横骨，终于会厌。两写（泻）其血脉，浊气乃辟（除去）。会厌之脉，上络任脉，取之天突，其厌乃发也"。

　　从以上经文可知，古人对参与发音的各个部位解剖构造已经有了清楚的了解，其了解细致的程度不亚于现代医学。此外，对瘖痉无言的病机根据医学理论做出了解释，也说明了采取治疗方案的理由。

　　（2）《灵枢·大惑论》告诉我们，古人已经发现眼球通过目系与脑相连，并且知道目眩与脑有关。经文提到："脑转则引目系急，目系急则目眩以转矣"。古人也知道脑分为两半，"伤右（头）角，左足不用"。据《康熙字典》，"转"，运也，动也，旋也；据《汉语大字典》，"转"也可解为变化、飘荡。

　　（3）《灵枢·营气》告诉我们，古人已经发现了血液循环。《灵枢·营卫生会》告诉我们古人发现了气血循环，血液循环中有肺气参加，"血之与气，异名同类"。此外，古人通过天气寒温变化对出汗量和尿量的影响发现了水代谢的平衡（详见《灵枢》"营卫生会""五癃津液别"等篇章）。

　　（4）《灵枢·百病始生》中说，虚邪中人后，从皮肤开始，层层深入，由表入里。经文最后提到："或著孙脉，或著络脉，或著经脉，或著输脉，或著于伏衝（冲）之脉，或著于膂筋，或著于肠胃之募原，上连于缓筋"。而病邪著于缓筋时可引起"似阳明之积，饱食则痛，饥则安"的症状。

　　这一记载表明邪气除了循脉络由表及里地发展，也可以循经筋向人体深层发展；同时也表明古人已经发现了腹腔的内脏神经。据《汉语大字典》，"缓"，疏松、柔和之意。所以这种筋以疏松、柔和为特点，与体腔外的筋不同。据《中国医学大辞典》，"伏衝之脉"指"伏行腹内之冲脉也"；"募原"即膜原，指鬲间之膜，鬲肓之原也（"肓"在心脏和膈膜之间）。这一记载也表明，除了五藏六府，人体还有其他深层的结构，病情的变化可能超出五藏六府的"框架"。（注：关于"虚邪"的"虚"，据《说文解字》，大丘也；据《汉语大字典》，可解为空隙或弱点，又可指天空，或为星名。）

（5）古人开展过病理解剖的研究，详见《灵枢·本藏》。这里暂举肝藏为例："肝小则藏安，无胁下之病。肝大则逼胃迫咽，迫咽则苦膈中，且胁下痛。肝高则上支贲切胁，怳为息贲。肝下则逼胃，胁下空，胁下空则易受邪。肝坚则藏安难伤。肝脆则善病消瘅易伤。肝端正则和利难伤"。

《灵枢·本藏》的论述不免带有臆测的成分在内，但完全没有引用五行生克的规律来解释病机，而运用了病理解剖的方法。需要注意的是，要想进行这样的观察必须同时具备几个先决条件：即首先医师要保留比较详细的病历记载，否则事后无据可查；其次当时的医疗制度要容许医师在患者死后进行尸体解剖；最后要有专人综合、归纳临床所见和尸体解剖的结果。显然，如果古人没有进行过尸体解剖是不可能凭空想象出这样的论述来的。假定人们处于"身体发肤，受之父母，不敢毁伤"的时代，怎能写出这样的论文？所以我国古代曾经存在过先进的医疗卫生制度。

估计有人会说，这是站在西医的立场讲话；也有人会说，这些引证的资料来自《灵枢》，《灵枢》是"针经"，不能代表《内经》，而《内经》是讲阴阳五行的。这些评论涉及几个重大的、纠缠在一起的理论和原则问题，现剖析如下。

## 一、立场问题

中医、西医都是医学，都能治病救人。如果用科学的态度谈论中医就是站到了西医的立场上，那么是否中医不科学，没有科学的立场呢？是否拥护阴阳五行就是站在中医立场上的表现呢？

关于中医《内经》是讲阴阳五行的这个观点，有《中医学概论》（1959 年）为证，难怪许多人都深信不疑。《中医学概论》第一章绪言中说：《黄帝内经》"以朴素唯物论的阴阳五行学说，作为医学理论体系"，"从此奠定了祖国医学的理论基础"。

《中医学概论》第二章以大量篇幅介绍了"阴阳五行"和"五运六气"。在"五行"一节中详细介绍了五行的相生、相克、相乘、相侮，并指出："五行学说在中医理论中，对于诊断疾病，处理疾病，均有着一定的价值"，"每一疾病的发生、发展、虽然非常复杂，但也有它一般的规律性。这种规律在一般情况下都可以用五行来解释，我们在临证时只有掌握了疾病传变的规律，才能正确地做出预防措施和治疗方针"。《中医学概论》第二章的最后附有对"五运六气"的详细介绍。

实事求是地讲，以上观点只能代表王冰《素问》的立场，不能代表《内经》中大多数医家的立场。

## 二、中医与科学

长期以来人们得出了这样的印象，即西医讲科学，中医讲玄学，好像中医就是讲阴阳五行的，与科学无缘，中医和西医是对立的。其实这是很大的误会。我国从夏、商、周进入了动荡的春秋战国时代，经济基础和生产力发生了巨大的变化，这种变化与科技的进步密不可分。试看形态诡异、结构复杂的青铜器，精美细腻的玉雕，薄似蝉翼的丝制品，锋利的越王剑，等等，没有高超的科技手段是制造不出来的。众所周知，在军事方面，《孙子兵法》闻名全球；在文化方面，孔子有《春秋》《论语》，老子有《道德经》，庄子有《南华经》，墨子有《墨子》，韩非有《韩非子》等；此外文学巨著如《诗经》《楚辞》流传至今。这些著作充分表明我国当时处于空前开放、飞跃发展的时代。那么处于这个时代的中医难道会一直稳坐钓鱼台，坚持阴阳五行不动摇，拒科技潮流于医学领域之外吗？再者说，如果中医理论一直是阴阳五行，那么"十二经脉"、《灵枢·经筋》、《伤寒论》《针灸甲乙经》又是怎样产生的呢？中医、针灸一定有科学的基础，只是后人没有把它讲出来而已。

### 三、"阴阳"和"五行"本来是两种水平不同的理念

很久以来，"阴阳五行"已经成为一个固定的词组，好像"阴阳""五行"同属一个范畴，它们是同样的、一致的。然而认真分析起来，"阴阳"和"五行"本来是两种截然不同的理念。

"阴阳"是我们祖先创造的、蕴有深刻哲理的辩证法。《素问·阴阳应象大论》中说："阴阳者，天地之道也，万物之纲纪，变化之父母，生杀之本始，神明之府也"；《素问·阴阳离合论》中又说："阴阳者，数之可十，推之可百；数之可千，推之可万；万之大，不可胜数，然其要一也"（据《说文解字》，"一，惟初太始，道立于一，造分天地，化成万物"）。《内经》中除了"阴阳"，还有春夏秋冬"四季"，少阳、太阳、太阴、少阴"四经"，以及"四海""四逆""八风""八正""八虚""十六部"，等等。请注意上面引证的有关"阴阳"的论述，最后提到了"其要一也"。所以阴阳从"一分为二"开始，具有无限开阔的发展前途和远景。

"五行"讲的是金木水火土五种元素和它们之间的关系。这种"朴素的唯物论"只唯了五个"物"，其数目不能多，也不能少。金木水火土彼此是独立平等的，它们构成一个互相制约的圈子，谁也跳不出这个圈子，局外者也休想插足进来。五行的每一个成员都是有生命力的，或生、或克，或乘、或侮，但圈子是死

的。所以五行不论如何生长、发展，如何膨胀、收缩，始终是一个自我封闭的圈子。在这个圈子里，五行的能量可以进行顺逆两个方向的、有规律（生克、乘侮）的传递，但是它们除了在圈子内无休止地生克、乘侮，没有别的出路。

五行的"相生、相克"看起来好像是"阴阳"那样的辩证关系，但这种关系并非存在于成对的阴阳或矛盾之间。例如木克土，土不克木；火生土，土不生火。五行中只有"水""火"是真正矛盾对立的双方，水克火，火克水；但是水不生火，火不生水。

其次，辩证法和阴阳理论的矛盾双方是可以互相转化的，但在五行学说中，木不会变成土，金也不会变成水。所以五行学说与阴阳理论不能相提并论。当初有人把中医的"阴阳五行"说成"朴素的唯物辩证法"，以为这样就可以提高"阴阳五行"的地位，美化它的形象，也让现代的人们容易接受这种医学理论。其实这一提法似是而非，站不住脚。

（注：后来古人把"火"拆分为"君火""相火"，与"风""寒""暑""湿""燥"一起与六经的三阴、三阳分别相配，组成"六气"，即"少阳相火""阳明燥金""太阳寒水""厥阴风木""少阴君火""太阴湿土"。于是才衍化出"五运六气"无穷无尽的轮回。）

"五行"没有"阴阳""不可胜数、其要一也"的无穷无尽、向前发展的理念。它首先就把自己限定为"五"，并且把五个"行"串连成无缝的环。于是束缚了自己的手脚，没有前途可言。

在贯彻阴阳理论方面，《灵枢》和《素问》是一致的。而在贯彻五行学说方面，《灵枢》和《素问》有着很大的区别。

## 四、《素问》中的五行

《素问》在介绍古代五藏理论的同时，突出了五行的理念，尤其是五行的生克、乘侮规律。例如《素问·脉要精微论》中说："从阴阳始"，"从五行生"，"色合五行，脉合阴阳"；《素问·玉机真藏论》说："五藏受气于其所生，传之于其所胜，气舍于其所生，死于其所不胜"；《素问·宝命全形论》说："木得金而伐，火得水而灭，土得木而达，金得火而缺，水得土而绝，万物尽然，不可胜竭"。《素问·藏气法时论》说："五行者，金、木、水、火、土也。更贵更贱，以知死生，以决成败，而定五藏之气，间甚之时，死生之期也"；"夫邪气之客于身也，以胜相加，至其所生而愈，至其所不胜而甚，至于其所生而持，自得其位而起。必先定五藏之脉，乃可言间甚之时，死生之期也"。这篇经文对五行与医学的相关还做了进一步的阐述，现举肝藏为例：

"病在肝，愈于夏；夏不愈，甚于秋；秋不死，持于冬，起于春，禁当风。肝病者，愈在丙丁；丙丁不愈，加于庚辛；庚辛不死，持于壬癸，起于甲乙。肝病者，平旦慧，下晡（申时）甚，夜半静。肝欲散，急食辛以散之，用辛补之，酸写之"。

《素问·玉机真藏论》说："五藏受气于其所生，传之于其所胜，气舍于其所生，死于其所不胜。病之且死，必先传行至其所不胜，病乃死。此言气之逆行也，故死。肝受气于心，传之于脾，气舍于肾，至肺而死；心受气于脾，传之于肺，气舍于肝，至肾而死；脾受气于肺，传之于肾，气舍于心，至肝而死；肺受气于肾，传之于肝，气舍于脾，至心而死；肾受气于肝，传之于心，气舍于肺，至脾而死。此皆逆死也。一日一夜五分之，此所以占死生之早暮也。"

五行学说不仅适用于刺法，也渗透到药物疗法。《素问·腹中论》中提到："帝曰：夫子数言热中、消中不可服高（《针灸甲乙经》作'膏'）梁、芳草、石药"；"岐伯曰：夫芳草之气美，石药之气悍，二者其气急疾坚劲，故非缓心之人，不可以服此二者。帝曰：不可以服此二者，何以然？岐伯曰：夫热气慓悍，药气亦然。二者相遇，恐内伤脾。脾者，土也，而恶木。服此药者，至甲乙日更论"（《黄帝内经素问译释》注："更论"《甲乙经》作"当愈甚"）。

笔者认为，"五"这个"数"来自人体手、脚的五指（趾）。《灵枢·阴阳系日月》说："手之十指，以应十日。"人体左右两手的手指数合计为"十"。不是有了"五行"的金木水火土才有"五"这个数，而是有了"五"这个数才有"五行"。五藏不一定必须与五行挂钩，以肺为首的五藏理论就不受五行学说的约束。《灵枢·阴阳二十五人》说："天地之间，六合之内，不离于五，人亦应之。"人们常说的"五福临门""五谷丰登""五湖四海"，等等，里面的"五"都与"五行"无关。

至于六府的"六"，《内经》中曾提出"三而成天，三而成地，三而成人"。其实"三"这个数来自一个月的"三"个十天。两个"三"组成了"六"，一年有"十二月"。于是有了"十天干"（甲乙丙丁戊己庚辛壬癸）和"十二地支"（子丑寅卯辰巳午未申酉戌亥）。《素问·六微旨大论》中说："天气始于甲，地气始于子，子甲相合，命曰岁立"。《素问·六节藏象论》中说："天有十日，日六竟而周甲，甲六复而终岁，三百六十日法也"。所以天干与地支相配，甲子重逢，"六十岁而为一周"。这些本来讲的是古人的历法，其推算并无神秘之处。

## 五、《灵枢》中的五行

《灵枢》中也有许多"五"，例如"五藏""五色""五味"

"五并""五部""五恶""五液""五劳""五走"等等，甚至也提到"五行"，例如《灵枢·五乱》中说"五行有序"，《灵枢·阴阳系日月》中说"此天地之阴阳也，非四时五行之依次行也"，《灵枢·热病》中提到"火者，心也"，"水者，肾也"，"木者，肝也"，"金者，肺也"，"土者，脾也"；但是我们在《灵枢》八十一篇中发现，有关五行相生、相克、相乘、相侮的具体论述极少，在《灵枢·五色》中只有一句"肾乘心，心先病。肾为应，色皆如是"，带有五行学说的味道。（注：这十三个字是否为《内经》原文，是可疑的。详见下文。）

## 六、《黄帝内经太素》中的五行

这部《黄帝内经太素》缺失了第一卷，非常可惜，它里面应该提到全书的总纲。所以我们无法确定《黄帝内经太素》总纲里是否谈到了五行。不过从保留下来的内容看，情况与《灵枢》类似。它提到了许多的"五"。如卷二"调食"中的"五味"；卷三提到的"天有四时五行"，"人有五藏，有五气"；卷五提到"五行以东方为甲乙木"；卷六提到的"五并""五恶""五液""五主"；卷十一提到"刺有五变"；卷十五提到"上古之时，使贷季理色脉而通神明，合之金木水火土"，"五色五脉之应"；卷十七又重复提到几个"五"；卷十九中提到"言阴与阳，合于五行"。

值得注意的是，这些"五"和"五行"都没有涉及五行生克、乘侮的规律问题。上面提到的《灵枢·五色》中那一句"肾乘心，心先病。肾为应，色皆如是"也不见于《黄帝内经太素》卷十五的"色脉诊"和"色脉尺诊"。

《黄帝内经太素》"色脉诊"一节的最后提到"凡相五色之奇脉"一段，其中说"面黄目青，面黄目赤，面黄目白，面黄目黑着，皆不死；面青目赤，面赤目白，面青目黑，面黑目白，面赤目青者，皆死"。这些经文也体现不出五行生克、乘侮的规律。（注：在《素问·五藏生成》的最后有"凡相五色之奇脉"一段，与《黄帝内经太素》所载几乎完全相同。所以"肾乘心，心先病。肾为应，色皆如是"是否为《内经》原文，值得怀疑。）

根据以上情况，可以推测《灵枢》和《黄帝内经太素》在对待五行学说的态度上是一致的；它们都没有像《素问》那样大肆宣扬五行的生克、乘侮规律。遗憾的是《黄帝内经太素》缺失了七卷（特别是第一卷），这七卷占《黄帝内经太素》全书三十卷的近1/4。因此我们仅凭《黄帝内经太素》现存记载得不出肯定的结论。

### 七、《灵枢》反映了古代中国基础医学和临床医学的成就

《灵枢》中除了"十二经脉"和针灸方面的内容，还有"骨度""脉度""肠胃""营卫生会""卫气行""经筋""百病始生""大惑论""痈疽"等等，所以它不是只讲针灸的书。把它称为"针经"并不恰当。而且"十二经脉"本来是一篇医学论著，不是讨论针灸穴位的经文。它是被后世针灸家借用来解释刺穴疗法机理的。《黄帝内经太素》共三十卷。《灵枢·经脉》的"十二经脉"在第八卷，《灵枢》的"经筋"在第十三卷。所以认为《灵枢》不是《内经》的说法，有失偏颇。

关于《灵枢》《素问》中五藏与五行相关的详情，以及它们的比较，请参见后面的第二章和第三章。

## 第二节　古人对头、脑、骨、髓的认识

古人一开始对什么是藏，什么是府，并没有统一的定义。

《素问·五藏别论》中说："或以脑髓为藏，或以肠胃为藏，或以为府"。

　　令人感兴趣的是，《素问·诊要经终论》中提出了头与五藏并列的观点，表明当时的古人已经把头视为一个藏。原文如下：

　　"正月、二月，人气在肺"；"三月、四月，人气在脾"；"五月、六月，人气在头"；"七月、八月，人气在肺"；"九月、十月，人气在心"；"十一月、十二月，人气在肾"。

　　此外，我们在《素问·风论》中看到"首风"与五藏风的并列；在《素问·示从容论》中我们看到了"脑髓"与五藏六府等同时出现经文中（"五藏六府，胆、胃、大小肠、脾、胞、膀胱，脑髓涕唾，哭泣悲哀，水所从行"）。（注：《灵枢》对头的认识见后。）

　　显然古人对头脑的功能一开始并不清楚。例如我们都知道"善忘"是脑证，但《灵枢·大惑论》中说："上气不足，下气有余，肠胃实而心肺虚，虚则营卫留于下，久之不以时上，故善忘也"。《汉语大字典》和《康熙字典》均解"上"为高处，未明指头部。到了《素问·玉机真藏论》古人才明白"善忘"是肝证或头证。

　　古代中医有两大学派。一派认为体腔内的臟器，特别是五藏起决定作用，一派认为组成躯体中轴的骨结构（脊柱）和其中的髓起决定作用。我们把前者暂称为"藏府派"或藏府论者，后者暂称为"六经派"或六经论者。由于一般对藏府论介绍较多，对六经论介绍很少，所以这里首先介绍与头、脑、骨、髓有关的《内经》中的记载。

## 一、头和脑

　　《素问·脉要精微论》中说："头者，精明之府。头倾视深，精神将夺矣";"精明者,所以视万物,别黑白,审短长。以长为短,以白为黑,如是则精衰矣"。

《素问·解精微论》(太素本)中说:"脑者,阳也"。

《灵枢·五乱》中说:"气乱于头,则为厥逆,头重眩仆"。

《素问·奇病论》中说:"脑逆,故令头痛"。

《灵枢·卫气》中说:"头气有街";"气在头者,止之于脑"。

《灵枢·海论》中说:"脑为髓之海,其输上在于气盖,下在风府"。

《素问·刺禁论》中说:"刺头,中脑户,入脑立死"。

## 二、骨和髓

《灵枢·经脉》中说:"骨为干"。据《汉语大字典》,"干"指草木的茎或茎干。人体的躯干相当于草的茎。所以《内经》中的"骨"往往不是泛指通常所说的任何一块四肢的骨骼或一些骨头,而专指人体的脊柱;古人所说的髓也往往不是我们通常所说的骨头中的髓,而是椎管内的髓。

现代医学所说的"延髓""脊髓"都来自中医对"髓"的称谓。《内经》中没有"脊髓"一词,但《素问·玉机真藏论》中提到了"肩髓"("大骨枯槁,大肉陷下,肩髓内消")。所以《内经》中的"髓"一般指脊髓。髓也可以把脑包括在内,《灵枢·海论》中称脑为"髓海"。

请看《内经》中下列有关髓的记载:

《素问·脉要精微论》中说:"骨者,髓之府。不能久立,行则振掉,骨将惫矣"。

《素问·五藏生成》中说:"诸髓者,皆属于脑"。

《素问·奇病论》中说:"髓者,以脑为主。脑逆,故令头痛"。

《灵枢·热病》中说："热在髓，死，不可治"。（个别骨头的骨髓发炎，后果不会如此严重。）

《素问·刺禁论》中说："刺脊间，中髓为伛"（"伛"为驼背或弯腰之意）。这里的髓显然是脊髓。

《素问·刺要论》中说："刺骨无伤髓。髓伤则销铄胻酸，体解㑊然不去矣"。"胻酸"和"解㑊"都是髓海（或脑）不足的症状。（详见《灵枢·海论》。）

一般情况下古人不刺髓。不过对于极难治疗的大风病，俗称的大麻风，古人刺髓。《素问·长刺节论》中说："病大风，骨节重，鬓眉堕"，"刺肌肉为故，汗出百日，刺骨髓，汗出百日，凡二百日，鬓眉生而止针"。

古人所谓的刺骨，并不是把针刺入骨中。据《灵枢·官针》中的记载，"刺骨痹"实际上是摩骨（"稍摇而深之，致针骨所，以上下摩骨也"）。医者刺患者的髓自然要冒很大的风险。

### 三、髓和脑

从上面引证的经文我们知道古人认为脑是髓的膨大部分。《说文解字》对脑的注释是："脑，头髓也"。笔者估计，古代"髓"的概念可能出现在"脑"以前。这样推测是因为髓可以涵盖脑（"脑为髓海"），而脑则专指颅腔内的髓（详见后文）。

从《素问·刺禁论》中所说，"刺头，中脑户，入脑立死"，可知古人发现了脑的不可损伤的极端重要性。

计算起来，《素问》在12篇中19次提到"脑"字。《灵枢》在14篇中27次提到"脑"字。所以《内经》中共有26篇46次提到"脑"，可见古代中医并不讳言脑的存在。

在《灵枢·海论》中关于脑的病证有明确的记载。其中说：

"髓海有余则轻劲多力，自过其度；髓海不足则脑转、耳鸣、胫痠、眩冒、目无所见、懈怠安卧"。从这处记载可知脑病涉及耳、目、胫和全身，包括精神情绪的低落，以及懒动和嗜睡。

关于脑髓和肾的关系，《素问·痿论》中说："肾主身之骨髓"，可见肾与"髓"（脊髓和脑）有关。《素问·阴阳应象大论》中又说："北方生寒"；"肾生骨髓，髓生肝"。这里把骨、髓、肝联系在一起了。这些有关肾和骨、髓、肝有关的论断有很深的含义。在之后的讨论中我们会逐渐理解为什么古人会这样说。

按照阴阳理论，上为阳，下为阴；腰以上为阳，腰以下为阴；背为阳，腹为阴；胸腹腔以外为阳，胸腹腔以内为阴。所以头脑和脊柱应该属阳。

# 第三节　古人的治病方法

在遥远的古代，医者创造了许多治病的方法，其中主要是针灸。现在人们常常认为经络是一种未知的、神秘的体系。其实对古人来说，经络就是气血循环的脉管系统。

## 一、古代的刺脉出血疗法

《素问·脉要精微论》中说："脉者，血之府也"；《灵枢·决气》中说："壅遏营气，令无所避，是谓脉"。

《灵枢·脉度》中说："经脉为里，支而横者为络，络之别者为孙。盛而血者，疾诛之"；《灵枢·经脉》中又说："经脉十二者，伏行分肉之间，深而不见。其常见者，足太阴过于外踝之上，无所隐故也。诸脉之浮而常见者，皆络脉也"。

《灵枢·本藏》中说："经脉者，所以行血气而营阴阳，濡筋骨，利关节者也"。

《灵枢·九针十二原》中说："血脉者，在腧横居。视之独澄，切之独坚"。据《汉语大字典》，"横"可解为充满。

《素问·六节藏象论》中说："心者，其充在血脉"。

《素问·五藏生成》中说："诸脉者，皆属于目"，"诸血者，皆属于心"。

刺脉出血是一种古老的治病方法，适应证很多。例如《素问·藏气法时论》中记载了刺脉出血治五藏病证的方法，对"肝病者"取"太阴、阳明、少阴血者"，对"肾病者"取"少阴、太阳血者"，等等；《灵枢·寿夭刚柔》中说："久痹不去身者，视其血络，尽出其血"；《灵枢·癫狂》中说："脉巅疾者，暴仆，四肢之脉，皆胀而纵，脉满，尽刺之出血"，"狂而新发"，"先取曲泉左右动脉，及盛者见血，有顷已"。

《灵枢·九针十二原》中说："持针之道，坚者为宝，正指直刺，无针左右，神在秋毫，属意病者，审视血脉者，刺之无殆"。据《汉语大字典》，"殆"可解为疑惑。

从下面两处记载来看，当时刺脉出血已经成为医疗的常规。《素问·血气形志》中说："凡治病必先去其血，乃去其所苦，伺之所欲，然后写有余，补不足"；《素问·三部九候论》中说："必先度其形之肥瘦，以调其气之虚实。实则写之，虚则补之。必先去其血脉，而后调之，无问其病，以平为期"。

《素问·汤液醪醴论》中记载了这样一个问题："形弊血尽而功不立者何？"据《汉语大字典》，"弊"可解为仆，也同"毙"。把它译成白话即"病人倒仆，血已流尽，为什么还不见功效？"

刺脉出血疗法是有危险的。《素问·刺禁》中指出："刺臂太阴脉，出血多，立死"；"刺跗上，中大脉，血出不止，死"；

"刺郄中大脉，令人仆，脱色"。

刺脉出血疗法受气候的制约。例如《素问·八正神明论》中说："天温日明，则人血淖液，而卫气浮，故血易写，气易行。天寒日阴，则人血凝泣，而卫气沉也。月始生，则血气始精，卫气始行；月郭满则血气实，肌肉坚；月郭空则肌肉减、经络虚，卫气去，形独居"；"是以天寒无刺，天温无疑；月生无写，月满无补，月郭空无治，是谓得时而调之"。据《汉语大字典》，"泣"通涩；"无（無）"相当于"不"，又通"毋"，不要之意。

## 二、古代的刺治理论

除了刺脉，古人还运用刺皮、刺肉、刺筋、刺骨等方法治病，总结了经验。例如《素问·刺要》中说："病有浮沉，刺有浅深，各至其理，无过其道。过之则内伤，不及则生外壅，壅则邪从之。浅深不得，反为大贼，内动五藏，后生大病"；"病有在毫毛腠理者，有在皮肤者，有在肌肉者，有在脉者，有在筋者，有在骨者，有在髓者。是故刺毫毛腠理无伤皮，皮伤则内动肺，肺动则秋病温疟，泝泝然寒栗。刺皮无伤肉，肉伤则内动脾，脾动则七十二日四季之月，病腹胀烦，不嗜食。刺肉无伤脉，脉伤则内动心，心动则夏病心痛。刺脉无伤筋，筋伤则内动肝，肝动则春病热而筋弛。刺筋无伤骨，骨伤则内动肾，肾动则冬病胀腰痛。刺骨无伤髓，髓伤则销铄胻酸，体解㑊然不去矣"。据《汉语大字典》，"销"同消，"铄"可解为消毁；"酸"同痠；《康熙字典》引张隐菴集注，解㑊，懈惰也。

于是我们在《灵枢·卫气失常》看到了古代的刺治理论：

"皮有部，肉有柱，血气有输，骨有属"，"皮之部，输于四末。肉之柱，在臂胫诸阳分肉之间与足少阴分间。血气之输，输于诸络，气血留居，则盛而起。筋部无阴无阳，无左无右，候病所在。骨之属者，骨空之所以补益而益脑髓者也"。据《汉语大字典》，"输"除了运送，也可解为"聚"，通"渝"，变更之意；也作"俞"。

正是在这样的基础上，古人发现了"孙络三百六十五穴会""谿谷三百六十五穴会""气穴三百六十五，以应一岁"，以及经筋、骨空等理论。

### 三、古代的药物疗法

我国古代医家除了主要用针灸治病，也尝试了用药物或其他方法治病，当时药物不多，毒性较大。据《素问·异法方宜论》："砭石者，亦从东方来"，"毒药者，亦从西方来"，"灸焫者，亦从北方来"，"九针者，亦从南方来"，"按蹻者，亦从中央出也"。可见当时有药物的使用，但药物普遍有毒。

《素问·玉机真藏论》中细致地记载了"风者，百病之长"引起的一系列病证的治法：

"今风寒客于人，使人毫毛毕直，皮肤闭而为热，当是之时，可汗而发也；或痹不仁肿痛，当是之时，可汤熨及火灸刺而去之"；"弗治，病入舍于肺"，"弗治，肺即传而行之肝"，"当是之时，可按若刺耳"（据《汉语大字典》，"若"可解为"及"）；"弗治，肝传之脾"，"当此之时，可按、可药、可浴"；"弗治，脾传之肾"，"当此之时，可按、可药"；"弗治，肾传之心"，"当此之时，可灸、可药"。

根据这项记载，可知病在皮、肺、肝时，医者用汤熨及火灸刺治疗，当病传至脾、肾、心时，医师采用药物配合针灸等疗法治病。

《内经》中的许多记载都提到了药物疗法。例如《素问·移精变气》中说："今世治病，毒药治其内，针石治其外"；《素问·血气形志论》中说："病生于咽嗌，治之以百药"；《素问·宝命全形论》中说："针有悬布天下者五，一曰治神，二曰知养身，三曰知毒药为真，四曰制砭石小大"；《素问·五常政大论》中说："能毒者，以厚药；不胜毒者，以薄药，此之谓也"，"大毒治病，十去其六；常毒治病，十去其七；小毒治病，十去其八；无毒治病，十去其九"。《素问·示从容论》中说："针石之败，毒药所宜，汤液滋味，具言其状"。雷公曰："肝虚、肾虚、脾虚"，"当投毒药"；《素问·腹中论》中说："芳草之气美，石药之气悍"；《素问·汤液醪醴论》中说："病成，名曰逆，则针石不能治，良药不能及也"；《素问·至真要大论》中说："有毒无毒，何先何后，愿闻其道"。对曰："有毒无毒，所治为主，适大小为制也"。《素问·疏五过论》中说："圣人之治病也，必知刺灸砭石，毒药所主"。《素问·玉版论要》中说："容色见上下左右，各在其要。其色见浅者，汤液主治。其见深者，必齐主治，二十一日已。其见大深者，醪酒主治，百日已。色夭面脱不治"。据《汉语大字典》，"齐"同"剂"。

　　然而令人失望的是，《素问》和《黄帝内经太素》中都缺少这些有毒药物和使用这些毒药治病的记载。它们提到的药物一般没有多大毒性。

# 第二章　《内经》中的五藏与五行

古代中国最早的医学理论是五藏学说。那时的六府还没有从五藏中独立出来，一切病证均按五藏分类，医者用刺灸五藏脉或用五种不同味道的药物治病。当时盛行五行学说。现在把《素问》和《灵枢》中五藏与五行相关的记载分别整理如下。

## 第一节　《素问》中的五藏与五行

《素问》中的五藏，其以肝为首和以心为首的两类有从四藏演变为五藏的过程，它们出现在《素问》的前十篇。以肺为首的学说没有经历四藏的阶段，而直接以五藏的形式出现在第三十八篇。此外，《素问》中也有以脾胃为首和以肾为首的两派，但记载很少。这里的《素问》不包括讨论五运六气的七篇大论和两个遗篇——"刺法论"和"本病论"。

现在把《素问》中这五个类型的五藏和它们与五行的关系分类整理如下。

### 一、以肝为首的五藏理论

现将这种以肝为首的五藏理论，按照其遵循五行学说的情况分类引证如下：

1. 符合五行相生规律者：

（1）《素问·金匮真言论》："东方青色，入通于肝"等，"南方赤色，入通于心"等，"中央黄色，入通于脾"等，"西方白色，入通于肺"等，"北方黑色，入通于肾"等。其排列次序为：木、火、土、金、水。

（2）《素问·阴阳应象大论》："东方生风"，"在藏为肝"等，"南方生热"，"在藏为心"等，"中央生湿"，"在藏为脾"等，"西方生燥"，"在藏为肺"等，"北方生寒"，"在藏为肾"等。其排列次序为：木、火、土、金、水。

（3）《素问·五藏生成》："五色见生"。其排列次序为：青（木）、赤（火）、黄（土）、白（金）、黑（水）。

（4）《素问·平人气象论》："春胃微弦曰平，弦多胃少曰肝病"，"夏脉微钩曰平，钩多胃少曰心病"，"长夏胃微耎弱曰平，弱多胃少曰脾病"，"秋脉微毛曰平，毛多胃少曰肺病"，"冬脉微石曰平，石多胃少曰肾病"。其排列次序为：木、火、土、金、水。

（5）《素问·藏气法时论》："肝主春"等，"心主夏"等，"脾主长夏"等，"肺主秋"等，"肾主冬"等。其排列次序为：木、火、土、金、水。

（6）《素问·藏气法时论》："病在肝"等，"病在心"等，"病在脾"等，"病在肺"等，"病在肾"等。其排列次序为：木、火、土、金、水。

（7）《素问·藏气法时论》："肝病者"等，"心病者"等，"脾病者"等，"肺病者"等，"肾病者"等。其排列次序为：木、火、土、金、水。

（8）《素问·宣明五气》"五脉应象"："肝脉弦，心脉钩，脾脉代，肺脉毛，肾脉石"。其排列次序为：木、火、土、金、水。

（9）《素问·宝命全形论》："木得金而伐，火得水而灭，土得木而达，金得火而缺，水得土而绝，万物尽然"。其排列次序为：木、火、土、金、水。

（10）《素问·刺热》："肝热病者，左颊先赤；心热病者，颜先赤；脾热病者，鼻先赤；肺热病者，右颊先赤；肾热病者，颐先赤"。其排列次序为：木、火、土、金、水。

（11）《素问·风论》："以春甲乙伤于风者为肝风，以夏丙丁伤于风者为心风，以季夏戊己伤于邪者为脾风，以秋庚辛中于邪者为肺风，以冬壬癸中于邪者为肾风"。其排列次序为：木、火、土、金、水。

（12）《素问·宝命全形论》："木得金而伐，火得水而灭，土得木而达，金得火而缺，水得土而绝，万物尽然"。其排列次序为：木、火、土、金、水。

（13）《素问·刺热》："肝热病者，左颊先赤；心热病者，颜先赤；脾热病者，鼻先赤；肺热病者，右颊先赤；肾热病者，颐先赤"。其排列次序为：木、火、土、金、水。

（14）《素问·风论》："以春甲乙伤于风者为肝风，以夏丙丁伤于风者为心风，以季夏戊己伤于邪者为脾风，以秋庚辛中于邪者为肺风，以冬壬癸中于邪者为肾风"。其排列次序为：木、火、土、金、水。

（15）《素问·宣明五气》："五脉应象：肝脉弦，心脉钩，脾脉代，肺脉毛，肾脉石"。其排列次序为：木、火、土、金、水。

（16）《素问·宣明五气》："五邪所见：春得秋脉，夏得冬脉，长夏得春脉，秋得夏脉，冬得长夏脉"。其排列次序为：木、火、土、金、水。

2. 不符合五行相生规律者：

（1）《素问·玉机真藏论》："春脉者肝也"，"夏脉者心也"，"秋脉者肺也"，"冬脉者肾也"，"脾脉者土也"。其排列次序为：木、火、金、水、土。

（2）《素问·玉机真藏论》："真肝脉至"等，"真心脉至"等，"真肺脉至"等，"真肾脉至"等，"真脾脉至"等。其排列次序为：木、火、金、水、土。

（3）《素问·藏气法时论》中"五藏食宜"："肝色青，宜食甘"等，"心色赤，宜食酸"等，"肺色白，宜食苦"等，"脾色黄，宜食咸"等，"肾色黑，宜食辛"等。其排列次序为：木、火、金、土、水。

（4）《素问·五藏生成》"五色见死"：青（木）、黄（土）、黑（水）、赤（火）、白（金）。

（5）《素问·藏气法时论》："肝色青，宜食甘"等，"心色赤，宜食酸"等，"肺色白，宜食苦"等，"脾色黄，宜食咸"等，"肾色黑，宜食辛"等。排列次序为：木、火、金、土、水。

（6）《素问·宣明五气》"五味所入"："酸入肝，心入肺，苦入心，咸入肾，甘入脾"。其排列次序为：木、金、火、水、土。

（7）《素问·玉机真藏论》："肝生于左，肺藏于右，心部于表，肾治于裹，脾为之使"。其排列次序为：木、金、火、水、土。

小结：《素问》中以肝为首的五藏理论遵守五行相生规律者16项，不遵守者7项，共23项。换句话说，遵守五行相生规律者较多，约占2/3，不遵守者较少，约占1/3。

## 二、以心为首的五藏理论

这一派五藏理论的心往往和胃混同在一起。现将它们遵守五行学说的情况分类整理如下：

1. 符合五行相克规律者

（1）《素问·五藏生成》"五藏所主"："心之合脉也"（"其主肾也"），"肺之合皮也"（"其主心也"），"肝之合筋也"（"其主肺也"），"脾之合肉也"（"其主肝也"），"肾之合骨也"（"其主脾也"）。其排列次序为：火、金、木、土、水。

（2）《素问·脉要精微论》"精明五色"："赤欲如"等，"白欲如"等，"青欲如"等，"黄欲如"等，"黑欲如"等。其排列次序为：火、金、木、土、水。

（3）《素问·平人气象论》："平心脉来"等，"平肺脉来"等，"平肝脉来"等，"平脾脉来"等，"平肾脉来"等。其排列次序为：火、金、木、土、水。

（4）《素问·宣明五气》的"五气所病"："心为噫，肺为咳，肝为语，脾为吞，肾为欠、为嚏"。其排列次序为：火、金、木、土、水。

（5）《素问·宣明五气》的"五精所并"："并于心则喜，并于肺则悲，并于肝则忧，并于脾则畏，并于肾则恐"。其排列次序为：火、金、木、土、水。

（6）《素问·宣明五气》的"五藏所恶"："心恶热，肺恶寒，肝恶风，脾恶湿，肾恶燥"。其排列次序为：火、金、木、土、水。

（7）《素问·宣明五气》的"五藏化液"："心为汗，肺为涕，肝为泪，脾为涎，肾为唾"。其排列次序为：火、金、木、土、水。

（8）《素问·宣明五气》的"五藏所藏"："心藏神，肺藏魄，肝藏魂，脾藏意，肾藏志"。其排列次序为：火、金、木、土、水。

（9）《素问·宣明五气》的"五藏所主"："心主脉，肺主皮，肝主筋，脾主肉，肾主骨"。其排列次序为：火、金、木、土、水。

（10）《素问·调经论》："心藏神，肺藏气，肝藏血，脾藏肉，肾藏志"。其排列次序为：火、金、木、土、水。

（11）《素问·标本病传论》："心病先心痛"等，"肺病喘咳"等，"肝病头目眩"等，"脾病身体重"等，"肾病少腹腰脊痛"等。其排列次序为：火、金、木、土、水。

2. 不符合五行相克规律者

（1）《素问·金匮真言论》："阳中之阳，心也"，"阳中之阴，肺也"，"阴中之阴，肾也"，"阴中之阳，肝也"，"阴中之至阴，脾也"。其排列次序为：火、金、水、木、土。

（2）《素问·诊要经终论》："中心者，环死；中脾者，五日死；中肾者，七日死；中肺者，五日死；中鬲者，皆为伤中，其病虽愈，不过一岁必死，刺避五藏者，知逆从也"。其排列次序为：火、土、水、金、鬲（此"鬲"相当于肝、木，与《素问·五藏生成》中的"鬲中"不同）。

（3）《素问·宣明五气》"五劳所伤"："久视伤血，久卧伤气，久坐伤肉，久立伤骨，久行伤筋"。其排列次序为：火、金、土、水、木。

（4）《素问·玉机真藏论》："刺中心，一日死"，"刺中肝，五日死"，"刺中肾，六日死"，"刺中肺，三日死"，"刺中脾，十日死"。其排列次序为：火、木、水、金、土。

（5）《素问·四时刺逆从论》："刺五藏，中心一日死"，"中肝五日死"，"中肺三日死"，"中肾六日死"，"中脾十日死"。其排列次序为：火、木、金、水、土。

小结：《素问》中以心为首的五藏理论遵守五行相克规律者11项，不遵守者5项，共16项。换句话说，遵守五行相克规律者较多，约占 2/3，不遵守者较少，约占 1/3。

（注：主张以心为首的是《素问》第八篇"灵兰秘典论"，但它讲的是"十二藏的相使"，不属于五藏理论；《素问》第九篇"六节藏象论"只有四藏，也不是五藏理论。）

### 三、以肺为首的五藏理论

现将以肺为首的五藏遵守五行学说的情况分类整理如下：

1. 符合五行相克规律者

《素问·玉机真藏论》："风者，百病之长也"，"弗治，病入舍于肺"，"弗治，肺即传而行至肝"，"弗治，肝传之脾"，"弗治，脾传之肾"，"弗治，肾传之心"，"心即复反传而行至肺"。其排列次序为：金、木、土、水、火。

2. 不符合五行规律者

（1）《素问·阴阳应象大论》："天气通于肺，地气通于嗌，风气通于肝，雷气通于心，谷气通于脾，雨气通于肾"。其排列次序为：金、木、火、土、水。

（2）《素问·移精变气》："合之金、木、水、火、土"。

（3）《素问·五藏生成》"色味当五藏"："白当肺"（辛、金），"赤当心"（苦、火），"青当肝"（酸、木），"黄当脾"（甘、土），"黑当肾"（咸、水）。其排列次序为：金、火、木、土、水。

（4）《素问·藏气法时论》："辛散、酸收、甘缓、苦坚、咸耎"。其排列次序为：金、木、土、火、水。

（5）《素问·刺热》："三椎下间主胸中热，四椎下间主鬲中热，五椎下间主肝热，六椎下间主脾热，七椎下间主肾热"。其排列次序为：金、火、木、土、水。（注：在《素问·五藏生成》中，"胸中"相当于肺，"鬲中"相当于心。）

（6）《素问·刺疟》："肺疟者"等，"心疟者"等，"肝疟者"等，"脾疟者"等，"肾疟者"等，"胃疟者"等。其排列次序为：金、火、木、土、水。

（7）《素问·痿论》："肺热者，色白而毛败；心热者，色赤二络脉溢；肝热者，色苍耳爪枯；脾热者，色黄而肉蠕动；肾热者，色黑而齿槁"。其排列次序为：金、火、木、土、水。

（8）《素问·痹论》：其排列次序为金、火、木、水、土。

（9）《素问·血气形志》"背俞"："当其下隅者，肺之隅也；复下一度，心之俞也，复下一度，左角肝之俞也，右角脾之俞也，复下一度，肾之隅也；是谓五藏之俞"。其排列次序为：金、火、木、土、水。

（10）《素问·刺要论》："病有在毫毛腠理者，有着皮肤者，有在肌肉者，有在脉者，有在筋者，有在骨者，有在髓者"。其排列次序为：金、土、火、木、水。

（11）《素问·四时刺逆从论》："肺痹"等，"脾痹"等，"心痹"等，"肾痹"等，"肝痹"等。其排列次序为：金、土、火、水、木。

（12）《素问·方盛衰论》："肺气虚则使人梦见白物"等，"肾气虚则使人梦见舟船溺热"等，"肝气虚则使人梦见菌香生草"等，"心气虚则使人梦见救火阳物"等，"脾气虚则使人梦饮食不足"等。其排列次序为：金、水、木、火、土。

小结：这一派共13项。其中只有一项遵守五行相克规律，其他均不遵守五行学说。

## 四、以脾为首的五藏理论

1. 《素问·气厥论》："脾移热于肝"等，"肝移热于心"等，"心移热于肺"等，"肺移热于肾"等，"肾移热于脾"等。

其排列次序为：土、木、火、金、水。

2.《素问·咳论》："脾咳不已"等，"肝咳不已"等，"肺咳不已"等，"心咳不已"等，"肾咳不已"等。其排列次序为：土、木、金、火、水。

小结：以上只有《素问·痹论》符合五行相生规律。

### 五、以肾为首的五藏理论

1.《素问·刺齐论》："刺骨者无伤筋，刺筋者无伤肉，刺肉者无伤脉，刺脉者无伤皮，刺皮者无伤肉，刺肉者无伤筋，刺筋者无伤骨"。其排列次序为：水、木、土、火、金、土、木。

2.《素问·气厥论》："肾移寒于脾"等，"脾移寒于肝"等，"肝移寒于心"等，"心移寒于肺"等，"肺移寒于肾"等。其排列次序为：水、土、木、火、金。

3.《素问·痹论》："骨痹不已"等，"筋痹不已"，"脉痹不已"等，"肌痹不已"等，"皮痹不已"等。其排列次序为：水、木、火、土、金。

4.《素问·五藏生成》"五味之所伤"："多食咸"等，"多食苦"等，"多食辛"等，"多食酸"等，"多食甘"等，其排列次序为：水、火、金、木、土。

小结：以上只有《素问·痹论》符合五行相生规律。

附：其他（与五藏、五行无关者）

1.《素问·宣明五气》"五病所发"："阴病发于骨，阳病发于血，阴病发于肉，阳病发于冬，阴病发生于夏"。与五行无关。

2.《素问·宣明五气》"五邪所乱"："邪入于阳则狂，邪入于阴则痹，搏阳则为巅疾，搏阴则为瘖，阳入至阴则静，阴出之阳则怒，是谓五乱"。与五行无关。

**小结：**

1.《素问》中各种五藏论述涉及五行者共（23＋16＋13＋2＋4）58 项。

2.《素问》中以肝为首遵守相生规律者 16 项，不遵守 7 项；也即遵守相生规律者占大多数。

3.《素问》中以心为首遵守相克规律者 11 项，不遵守者 5 项；也即遵守相克规律者占大多数。

4.《素问》中以肺为首遵守相克规律者 1 项，不遵守者 12 项；也即不遵守相克规律者站绝大多数，遵守者极少。

5.《素问》中以脾、以肾为首的五藏论述很少，它们基本上不遵守五行的相生规律。

6.《素问》中有两项与五行无关的记载："五病所发"和"五邪所乱"。

（注：关于《素问》的遗篇，考证如下：据《四部总录医药编》"黄帝内经二十四卷"中说："《汉书·艺文志》载《黄帝内经》十八篇，无《素问》之名。后汉张机《伤寒论》引之，始称《素问》"，"故《隋书·经籍志》始著录也。然隋志所载只八卷。全元起所注已缺其第七"，"冰为宝应中人，乃自谓得旧藏之本补足此卷"，"其刺法论、本病论则冰本亦缺"。又《医籍考》"素问直解九卷"中说："至其原缺刺法、本论二篇，取马元台灵枢注所载补于后"。所以"刺法论"和"本病论"原来不在王冰《素问》之内，故称"遗篇"。）

# 第二节 《灵枢》中的五藏与五行

## 一、以肝为首的五藏理论

现将这种五藏遵循五行学说的情况分类整理如下：

1. 符合五行相生规律者

（1）《灵枢·顺气一日分为四时》："肝为牡藏，其色青"等，"心为牡藏，其色赤"等，"脾为牝藏，其色黄"等，"肺为牝藏，其色白"等，"肾为牝藏，其色黑"等。其排列次序为：木、火、土、金、水。

（2）《灵枢·阴阳二十五人》中介绍了"木形之人""火形之人""土形之人""金形之人""水形之人"。其排列次序为：木、火、土、金、水。（注：尽管《灵枢·本藏》中说："五藏者，所以藏精神血气魂魄者也"，"人之血气精神者，所以奉生而周于性命者也"，可见人的形象、气质、性格都反映"藏"的特点。但这里讲的是人，不是藏。所以此条可疑。）

2. 不符合五行相生规律者

（1）《灵枢·本神》（之二）："肝藏血"等，"脾藏营"等，"心藏脉"等，"肺藏气"等，"肾藏精"等。它们的次序为：木、土、火、金、水

（2）《灵枢·淫邪发梦》："肝气盛则梦怒，肺气盛则梦恐惧、哭泣、飞扬，心气盛则梦善笑、恐畏，脾气盛则梦歌乐、身体重不举，肾气盛则梦腰脊两解不属"。据《汉语大字典》，"解"可指排泄大小便。这里的次序为：木、金、火、土、水。

（3）《灵枢·五味论》"五走"："酸走筋，咸走血，辛走气，苦走骨，甘走肉"。这里的次序为：木、水、金、水、土。

（4）《灵枢·五味论》"五禁"："肝病禁辛，心病禁咸，脾病禁酸，肾病禁肝，肺病禁苦"。从五行看，其排列次序为：木、火、土、水、金。

（5）《灵枢·九针》"五味"："酸入肝，辛入肺，苦入心，甘入脾，咸入肾"。其排列次序为：木、金、火、土、水。

（6）《灵枢·九针》"五并"："精气并肝则忧，并心则喜，并肺则悲，并肾则恐，并脾则畏"。其排列次序为：木、火、金、水、土。

（7）《灵枢·九针》"五恶"："肝恶风，心恶热，肺恶寒，肾恶燥，脾恶湿"。其排列次序为：木、火、金、水、土。

（8）《灵枢·九针》"五走"："酸走筋，辛走气，苦走血，咸走骨，甘走肉"。其排列次序为：木、金、火、水、土。

（9）《灵枢·九针》"五裁"："病在筋"等，"病在气"等，"病在骨"等，"病在血"等，"病在肉"等。其排列次序为：木、金、水、火、土。

小结：《灵枢》以肝为首的五藏理论中，符合五行相生者2项，不符合者9项，共11项（实际遵守五行相生者仅1项）。

## 二、以心为首的五藏理论

现将这种五藏遵循五行学说的情况分类整理如下：

1. 符合五行生克规律者

（1）《灵枢·邪气藏府病形》："心脉急甚者为瘛疭"等，"肺脉急甚为癫疾"等，"肝脉急甚者为恶言"等，"脾脉急甚为瘛疭"等，"肾脉急甚为骨癫疾"等。这里的次序：火、金、木、土、水。

（2）《灵枢·胀论》："心胀者，烦心短气，卧不安；肺胀者，虚满而喘咳；肝胀者，胁下满而痛引小腹；脾胀者，善哕，四肢烦悗，体重不能胜衣，卧不安；肾胀者，腹满引背，央央然腰髀痛"。"央央"，据《汉语大字典》，鲜明的样子。其排列次序为：火、金、木、土、水。

（3）《灵枢·五癃津液》："心为之主，耳为之听，目为之候，肺为之相，肝为之将，脾为之卫，肾为之主外"。气排列次序为：火、金、木、土、水。

（4）《灵枢·阴阳系日月》："心为阳中之太阳，肺为阳中之少阴，肝为阴中之少阳，脾为阴中之至阴，肾为阴中之太阴"。其排列次序为：火、金、木、土、水。

（5）《灵枢·本藏》："心小则安"等，"肺小则少饮"等，"肝小则藏安"等，"脾小则藏安"等，"肾小则藏安"等。其排列次序为：火、金、木、土、水。

（6）《灵枢·论疾诊尺》："目赤色者，病在心；白在肺；青在肝；黄在脾，黑在肾"。其排列符合五行相克的规律，排列次序为：火、金、木、土、水。

（7）《灵枢·九针》"五藏气"："心主噫，肺主咳，肝主语，脾主吞，肾主欠"。其排列次序为：火、金、木、土、水。

（8）《灵枢·九针》"五主"："心主脉，肺主皮，肝主筋，脾主肌，肾主骨"。其排列次序为：火、金、木、土、水。

（9）《灵枢·九宫八风》："风从南方来"，"其伤人也，内舍于心"；"风从西南方来"，"其伤人也，内舍于脾"；"风从西方来"，"其伤人也，内舍于肺"；"风从西北方来"，"其伤人也，内舍于小肠"；"风从北方来"，"其伤人也，内舍于肾"；"风从东北方来"，"其伤人也，内舍于大肠"；"风从东方来"，"其伤人也，内舍于肝"；"风从东南方来"，"其伤人也，内舍于胃"。这里的排列次序为：火、土、金、水、木。（注：这里是五行相生。）

2. 不符合五行生克规律者

（1）《灵枢·本神》（之一）："心怵惕思虑则伤神"，"脾愁忧而不休则伤意"，"肝悲哀动中则伤魂"，"肺喜乐无极则伤魄"，"肾盛怒而不止则伤志"。其排列次序为：火、土、木、金、水。

（2）《灵枢·九针》"五劳"："久视伤血，久卧伤气，久坐伤肉，久立伤骨，久行伤筋"。其次序为：火、金、土、水、木。

小结：《灵枢》以心为首的五藏理论中遵守五行生克规律者9 项，不遵守者 2 项，共 11 项。遵守五行生克规律者多于不遵守者。

### 三、以肺为首的五藏理论

如《素问》所示，以肺为首的五藏理论并不遵守五行生克的规律。《灵枢》中以肺为首的理论表达见于《灵枢·九针》："天者，阳也。五藏之应天者肺。肺者，五藏六府之盖也。皮者，肺之合也，人之阳也"。所以肺居于五藏六府的最高层，上通天之阳，在人又合于皮之阳，以肺为首是合理的。

此外，这种肺居于五藏最高层的理念还表现在以下记载：

《灵枢·五色》："庭者，首面也；阙上者，咽喉也；阙中者，肺也；下极者，心也；直下者，肝也；肝左者，胆也；下者，脾也；方上者，胃也；中央者，大肠也；挟大肠者，肾也；当肾者，脐也"。

《灵枢·背腧》："胸中大腧，在杼骨之端。肺腧在三焦之间，心腧在五焦之间，膈腧在七焦之间，肝腧在九焦之间，脾腧在十一焦之间，肾腧在十四焦之间"。据《汉语大字典》，"焦"用同"礁"。据《黄帝内经太素》，这里的"焦"都作"椎"。

现把《灵枢》中这种理论的记载分类整理如下：

1. 符合五行生克规律者

《灵枢·五邪篇》："邪在肺"等，"邪在肝"等，"邪在脾胃"，"邪在肾"等，"邪在心"等。其排列次序为：金、木、土、水、火。

2. 不符合五行规律者

（1）《灵枢·九针十二原》："阳中之少阴，肺也"等，"阳中之太阳，心也"等，"阴中之少阳，肝也"等，"阴中之至阴，脾也"等，"阴中之太阴，肾也"等。其五行排列次序为：金、火、木、土、水。

（2）《灵枢·本输》："肺出于少商"等，"心出于中冲"等，"肝出于大敦"等，"脾出于隐白"等，"肾出于涌泉"等。其排列次序为：金、火、木、土、水。

（3）《灵枢·官针》："一曰半刺"，"如拔毛状"，"此肺之应也"；"二曰豹文刺"，"中脉为故"，"此心之应也"；"三曰关刺"，"尽筋上"，"此肝之应也"；"四曰合谷刺"，"针于分肉之间"，"此脾之应也"；"五曰输刺"，"深内之至骨"，"此肾之应也"。其排列次序为：金、火、木、土、水。

（4）《灵枢·脉度》："肺气通于鼻"，"心气通于舌"，"肝气通于目"，"脾气通于口"，"肾气通于耳"。其排列次序为：其排列次序为：金、火、木、土、水。

（5）《灵枢·热病》："热病先肤痛，窒鼻充面，取之皮，以第一针"，"苛轸鼻，索皮于肺，不得索之火，火者，心也"。"热病先身涩倚而热，烦悗，乾唇口嗌，取之皮，以第一针"，"肤胀口乾，寒汗出，索脉于心，不得，索之水，水者，肾也"。"热病嗌乾多饮，善惊，卧不能起，取之肤肉，以第六针"，"目眦青，索肉于脾，不得，索之木，木者，肝也"。"热病面青脑痛(《黄帝内经太素》'面青脑痛'作'而胸胁痛'),手足躁,取之筋间,以第四针","筋躄目浸,索筋与肝,不得索之金,金者,肺也"。"热病数惊,瘛疭而狂,取之脉,以第四针","索血于心,不得,索之水,水者,肾也"。"热病身重骨痛,耳聋而好瞑,取之骨,以第四针","索骨与肾,不得,索之土,土者,脾也"。这里在不同"热病"的陈述上其排列次序为:金、火、土、木、水。在治疗效果不满意时,取相克之"行"。据《汉语大字典》,"充",满也;"苛"通"疴",病患之意;"胗"通"疹";"浸",一种眼病,"目生肤入眸子曰浸"。

(6)《灵枢·师传》:"五藏六府,肺为之盖","心为之主","肝者主为将","脾者主为卫","肾者主为外"。其排列次序为:金、火、木、土、水。

(7)《灵枢·五阅五使》:"鼻者,肺之官也;目者,肝之官也;口唇者,脾之官也;舌者,心之官也;耳者,肾之官也"。其排列次序为:金、木、土、火、水。

(8)《灵枢·五色》:"阙中者,肺也;下极者,心也;直下者,肝也","下者,脾也","挟大肠者,肾也"。其排列次序为:金、火、木、土、水。

(9)《灵枢·背腧》:"肺腧在三焦之间,心腧在五焦之间","肝腧在九焦之间,脾腧在十一焦之间,肾腧在十四焦之间"。其排列次序为:金、火、木、土、水。

(10)《灵枢·卫气失常》:"色漆两眉薄泽者,病在皮;唇色青黄赤白黑者,病在肌肉;营色濡然者,病在血气;目色青黄赤白黑者,病在筋;耳焦枯,受尘垢,病在骨"。其排列次序为:金、土、火、木、水。

(11)《灵枢·邪客》:"肺心有邪,其气留于两肘;肝有邪,其气留于两腋;脾与邪,其气留于两髀;肾有邪,其气留于两胭"。其排列次序为：金、火、木、土、水。

小结：以上共 12 项。除《灵枢·五邪》五藏的排列符合五行相克的规律以外，其他十一篇以肺为首的五藏理论都不严格遵守五行学说。

### 四、以脾为首的五藏理论

这种理论见于《灵枢·五味》中。其内容主要有两部分，一部分讲食物的五种味，一部分讲调食养生。（注：在《素问》，这些内容一部分掺杂在《素问·金匮真言论》中，一部分见于《素问·五藏生成》和《素问·藏气法时论》。）

1. "五谷"：秔（同"粳"）米甘，麻酸，大豆咸，麦苦，黄黍辛。

2. "五果"：枣甘，李酸，栗咸，杏苦，桃辛。

3. "五畜"：牛甘，犬酸，猪咸，羊苦，鸡辛。

4. "五菜"：葵甘，韭酸，藿咸，薤苦，葱辛。

这里从五行看，其次序为：土、木、水、火、金。

5. 五宜："脾病者宜食秔米"等，"心病者宜食麦、羊"等，"肾病者宜食大豆黄卷"等，"肝病者宜食麻、犬肉"等，"肺病者宜食黄黍"等。从五行看，这里的次序为：土、火、水、木、金。

小结：《灵枢》中以脾为首的五藏理论共 5 项，它们的五行次序混乱。

### 五、以肾为首的五藏理论

1. 符合五行规律者

《灵枢·卫气行》："其始入于阴，常从足少阴注于肾。肾注于心，心注于肺，肺注于肝，肝注于脾，脾复注于肾为周"。其排列次序为：水、火、金、木、土。

2. 不符合五行规律者

（1）《灵枢·厥病》："肾心痛也"等，"胃心痛也"等，"脾心痛也"，"肝心痛也"，"肺心痛也"，"真心痛"（即"心痛也"）。其排列次序为：水、土、木、金、火。

（2）《灵枢·九针》"五发"："阴病發于骨，阳病發于血，（以）味病發于气，阳病發于冬，阴病法与夏"。其排列次序为：水、火、金、冬（水）、火（心）。

（3）《灵枢·大惑论》："骨之精微为瞳子；筋之精为黑眼；血之精为络，其窠气至精为白眼，肌肉之精为约束"。其排列次序为：水、木、火、金、土。

小结：《灵枢》以肾为首的五藏理论共 4 项，符合五行生克规律者 1 项，不符合者 3 项。


附：其他（与五藏无关者）

《灵枢·通天》五态之人："太阴之人"等，"少阴之人"等，"太阳之人"等，"少阳之人"等，"阴阳和平之人"等。


**结论：**

（1）《灵枢》中各种五藏涉及五行者共（11＋11＋12＋5＋4）43 项。

（2）《灵枢》中以肝为首遵守相克规律者 1 项，不遵守者 9 项，也即大多数不遵守相克规律。

（3）《灵枢》中以心为首遵守相克规律者 7 项，不遵守者 4 项，也即多数遵守相克规律。

（4）《灵枢》中以肺为首遵守相克规律者 1 项，不遵守者 11 项，也即绝大多数不遵守相克规律。

（5）《灵枢》中以脾为首的五藏论述共 5 项，它们都不遵守五行的相克规律。

（6）《灵枢》中以肾为首的五藏论述共 4 项，遵守五行生克规律者 1 项，不遵守者 3 项。

（7）《灵枢》中有 1 项与五藏无关的记载，即《灵枢·通天》"五态之人"。

# 第三节 讨 论

根据以上情况，我们把考察的重点放在以肝为首和以心为首的五藏理论上。它们的具体情况如下：

1. 五藏在《素问》《灵枢》中涉及五行的比例

《素问》共 72 篇（七篇大论、两个遗篇不计在内），其五藏涉及五行者共 58 项。可知五行在《素问》中出现的比例约为（58/72）81%。

《灵枢》共 81 篇。其五藏涉及五行者共 43 项。可知五行在《灵枢》中出现的比例约为（43/81）53%。

根据以上，可知五行在《灵枢》中的出现的比例已经减少。

2. 五藏在《素问》《灵枢》中严格遵守五行生克规律的比例

《素问》中严格遵守五行生克规律者，以肝为首的有 16 项，以心为首的有 11 项，以肺为首的有 1 项，以肾为首者 1 项。四者合并，则《素问》中严格遵守五行生克规律者所占比例约为（29/72）40%。（注：《素问》中五藏涉及五行者共 58 项，严格遵守五行生克规律者 29 项，尚有 30 项并不严格遵守五行生克规律。）

《灵枢》中严格遵守五行生克规律者，以肝为首的有 1 项，以心为首的有 9 项，以肺为首的有 1 项，以肾为首的有 1 项，共 12 项。它们在全书所占比例约为（12/81）15％。（注：《灵枢》中五藏涉及五行者共 43 项，严格遵守五行生克规律者 12 项，尚有 30 项并不严格遵守五行生克规律。）

根据以上，可知《灵枢》中严格遵守五行生克规律的论述明显减少，而且无论《素问》还是《灵枢》，都有相当数量的记载表明，它们看来与五行有关，但并不严格遵守五行生克规律。

在依靠诅咒驱鬼治病、用占卜决定吉凶的时代，五行学说无疑是一种先进的理论。它唯物地指出了客观世界发展演变的普遍规律。然而这一学说在唯物方面不够全面，只有五种元素；在辩证方面也有缺憾。例如五行相克的规律符合生活实际："火克金"来自火能熔化青铜，"金克木"来自青铜剑可以削木，"木克土"来自当时的耕种是用木器翻土，"土克水"来自土坝可以防洪，"水克火"是由于水能灭火。

可是在五行相生方面，"木生火""水生木""土生金"三者容易理解，但"火生土"和"金生水"就不容易理解了。火化为烟，并未生土；金熔化为液态时似水，但非水，冷却后它依然是金。所以"五行相生"的说法有虚假的成分在内。因此，作为一个完整的学说，五行学说是有瑕疵的，它经不起理性的检验。

《中医学概论》说："五行是古人根据五行属性的抽象概念，以五行相生相克的关系作为解释事物之间的相互关联及其运动变化规律的说理工具"；"总的说，运用五行生克的制化作用，可以说明脏腑之间，在生理状态下的互生互制的关系及其平衡现象，也可以用来推演和解释脏腑的病理变化"。

估计春秋战国以前的医学权威就是这样宣讲中医理论的。

如果我们冷静地认真思考，就会发现五行学说的不足和它致命的弱点。宇宙天地之大，人体结构、生理、病理变化之复杂，绝不是五行生克的说理能够说得通的。

笔者认为，当古人具备了一定的知识水平，有了自主判别是非能力的时候，认同五行相克者未必认同五行相生。"五行相克"可以是五行学说的一部分，也可以是大家公认的一种客观规律。至于"五行相生"的说法则未必能使头脑清醒的人们信服。

我们在前面已经指出，"五"这个数来自人手的五指，不是有了"五行"才有"五"，而是有了"五"才有的"五行"。所以观察五行学说在《素问》和《灵枢》中的真实情况，关键是要看以肝为首者遵守五行相生所占的比重。

（3）《素问》《灵枢》中以肝为首的五藏符合五行相生规律的比例

《素问》中此类占全篇的比例约为（16/72）22.2%。

《灵枢》中此类占全篇的比例约为（1/81）1.2%。

根据以上分析，可知《灵枢》中真正符合五行学说者与《素问》相比，已经显著地减少了。

（4）《素问》《灵枢》中以肝为首的五藏对五行学说表达的方式

《素问》中以肝为首严格遵守五行相生规律者的16篇，主要以《素问·金匮真言论》《素问·阴阳应象大论》《素问·藏气法时论》《素问·刺热》《素问·宣明五气》等为支柱。

《灵枢》中以肝为首符合五行规律者有2篇，即《灵枢·顺气一日分为四时》和《灵枢·阴阳二十五人》。它们的五藏都没有具体病证的论述，内容极为简单，只是其排列符合五行规律。

（5）《素问》《灵枢》中五藏涉及五行但不严格遵守五行生克规律的情况

《素问》中五藏涉及五行者共 58 项，其中不严格遵守五行生克规律者 30 项。其不严格遵守五行生克规律的比例约为（30/58）52%。

《灵枢》中五藏涉及五行者共 43 项，其中不严格遵守五行生克规律者 30 项。其不严格遵守五行生克规律的比例约为（30/43）69%。

可见无论在《素问》，还是在《灵枢》，其五藏与五行相关的论述中，不严格遵守五行生克规律者都占有半数以上的、很高的比例。

**结论：**

1. 大家公认《内经》（实际指《素问》）是主张五行学说的，但其中有一半（30/58 = 52%）并不严格遵守五行生克规律。

2. 鉴于五行相克符合客观实际，而五行相生的提法有瑕疵（"火"未生"土"，"金"未变"水"），所以笔者估计赞成五行相克者未必就是五行学说的信徒。其次，既然五行相克符合客观实际，则它们相克的次序（金木土水火）在古代就可能顺理成章地变成自然而然的次序，如同春夏秋冬、子丑寅卯、一二三四五一样，其五行的色彩已经淡薄了。所以笔者认为不能把遵守五行相克规律者全部划入遵守五行学说者的行列。

3. 在《灵枢》中，五行生克这种说法只能算是一种残余的痕迹。从《素问》到《灵枢》的这个变化符合春秋战国时代人们思想的解放和开放。

4. 《灵枢》中反映的是当时的医学已经从巫术和五行学说中清醒，转入实地考察、验证的阶段。医家致力于通过解剖去认识人体的结构，以了解各种生理功能和发病机理，寻求新的诊治疾病的方法。这一转变与战国后期至秦汉间中国科学技术的迅猛发展是同步的。

5. 王冰纂修《素问》时对《内经》佚文和其他古代有关论著的佚文进行了选择，他选择了一批更为古老的文献。这是《素问》带有浓重的五行色彩的原因。

6. 王冰补入《素问》的七篇大论在介绍历法推算的同时，极力宣扬五运六气，于是把阴阳和五行扭结在一起了。五运六气学说本来反映的是古人对气候变化、瘟疫流行规律周期性的认识，但不幸被打卦算命者利用来散布对"命运"的迷信。

# 第三章　《灵枢》与《素问》的比较

如前所述，很久以来人们把《素问》当成《内经》，而贬低《灵枢》，把它称为"针经"。这种观点沿袭至今。因此有必要把它们加以比较，阐明《素问》和《灵枢》各自的特点，还原事实的真相。

## 一、对头的认识

人们都知道《素问》一开始就介绍了四季与四藏的相关，提出了"肝属少阳"和"春气在头"的理念，好像《内经》中只有这一种说法。其实在《灵枢》中，当"阴阳"的"一分为二"转化为"四"时，已经出现了《灵枢·海论》的"四海"，其中"脑为髓之海"。此外，《灵枢·卫气》中提到"气街"有"四"："胸气有街，腹气有街，头气有街，胫气有街"，其中有头。可见在"四"的时空里，有些古人已经认识到头脑的存在，不必经过《素问》的肝从少阳转到头，以及"脉引冲头"的程序。

在《灵枢》"五"的时空里，有些古人也确立了头的位置。《灵枢·五乱》中说："气在于心者，取之手少阴、心主之输。气在于肺者，取之手太阴荥、足少阴输。气在于肠胃者，取之足太阴、阳明，不下者，取之三里。气在于头者，取之天柱、大杼"。可见在《灵枢》中，头已经在五藏的范畴之内。

《素问》遗漏了这些经文。

## 二、五藏六府之脉

《素问》中经常提到"五藏"和"六府"，也不乏有关五藏病证和六府病证的记载，但其中五藏的脉象常见，六府的脉象却极为少见。我们只在《素问·大奇论》中找到"脉至如丸泥，是胃精予不足也"，"脉至如横格，是胆气予不足也"，"脉至如弦缕，是胞精予不足也"，"脉至如丸，滑不直手"，"是大肠气予不足也"和"脉至如华（华）者"，"是小肠气予不足也"。据《汉语大字典》，"華"可解为"花"；也可解为繁盛，或华而不实。（注：胃脉与心脉混同，不计在内。）

《素问·气府论》介绍了足三阳、手三阳，以及督脉、任脉、冲脉的脉气所发，但没有讲五藏六府十一脉。《素问》中所谓的"十二月应十二脉"也没有体现出来。（注：《素问·咳论》中的五藏与六府相配与《灵枢·本输》中的五藏与六府相合是一致的。）

而在《灵枢》中，《灵枢·本输》一开始就讲了五藏六府脉；而且《灵枢·经水》讲了以足太阳为首的十二经脉，《灵枢·终始》讲了以足少阳为首的十二经脉，《灵枢·经脉》提示还存在以手太阴为首的十二经脉。这些情况表明，在《灵枢》中六府已经独立、成熟，有了自己的脉，也即中国医学已经发展到了新的阶段。

## 三、六经理论

《素问》中有以阴经为首的六经，也有以太阳或巨阳为首的六经。"阴阳离合论"的六经都根起于足，与"万物方生，未出地者，命曰阴处，名曰阴中之阴，则出地者，命曰阴中之阳"的论点一致。这样的六经是互相独立的，只是三阴、三阳之间存在"開、闔、枢"的关系。《素问·太阴阳明论》中曾指出："阴气从足上行至头，而下行循臂至指端；阳气从手上行至头，而下行至足"。但《素问》对这一经气循环的学说没有做进一步的阐述。

经气循环的学说在《灵枢》中才得以落实。《灵枢·逆顺肥瘦》中说："手之三阴，从藏走手；手之三阳，从手走头；足之三阳，从头走足，足之三阴，从足走腹"。《灵枢·经脉》吸收了《灵枢·营气》的十二经脉气循环学说，创立了以头脑为统领的、完整的五藏六府医学理论（详见后文）。

## 四、对"筋"的认识

《素问·生气通天论》中就指出："大筋緛短，小紧弛长，緛短为拘，弛长为痿"（据《黄帝内经素问译释》，"緛"为收缩之意）；"有伤于筋，纵，其若不容"（据《黄帝内经素问译释》，"纵"形容痿废，"不容"指肢体不受意志的支配）；"筋脉沮弛，精神乃央"（据《汉语大字典》，"央"通"殃"）。这种与意志和精神有关的筋显然不是指肌腱、韧带而言。

在《灵枢》中，出现了"十二经脉"膀胱足太阳之脉"入络脑""是主筋所生病者"的记载和《灵枢·经筋》（详见后文）。

## 五、诊病水平的进步

《素问·疏五过论》强调指出，"凡未诊病者，必问尝贵后贱，虽不中邪，病从内生，名曰脱营；尝富后贫，名曰失精"；"凡欲诊病者，必问饮食居处，暴乐暴苦，始乐后苦，皆伤精气，精气竭绝，形体毁沮"；"诊有三常，必问贵贱，封君败伤，及欲侯王。故贵脱势，虽不中邪，精神内伤，身必败亡。始富后贫，虽不伤邪，皮焦筋屈，痿躄为挛"。

《灵枢》中的记载告诉我们，当时的医家已经注意到五藏的"小、大、高、下、坚、脆、端正、偏倾与发病的关系（见前《灵枢·本藏》肝例），以及怎样从病人的外表推测他们五藏的情况。例如这篇经文中说："青色小理者，肝小；粗理者，肝大；广胸反骹（肋骨同胸骨和胸椎下部相交处）者，肝高；合胁兔骹者，肝下；胸胁好者，肝坚；胁骨弱者，肝脆；膺腹好相得者，肝端正；胁骨偏举者，肝偏倾也"。据《汉语大字典》，"骹"指肋骨同胸骨和胸椎下部相交处；"兔"可解为弱。

《灵枢·阴阳二十五人》把人分为木形、火形、土形、金形、水形五类，每类又分五种，共 25 种；并对五形人的性格特点和易患疾病做了预测。《灵枢·通天》则提出人有"太阴之人""少阴之人""太阳之人""少阳之人""阴阳和平之人"五类，"其态不同，其筋骨气血各不等"，因而治病之法不同。可见《灵枢》中医家诊法的水平远远超过了《素问》。

## 六、医学水平和医家的精神面貌

《素问》和《灵枢》中医家都有不信鬼神的说法。《素问·五藏别论》中说："拘于鬼神者，不可与言至德"。《灵枢·贼风》也提出了不信鬼神的论点。经文说：黄帝问："其毋所遇邪气，又毋怵惕之所志，卒然病者，其故何也，唯有因鬼神之事乎？岐伯曰：此亦有故，邪留而未发，因而志有所恶，及有所慕，血气内乱，两气相搏，其所从来者微，视之不见，听而不闻，故似鬼神"。以上记载表明《素问》和《灵枢》都进入了医学时代。

不过《素问》的五藏医学受五行学说的制约，远远不能满足救死扶伤的需要。因此医者经常陷入一种对未知的无奈和焦虑。《素问·灵兰秘典论》的后面有一段话反映了当时医家的心态：“至道在微，变化无穷，孰知其原！窘乎哉！消者瞿瞿，孰知其要！闵闵之当，孰者为良！”据《黄帝内经素问译释》，“消者”即消削瘦弱。据《汉语大字典》，“瞿瞿”为忧伤貌。“闵”，据《说文解字》，弔者在门也；据《汉语大字典》，可解为哀怜、忧患、疾病。“当”，据《汉语大字典》可解为对着、抵挡、主持。

《素问》中的医术带有神秘感。例如《素问·宝命全形论》中说：“凡刺之真，必先治神”，“至其当发，间不容瞚。手动若务，针耀而匀，静意视义，观适之变，是谓冥冥，莫知其形，见其乌乌，见其稷稷，从见其飞，不知其谁，伏如横弩，起如发机”。（据《黄帝内经素问译释》，“瞚”同“瞬”，一眨眼的意思；“务”，专力；“耀”，明亮洁净。据《汉语大字典》，“匀”同“均”，古“韻”字，可解为美、标致；“義”同“仪”，仪式、准则之意；“適”可解为往、至或归从，又通“敌”。据《黄帝内经素问译释》，“乌乌”，气聚像乌集合；“稷稷”，气盛像稷一样繁茂；“从”同“纵”。）

《素问·八正神明论》中还有这样的记载：“帝曰：何谓神？岐伯曰：请言神。神乎神，耳不闻，目明，心开，而志先，慧然独语，口弗能言，俱视独见，适若昏（同‘昏’），昭然独明，若风吹云，故曰神”。（注：《黄帝内经太素》卷二十二“刺法”中有类似经文：“深居静处，与神往来，闭户塞牖，魂魄不散，专意一神，精气不分，无闻人声，以收其精。必一其神，令之在针”。）

《灵枢》中的医学没有这样的色彩。与《素问》相反，《灵枢》中的医者讲求实际。他们对各式各样的医学问题都根据自己的认识做出了回答，就连做梦、做什么样的梦，也有解释

（详见《灵枢·淫邪发梦》）。同时，医者对自己的工作也充满了自信。例如《灵枢·九针十二原》中说："今夫五藏之有疾也，譬犹刺也，犹污也，犹结也，犹闭也。刺虽久，犹可拔也；污虽久，犹可雪也；结虽久，犹可解也；闭虽久，犹可决也。或言久疾之不可取者，非其说也"，"言不可治者，未得其术也"。

## 七、在阴阳理论方面《灵枢》和《素问》是一致的

阴阳理论是我们祖先创造的哲理，在《素问》中有反复的论述，在《中医学概论》中也有清晰的阐释，这里就不引证了。相对说来，《灵枢》中对阴阳的论述较少，一般是结合医学的实际来讲的。例如《灵枢·经水》中说："天为阳，地为阴。腰以上为天，腰以下为地"；《灵枢·口问》中说："余已闻九针之经，论阴阳逆顺"；《灵枢·脉度》中说："气之不得无行也，如水之流，如日月之行不休。故阴脉荣其藏，阳脉荣其府，如环之无端，莫知其纪，终而復始"。

不过《灵枢》中没有遗漏阴阳理论的要点。例如《灵枢·阴阳系日月》中说："阴阳者，有名而无形。故数之可十，离之可百，散之可千，推之可万，此之谓也"；《灵枢·论疾诊尺》中说："四时之变，寒暑之胜，重阴必阳，重阳必阴。故阴主寒，阳主热。故寒甚则热，热甚则寒。故曰：寒生热，热生寒。此阴阳之变也"；《灵枢·寿夭刚柔》说："阴中有阴，阳中有阳，审知阴阳，刺之有方，得病之始，刺之有理。"

此外，《灵枢》中还有一些精彩的论述。请看《灵枢·外揣》："夫九针者，始于一而终于九，然未得其要道也。夫九针者，小之则无内，大之则无外，深不可为下，高不可为盖。恍惚无穷，流溢无極，余知其合于天道人事四时之变也"。《灵枢·禁服》中又说："外揣言浑束为一，未知所谓也。夫大则无外，

小则无内，大小无極，高下无度，束之奈何?"。"小""大"，"内""外"，"高""下"，都是阴阳的两个方面。

这些有关阴阳的论述与《素问·阴阳离合论》的"万之大，不可胜数，然其要一也"相比，要灵动得多、深沉得多、超脱得多。《灵枢》把阴阳理论提升到"无限"的境界了。

## 八、在五行学说方面

《灵枢》和《素问》的差别在前面的第二章已经专门讨论过了。

结语：根据以上分析，可知《素问》只能算是《内经》的上集，《灵枢》实际上是《内经》的下集。把《素问》当成《内经》的全部，把《灵枢》歧视为"针经"，是一个天大的误会。如果今天仍然坚持五行学说是中医的基本理论，运用《素问》中的五行学说指导中医的临床实践，那就意味着把祖国医学退回到春秋战国以前的周朝去了。

# 第四章　五藏理论

　　古代的五藏理论有一个共同的特点，即它们的病证中混有府病，并且与皮肉筋骨脉关系密切。例如肺病伴有皮肤痛，肝病伴有筋挛，肾病伴有骨证等。《素问·阴阳应象大论》中说："肝在体为筋"，"心在体为脉"，"脾在体为肉"，"肺在体为皮毛"，"肾在体为骨"。可见五藏理论的形成与古老的皮、肉、筋、骨、脉的刺法有关。《内经》中的五藏按排列次序看，主要有以肝为首、以心为首和以肺为首的三类，极少数的五藏以脾、以肾为首。五藏与六府的联合是后来的事。

## 第一节　五藏与皮肉筋骨脉

　　现在我们一看到五藏，马上会想到六府。但在古代情况并不如此，古人看到五藏马上想到的是皮、肉、筋、骨、脉。例如《素问·宣明五气》中说："心主脉，肺主皮，肝主筋，脾主肉，肾主骨"；《素问·痿论》中说："肺主身之皮毛，心主身之血脉，肝主身之筋膜，脾主身之肌肉，肾主身之骨髓"。

　　《素问·痹论》中说："五藏皆有合。病久而不去者，内舍于其所合也。故骨痹不已，复感于邪，内舍于肾。筋痹不已，复感于邪，内舍于肝。脉痹不已，复感于邪，内舍于心。肌痹不已，复感于邪，内舍于脾。皮痹不已，复感于邪，内舍于肺"。

　　五藏与皮肉筋骨脉的密切关联在《素问·四时刺逆从论》的六经中有明确的表现。经文说："少阴有余"，"病皮痹、肺痹";"太阴有余","病肉痹寒中、脾痹";"阳明有余","病脉痹、心痹";"太阳有余","病骨痹身重、肾痹";"少阳有余","病筋痹胁满、肝痹"。

在采用十二经阴阳配对治疗五藏病证的《素问·藏气法时论》《素问·刺热》和《素问·五常政大论》中，我们仍能看到五藏与皮肉筋骨脉的相关。但在《素问·五藏生成》和《内经》的其他一些论篇中，这一特点并不明显。也许当时这些五藏病是用药物治疗的，与针灸无关；也许这时的五藏理论已经成熟到可以离开皮肉筋骨脉了。

## 第二节　藏与府在功能和地位上的差异

古代医家把内脏分成两大类，藏和府。《素问·五藏别论》中说："所谓五藏者，藏精气而不写也，故满而不能实。六府者，传化物而不藏，故实而不能满也"。《素问·本藏》指出："五藏者，所以藏精神血气魂魄者也。六府者，所以化水谷而行津液者也"；"五藏者，所以参天地，副阴阳而连四时，化五節者也"。据《汉语大字典》，"副"，助也。据《中国医学大辞典》，五節，五行也。（注：关于"化五節"，《黄帝内经太素》注：从五时而变，即化五節，節，时也。据《汉语大字典》，"化"可解为随顺；"節"可解为季节、时期。据此，《中国医学大辞典》"五节，五行也"的"五行"可理解为五行相克的次序。）

在五藏论者看来，生命的最高调控中枢在五藏，而不在脑髓。所以五藏的小大、高下、坚脆、端正、偏倾直接与发病和病情有关。现在引证《素问·本藏》的内容如下：

"心小则安，邪弗能伤，易伤以忧。心大则忧不能伤，易伤于邪。心高则满于肺中，悗而善忘，难开以言。心下则藏外，易伤于寒，易恐以言。心坚则藏安守固。心脆则善病消瘅热中。心端正则和利难伤。心偏倾则操持不一，无守司也"。

"肺小则少饮，不病喘喝。肺大则多饮，善病胸痹喉痹逆气。肺高则上气肩息咳，肺下则居贲迫肺（《黄帝内经太素》'肺'作'肝'），善胁下痛。肺坚则不病咳上气，肺脆则苦病消瘅易伤。肺端正则和利难伤，肺偏倾则胸偏痛也"。

"肝小则藏安，无胁下之病。肝大则逼胃迫咽，迫咽则苦膈中，且胁下痛。肝高则上支贲切胁，悗为息贲。肝下则逼胃，胁下空，胁下空则易受邪。肝坚则藏安难伤，肝脆则善病消瘅易伤。肝端正则和利难伤，肝偏倾则胁下痛也"。

"脾小则藏安，难伤于邪也。脾大则苦凑眇而痛，不能疾行。脾高则眇引季胁而痛。脾下则下加于大肠，下加于大肠则藏苦受邪。脾坚则藏安难伤，脾脆则善病消瘅易伤。脾端正则和利难伤，脾偏倾则善满善胀也"。（据《汉语大字典》，"凑"有聚集、挨近之意；"眇"指胁肋下方挟脊两旁的空软部分。）

"肾小则藏安难伤。肾大则善病腰痛，不可以俯仰，易伤以邪。肾高则苦背膂痛，不可以俯仰。肾下则腰尻痛，不可以俯仰，为狐疝。肾坚则不病腰背痛。肾脆则善病消瘅易伤。肾端正则和利难伤。肾偏倾则苦腰尻痛也"。

根据以上记载可知，古代医家运用了解剖学来解释病情和病机。

## 第三节 各种类型的五藏理论

《内经》中以肝和以心为首的五藏理论都曾经以四藏的形式出现，看来只有以肺为首的理论没有经过四经的阶段。从三类五藏理论在《素问》中出场的次序看，最早出现的是以肝为首的理论，见于第四篇；其次是以心为首的理论，见于第九篇；最晚出现的是以肺为首的"咳论"，见于第三十八篇。

## 一、以肝为首的五藏理论

肝藏是体腔中最大的实质性器官，古人对它的功能和重要性给予最高的期望和估价是可以理解的。

在《素问》第七十九篇的"阴阳类论"中有这样的记载：雷公主张"肝最贵"，因为肝具有"春（四季之首）、甲乙（十天干的第一对）、青（上天之色苍）"的优势，并且"治七十二日"。但是这种观点立即遭到黄帝的驳斥。黄帝说："子所言贵，最其下也。"（注：这段经文不见于《黄帝内经太素》卷六的"五藏命分"和"藏府应候"。）

在《素问·阴阳应象大论》中古人对肝藏还有更高的赞美和评价，它隐藏在冗长的经文内，往往被人忽略。现把详情介绍如下：

《素问·阴阳应象大论》中有五段关于五藏的论述。它们有固定的格式和陈述的次序，在字数上和写法上基本一致。值得注意的是，第一段有关肝藏的论述比其他藏的论述多出了二十三个字。此外，《素问·五运行大论》中相应的、几乎完全相同的有关五藏的论述中，对肝藏的论述也多出了同样的二十三个字。它们是：

"其在天为玄，在人为道，在地为化，化生五味，道生智，玄生神"。

这些文字位于"东方生风，风生木，木生酸，酸生肝，肝生筋，筋生心，肝主目"的经文之后，"神在天为风，在地为木，在体为筋，在藏为肝"的经文之前。所以我们可以断定它们是与肝有关的文字。

这二十三个字的含义非同小可。因为既然"在天为玄",而"玄生神"则肝与神相关;既然"在人为道",而"道生智",则肝与智慧相关;既然"在地为化",而"化生五味",则肝与水谷在人体内的消化和转化功能相关。

《康熙字典》引"韵会":"天地阴阳运行,自有而无,自无而有,万物生息则为化";据《汉语大字典》,"化"除了变化,还可解为随顺、造化、产生等。人们通常以为脾主运化,但《素问·阴阳应象大论》和《素问·五运行大论》中的脾没有"化"字,也没有提到脾有"化"的功能。

可见肝藏的地位不仅高出其余四藏,而且其职能与神、智有关。此外,它的"化"主导了人体内部一切的物质转化和藏府功能的协调。所以这二十三个字充分表达了古人对肝藏功能的倚重。若从现代医学的观点看来,古人心目中的肝已经相当于脑。于是我们可以明白为什么《素问·灵兰秘典论》中说肝藏"出谋虑",为什么《素问·玉机真藏论》中说肝藏"善忘"了。

后世医家没有把这二十三个字直接归属于肝,而把它们与"东方""风""天""阴阳"连在一起解读。《古今图书集成·医部全录·医经注释》中王冰、马莳、张志聪的注文都是如此。王冰说:"元(同'玄',宋、清避帝名讳改写为'元')谓天色高远,尚未盛明。道谓道化,以道而化,人则归从。化谓造化,庶类时育,皆造者也"。马莳说:"其在天也为元,元者冥漠之称;其在人也为道,道者共由之理;其在地也为化,化者造物之能"。张志聪说:"阴阳变化之道,其在天为元,元幽远也,元生神,神者阴阳不测之谓";"其在人为道,道者阴阳五行不易之理也",等等。

张景岳在《类经》注文中说:"至此六句,他方皆无,而东独有之。盖东方为生物之始，而元贯四德，春贯四时。言东方之化，则四气尽乎其中矣。此盖通举五行六气之大法，非独指东方为言也。观天元纪大论有此数句，亦总贯五行而言，其义可见"。张景岳把肝推进五行中去了。

我们仔细阅读这段经文就能明白，它的主题一开始是"东方"。此后主题转移到"风""木""酸""肝""筋""心"，也即此时的主题已经从自然界转移到人体结构。"筋生心"的下一句是"肝主目"，可见主题已经转移到肝。这时插入了"二十三个字"，然后经文讲的是"神在天为风，在体为木，在体为筋，在藏为肝"。所以无论后世医家怎样把肝排除在人的肉体之外，肝与"东方"和"神"的联系都是切不断的。

因此我们在《内经》中看到肝与语言相关就不必感到奇怪。《素问·宣明五气》中说："心为噫，肺为咳，肝为语，脾为吞，肾为欠、为嚏"。《素问·刺禁论》中也有这样的记载："刺中心"，"其动为噫"；"刺中肝"，"其动为语"；"刺中肾"，"其动为嚏"；"刺中肺"，"其动为咳"；"刺中脾"，"其动为吞"。可见"肝为语"这三个字没有笔误。显而易见，噫、咳、吞、欠、嚏都是简单的反射性活动，而语言则是极其复杂的高级神经活动。据《汉语大字典》，"语"可解为交谈、语言、告诉，又通"悟"，醒悟之意。

《素问·生气通天论》反复强调"阴阳四时者，万物之根本也"，"万物之终始也，死生之本也"。在这里，古人把春视为少阳肝，把夏视为太阳心，把秋视为太阴肺，把冬视为少阴肾。从此四藏与四季发生了联系。

把春季的少阳肝与头脑正式联系起来的记载见于《素问·金匮真言论》和《素问·玉机真藏论》。

随着医学的进步，古人对肝藏和其他四藏的认识也在不断地变化。

（一）《素问·金匮真言论》

《素问·金匮真言论》是由《内经》佚文的一些片段拼接而成的，其中讲了三个层次，或三个不同医学水平的内容。

第一层是把四季与四藏相关。它明确了春气在头的理念："春气者，病在头；夏气者，病在藏；秋气者，病在肩背；冬气者，病在四支"。这里没有脾，这时的脾不是藏。

第二层是在上述四经四藏的基础上增加了脾。但脾不在四季之内，而位于另一个空间（中央），属土。原文为："东风生于春，病在肝，俞在颈项。南风生于夏，病在心，俞在胸胁。西风生于秋，病在肺，俞在肩背。北风生于冬，病在肾，俞在腰股。中央为土，病在脾，俞在脊"。这种把脾安排在四季以外的"中央土"，与《素问·玉机真藏论》中把脾列为"孤藏"的做法是一致的。

第三层则指出了五藏各自病证的特点，这时的脾正式参加了五藏的行列。其摘要如下：

"五藏应四时，各有收受乎？岐伯曰：有。"

"东方青色，入通于肝，开窍于目"，"是以春气在头也"，"是以知病之在筋也"。

"南方赤色，入通于心，开窍于耳"，"故病在五藏"，"是以知病之在脉也"。

"中央黄色，入通于脾（《黄帝内经太素》脾后有'胃'），开窍于口"，"故病在舌本"，"是以知病之在肉也"。

"西方白色，入通于肺，开窍于鼻"，"故病在背"，"是以知病之在皮毛也"。

"北方黑色，入通于肾，开窍于二阴，藏精于肾，故病在谿"，"是以知病之在骨也"。

**小结：**

1. 乍看上述经文，好像五藏是平等的。因为脾呈黄色，为五色之一；脾又应土星，与木、火、金、水星并列，为五星之一。但经文开头的"五藏应四时"和肝的"是以春气在头"泄露了这种五藏来自四藏理论。

2. 关于肝和筋的相关，有《灵枢·热病》的经文为证，"木者，肝也。热病面青，手足躁，取之筋间以第四针"。

3. 在四藏变为五藏的同时，各藏的病证得到了扩展。例如肝除了"春气在头"，又增加了"病在筋"；肺除了"病在背"，又增加了"病在皮毛"等。

4. 心的"病在五藏"的提法表明古人已经认识到心的影响广泛，极为重要。但心"开窍于耳"有些出人意料，似乎应该是"肾开窍于耳"。如前所述，《内经》是一部百家争鸣的医书，关于五官与内藏的联系有不同的说法。最后到了《灵枢·邪气藏府病形》，古人终于认识到"十二经脉、三百六十五络，其血气皆上于面而走空窍。其精阳气上走于目而为睛，其别气走于耳而为听，其宗气上出于鼻而为臭，其浊气出于胃走唇舌而为味"。

5. 脾藏的"开窍于口""病在舌本"和"病之在肉"的提法表明，古人认为消化道和人体内外一切肌肉活动都是由脾调控的。（关于脾是否为藏的问题，详见后文。）

6. 肾藏的"开窍于二阴"提示肾与大便和小便有关；"藏精于肾"和"病之在骨"的提法表明了肾与骨、髓、精的相关。

（二）《素问·玉机真藏论》

这篇经文较长，摘要如下：

1. "春脉者肝也"，"太过则令人善忘，忽忽眩冒而巅疾；其不及则令人胸痛引背，下则两胁胠满"。

"善忘"：在这里是肝证。《素问·气交变大论》中作"善怒"。

"忽忽"：据《汉语大字典》，忽为恍惚貌。

"眩"：据《说文解字》，目无常主也。据《汉语大字典》，可解为眼睛昏花或晕眩。

"冒"：据《汉语大字典》，为覆盖之意；据《康熙字典》，冒，蔽也；以物自蔽而前；若无所见。所以这里是目无所见的意思，为目证。

"巅疾"：据《中国医学大辞典》，指巅顶之疾，如头风、头痛、头昏、头眩、头疮之类是。据《汉语大字典》，'巅'与"颠""癫"通。

"胠"：据《中国医学大辞典》，指胁上腋下。

2. "夏脉者心也"，"太过则令人身热而肤（《黄帝内经太素》'肤'作'骨'）痛，为浸淫；其不及则令人烦心，上见咳唾，下为气泄"。

"身热"：心与火热相关。

"肤痛"：与《古今图书集成·医部全录·医经注释》写法相同，提示心与肺（皮）的相关。

"浸淫"：据《黄帝内经素问译释》注，浸淫指渐渐蔓延扩大的肤疮。结合"身热"可知肤疮为火证的表现。

"烦心"：为心胃混同的心证（详见后《素问·五藏生成》）。

"咳"：为肺证。

"唾"：可指唾沫，也可指吐唾沫。据《灵枢·九针论》，"肾主唾"。

"气泄"：据《黄帝内经素问译释》，俗称放屁。提示心与胃肠相关。

3. "秋脉者肺也"，"太过则令人逆气，而背痛愠愠然；其不及则令人喘，呼吸少气而咳，上气见血，下闻病音"。

"愠"：据《汉语大字典》，郁结之意。又引张隐菴集注：愠愠，忧郁不舒之貌。

"喘"：据《中国医学大辞典》，有虚实之分。实喘者，肺感邪气，气道壅遏；虚喘者，肾元亏损，肾气不纳而上出于肺。

"少气"：据《中国医学大辞典》，指气短而不通畅也。在这里是肺证或肾证。

"见血"：心证。心主血。

"下闻病音"：《黄帝内经素问译释》称，指"喘息时喉间有声音"。不过结合上面心病的"下为气泄"，似乎也可解为放屁之音。

4. "冬脉者肾也"，"太过则令人解㑊，脊脉痛而少气，不欲言；其不及则令人心悬如病饥，眇中清，脊中痛，少腹满，小便变"。

"解㑊"：据《中国医学大辞典》，指体重肌肉解散，筋不束骨。又据《汉语大字典》，解通"懈"，懈怠之意；"㑊"，病名；引张隐菴集注："解㑊，懈惰也。此脾藏之为病也"。但据《素问·刺要论》："髓伤则销烁胻酸，体解㑊然不去矣"，此证与髓有关。《灵枢·海论》中也说，髓海不足则"懈怠安卧"。

"脊脉痛"：《中国医学大辞典》无解。《黄帝内经素问译释》白话解此证为"脊骨疼痛"。结合后面的"脊中痛"可知除"脊骨疼痛"外，此证还涉及脊髓。

"少气，不欲言"：少气可以是肺证、脾证或肾证。结合以上情况可知这里主要指髓海（脑海）不足之象。

"胗中清"：据《中国医学大辞典》，胗指季胁下夹脊两旁空软处也。解剖学告诉我们，其深层即肾藏所在部位。据《汉语大字典》，清同"清"，寒冷之意。

"少腹满，小便变"：这是肾与膀胱和小便异常有关的记载。

5. "脾脉者，土也，孤藏以灌四傍者也"，"太过则令人四支不举；其不及则令人九窍不通，名曰重强"。

"四支不举"：其原因可以有两种，一是"脾主肉"，肌肉无力以致四肢不举；二是脑的意念不能传达到肌肉，以致四肢不举。

"九窍不通"："九窍"指耳、目、口、鼻七窍加前、后阴二窍。九窍不通显然是涉及头脑和全身的重病。

"重强"：《黄帝内经太素》的注解为"脾虚受病，不行气于身，故身重而强也；巨两反（注：巨两反读僵）"。"身重"可能是脾虚无力所致，也可能是体内积水所致。据《中国医学大辞典》，僵指"身体不活动也"。据《汉语大字典》，僵可解为仆倒或僵硬。

这篇经文中与春夏秋冬四季相应的藏只有肝、心、肺、肾四个。脾是特殊的一个，与土相应，称为"孤藏"。

对于这里的脾证，古人只考虑到脾与肉的相关，没有考虑到脾与脑的相关，认为只是脾胃疾病所致。例如《素问·通评虚实论》中说："头痛耳鸣，九窍不利，肠胃之所生也"。又《灵枢·脉度》中说："五藏不和，则七窍不通"。但笔者认为《素问·玉机真藏论》中"孤藏脾"的病证实际上已经上升到头脑部位了，因为"脾藏意"。除了营养不良带来的肌肉萎缩无力，这个病证也可能是肌肉不受意念支配的表现。详见后面"脾藏地位的变化"一节。

**小结:**

(1) 我们可以把《素问·玉机真藏论》看作是从四藏论到五藏论的过渡。

(2) 肝藏的"善忘""忽忽眩冒而巅疾"无疑是脑证。

(3) 这里的心证为"烦心",不是"心痛";出现了"身热"的热证。"下为气泄"提示着心与肠胃的相关。若"肤"为"骨"之误,则提示心与肾相关,否则提示心与肺相关。

(4) 肺的"下闻病音"也提示着肺与肠的相关。

(5) 肾藏与(脊)髓关系密切,它与小便异常和膀胱的关系引人注目。

(6) 这里的"孤藏"脾与《素问·六节藏象论》中的脾相比,在身份、地位上有天壤之别。

(三)《素问·刺热》

这里除了五藏都有的发热症状以外,肝、心、肺、脾、肾都有头证。现把各藏病证的特点分述如下:

1. "肝热病者,小便先黄,腹痛多卧,身热,热争则狂言及惊,胁满痛,手足躁,不得安卧;刺足厥阴、少阳。其逆则头痛员员,脉引冲头也"("争":据《说文解字》,引也;据《汉语大字典》,为争斗、较量之意。"员员":据《汉语大字典》,员通"运",运通"晕",眩晕之意)。

"小便先黄":这四字可有两种解读。一是说在未发热前已经有溺色黄;二是说在发热开始时出现溺色时黄。此证提示黄疸的出现,或脾病的症状(脾色黄)。

"腹痛":《中国医学大辞典》引《素问·气交变大论》的经文说,"岁土太过,雨湿流行,民病腹痛"。按照《素问·阴阳应象大论》肝"在地为化"和《灵枢·本藏》"肝下则逼胃"

的说法，肝病是可以引起腹痛的（胃和肠是连在一起的）。

"多卧"："多卧"即多睡。《灵枢·海论》中说："髓海不足"则"懈怠安卧"。

"狂言"：如前所述，"肝为语"。（注：此证不仅与肝有关。据《素问·脉解》，"狂"为太阳证；《素问·宣明五气》中说："邪入于阳则狂"；《素问·阴阳类论》中说："病在肾，骂詈妄行，巅疾为狂"；《灵枢·邪气藏府病形》中说："心脉缓甚为狂"。）

"胁满痛"：肝的解剖位在胁肤。

"惊"：《素问·金匮真言论》指出，肝"其病发惊骇"。

"手足躁"：筋病。肝主筋。

"不得安卧"：按照《素问·逆调论》中的说法，"下经曰：胃不和则卧不安"。

这些病证反映了肝与头、脑、筋、胁和胃肠的关联。

2. "心热病者，先不乐，数日乃热，热争则卒心痛，烦闷善呕，头痛面赤，无汗。刺手少阴、太阳。"

"卒心痛"：突发心痛在这里成为第一个出现的心证。

"烦闷"：据《中国医学大辞典》，即烦悗，心意烦闷也。

"善呕"：这是胃证。这里有心和胃的混同。

"头痛"：表明心与脑相通。《灵枢·邪气藏府病形》中说："心脉微涩为巅疾"。

"面赤"：赤为心色，热象。

"无汗"：腠理闭，汗孔不开。肺主皮。心肺关系密切。

虽然"卒心痛"第一个出现，但是仍然和胃证混淆在一起。

3. "脾热病者，先头重，颊痛，烦心，颜青，欲呕，身热，热争则腰痛，不可用俛仰，腹满泄，两颔痛。刺足太阴、阳明。"（据《汉语大字典》，"用"在此为介词，相当于"以"。）

"头重"：据《中国医学大辞典》按语，此证多因湿淫外著、湿痰内蒸所致。不过据《素问·厥论》的"厥状六经"，"巨阳之厥"有"头重"证，所以"头重"可以是巨阳证。又据《灵枢·经脉》，"督脉之别"，"挟膂上项，散头上"，"虚则头重"。已知督脉与肝、肾、少阴、巨阳有关。

"颊痛，两颔痛"：颊部属少阳（少阳与肝、筋有关）。据《中国医学大辞典》，"颔"面部下端生髯处，于上腭相合，可以含物也。

"烦心"：如前所述，为心证；不过也可能是胃证。

"欲呕，腹满泄"：显然为胃肠证。

"颜青"：青为肝色。

"腰痛，不可用俛仰"：此证可以是肝证，也可以是肾证。

这里的脾热病与头脑和肝、肾、腰、心、胃肠的关联引人注目。

4. "肺热病者，先淅然厥，起毫毛，恶风寒，舌上黄，身热，热争则喘咳，痛走胸膺背，不得大息，头痛不堪，汗出而寒。刺手太阴、阳明，出血如大豆，立已。"

"先淅然厥，起毫毛，恶风寒，汗出而寒"：这些是风寒袭肺所引起的皮毛症状。

"舌上黄"：据《中国医学大辞典》，舌黄指舌上生黄肿痛，宜清心火。

"喘咳，痛走胸膺背，不得大息"：为肺证。

"头痛不堪"：这里提示了肺与头的联系。

"汗出而寒"：据《素问·风论》，"腠理开则洒然寒"。（有别于疟疾的"先起于毫毛，伸欠乃作，寒栗鼓颔，腰脊皆痛"。）

"出血如大豆，立已"：表明采用了刺脉出血疗法。

这些症状表明了肺与心、脑、皮毛的关联。

5. "肾热病者，先腰痛骺痠，苦渴数饮，身热，热争则项痛而强，骺寒且痠，足下热，不欲言，其逆则项痛员员澹澹然。刺足少阴、太阳。"据《汉语大字典》，"员"同"运"，"运"通"晕"；"澹"为水波起伏貌。

"腰痛"：《素问·刺要论》中说："骨伤则内动肾，肾动则冬病胀，腰痛"。（注：肝证也可引起腰痛。）

"骺痠，骺寒且痠"：据《汉语大字典》，骺同"胻"，指胫骨上部；"胻"可引申为脚胫；骺又可指牛脊后骨，在人可指人的脊后骨。所以"骺痠"和"骺寒且痠"有两种解读：一是脚胫的痠、寒且痠；据《灵枢·海论》，"髓海不足""则胫痠"，另一是脊柱的痠、寒且痠。

"项痛而强"：太阳证。《素问·脉解》的太阳证有"强上引背"。

"项痛员员澹澹然"：这里的"项"可能为"頭"之误，因为项痛不会引起晕转、起伏的感觉。不过"项痛"后若有圈点，则"员员澹澹然"也能提示头脑病证的存在。

"足下热"：属热厥症状。《素问·厥论》中说："热厥之为热也，必起于足下"，"则足下热也"。

"不欲言"：可能为少气、郁闷、髓海不足等因素所致。

这里肾证的"项痛"若为"头痛"之误，则它相当于六经的太阳证。若原文无误，则不管骺指"胻"，还是指"脊后骨"，这里的肾证也可以与肝证一起组成太阳证。

**小结：**

《素问·刺热》把以肝为首的五藏理论推向了新的高度。

（1）肝与头脑和筋的关系有充分的表现。经文还用医学理论解释了胁下的肝为什么会引起头痛，"脉引冲头也"。医家已经明白肝是肝，头是头，有脉相连。

（2）心热中出现了"卒心痛"的本证，但心证仍与胃证混淆在一起。

（3）肺热展示了肺与心、胸膺背和皮毛的关系。

（4）肾热的"项痛而强""腰痛骭痠"使我们想到肾与骨和（脊）髓的联系。

（5）脾证与肝、肾、心（胃肠）都有关。脾已经是一个正式的藏。脾热病也有腰痛，提示脾、肾都与髓有关。这里的脾类似《素问·玉机真藏论》中"孤藏"的脾。

（四）《灵枢·本神》（之二）

"肝藏血，血舍魂。肝气虚则恐，实则怒。"

"脾藏营，营舍意。脾气虚则四肢不用，五藏不安；实则腹胀。经（或'泾'）溲不利。"（注："经"可解为"月经"，与女性的阴器有关。若为"泾"，则据《汉语大字典》，指直流的水波，或泉。）

"心藏脉，脉舍神。心气虚则悲，实则笑不休。"

"肺藏气，气舍魂。肺气虚则鼻塞不利，少气；实则喘喝，胸盈仰息。"

"肾藏精，精舍志。肾气虚则厥，实则胀，五藏不安。"（注：这里的肾证未提骨证、髓证，出人意料。据《中国医学大辞典》，"厥"的注解是："气上逆而阴阳失调，轻则四肢寒冷，重则不省人事也"。）

此篇经文提到的五藏病证简单、明确。肾证未提骨、髓病证，与《素问·藏气法时论》中"五藏病者"的"肾病者"相似。

（五）《素问·藏气法时论》中的"五藏病者"

这篇经文很特殊，也很重要，但涉及的问题较多，将在第五章专门讨论。

**以肝为首五藏理论的回顾：**

1. 以肝为首的中医理论从四藏发展到五藏，其五藏的病证逐渐得到充实。到了《素问·刺热》，五藏理论得到了高度的发展。其中用"脉引冲头"解释了头痛的原因，摆脱了"春气在头""春脉者肝"的天人相应的理念。胁下肝藏与头脑的关系得到了医学的解释。

2. 《素问·刺热》的另一个进展是提示了肝证与肾证的衔接，也即脑与髓的衔接。无论"项痛员员澹澹然"中的"项"是否为"头"之误，其骱是否指脊后骨，《素问·刺热》的肝证和肾证结合起来显然接近六经的太阳证。这可能是"肝肾同源"一说的来历。

3. 《素问·玉机真藏论》的肾证有"少腹满，小便变"，表明这一派医家发现了肾与膀胱和小便异常的关联。

4. 心病中出现了典型的心证"卒心痛"，但心与胃的混同仍然明显。

5. 肺与心关系密切。

6. 《素问·玉机真藏论》和《素问·刺热》中的脾都与肾或脑髓相关，与《素问·六节藏象论》中的脾可能来自不同的医学派别。

**二、以心为首的五藏理论**

心臟是人体极重要的臟器。心搏或脉搏的停止意味着生命的终结，五藏理论把心排在首位是合理的。《素问·灵兰秘典论》

虽然以心为首，但它介绍的是"十二藏"，不是"五藏"，所以不在这里讨论（详见后文）。

（一）《素问·六节藏象论》

《素问·六节藏象论》的摘要如下：

"心者，生之本，神之变"，"其充在血脉，为阳中之太阳，通于夏气"。

"肺者，气之本，魄之处也"，"其充在皮，为阳中之太阴，通于秋气"。

"肾者，主蛰，封藏之本，精之处也"，"其充在骨，为阴中之少阴，通于冬气"。

"肝者，罢极之本，魂之居也"，"其充在筋"，"此为阴中之少阳，通于春气"。

"脾、胃、大肠、小肠、三焦、膀胱者，仓廪之本，营之居也，名曰器，能化糟粕，转味而出入者也；其充在肌，其味甘，其色黄，此至阴之类，通于土气"。

这篇经文虽然把心放在首位，但这只是表面现象。其要点如下：

1. 它介绍的实际上是四经四藏理论，脾和五府同属"至阴之类，通于土气"，"名曰器"，不是藏。

2. "肝者，罢极之本"：这篇经文关于肝的"罢极"二字，很是费解。据《康熙字典》，罢，劳也；引《史记·平原君传》"臣不幸有罢癃之疾"。据《汉语大字典》，"癃"除了指小便不畅，也指"罢病也，足不能行"；又解为"废病"。《中国医学大辞典》解"罢"为背病；并引"索隐"：罢癃谓背疾，言腰曲而背隆高也；极，病也。（注："极"一般通"亟"，为急躁、紧迫之意。但据《汉语大字典》，"極"可解为疲困；引清·吴善述

《说文广义校订》：极，又因穷极之义引为困也，病也，疲也。）

《素问·刺禁论》说过："刺脊间，中髓为偃"。据《汉语大字典》，"偃"为驼背、弯腰之意。所以笔者认为"罢极"可视为髓病或脊柱病，其表现为腰曲而背隆高，足不能行，或废病。

经文接下来所说"其充在筋"，为"阴中之少阳，通于春气"。这一说法完全符合《素问·金匮真言论》中对肝的论述（"是以知病之在筋也"，"是以春气在头也"）。

3. "心者，生之本，神之变""其充在血脉"的提法明确了心藏的功能，强调了心与神和血脉的关系。

4. "肺者，气之本""其充在皮"的提法建立了肺与皮的关系。

5. 肾为"精之处"，"其充在骨"的提法表明肾与脑髓相通。请注意，"其充在骨"的"骨"指的是脊柱，脊柱内有"髓"。所以这里的肾和肝是通过脊髓相连的。

6. "脾、胃、大肠、小肠、三焦、膀胱者，仓廪之本，营之居也，名曰器"：这里的标点符号是按照《黄帝内经素问译释》标出的，脾和胃是两个单位。这样一来，脾和五府一样，也是"器"。若写作"脾胃"，则"脾胃"为"器"。

这篇经文提到的是六个"器"。其实脾是一个实质性臟器，显然与五府不同。不过在《素问·灵兰秘典论》和《灵枢·五邪》中，脾胃是连在一起的。脾和胃的关系是一个很复杂的问题，请关注后面的讨论。


**小结：**

1.《素问·六节藏象论》只有四个藏和六个器。它也只在名义上是以心为首的五藏理论。从内容看，它以"春气在头"的四经理论为基础，实际上是以肝或头髓为首的理论。

2. 看来古代医家对髓的认识早于对脑的认识，这大概是由于在解剖上与五藏最贴近的是脊髓，而不是高高在上的脑的缘故。

（二）《素问·五藏生成》

这篇经文中心痹的心与胃明显地混同在一起。它没有"脾痹"，而有"厥疝"一项。

1. 心痹："赤，脉之至也喘而坚，诊曰有积气在中，时害于食；得之外疾思虑而心虚，故邪从之"。

"赤"：为心色。

"脉之至也喘而坚"：据《汉语大字典》，"喘"通端；端，直也。这里的心病表现为色和脉的变化，其病证部位却不在心，而在胃。

2. 肺痹："白，脉之至也喘而浮，上虚下实，惊，有积气在胸中，喘而虚，寒热，得之醉而使内也"。

"白"：白为肺色。脉浮提示病在表。

"惊"：可能为心证或肝证。

"积气在胸中"：这里的"胸中"可能指胸部之中，也可能指"肺"。

"喘而虚"：为肺证或兼肾证。

"寒热"：据《素问·风论》，"风之伤人也，或为寒热，或为热中，或为寒中，或为疠风，或为偏枯，或为风也"。按照这篇经文的说法，"寒热"可指"腠理开则洒然寒，闭则热而闷"。不过另一方面，"疠风"也称"寒热"，其病证有"鼻柱坏而色败，皮肤疡溃"。

"使内"：据《汉语大字典》，"使"可解为放纵；"内"，泛指女色（性行为）。这里强调了肺与肝肾的相关。

3. 肝痹："青，脉之至也长而左右弹，有积气在心下，支
胠；得之寒湿，与疝同法，腰痛，足清，头痛"。（这里肝病的
最后面三个病证值得注意。）

"青"：为肝色。

"支胠"：胠是肝藏的解剖部位。

"与疝同法"：可解为治疗方法与疝相同，或其演变规律与
疝相同。

"腰痛"：在此属肝证。一般认为腰为肾之府。

"足清"：清即冷。《素问·厥论》中说："阳气衰于下，则
为寒厥"。《灵枢·本神》中说："肾气虚则厥"。所以足冷为肾
证。肝与肾是相通的。

"头痛"："脑逆，故令头痛"。脑为头髓。

这里的"积气在心下，支胠"是肝的局部病证；后面的
"腰痛，足清，头痛"则可解读为："头痛"为肝证，"腰痛"
"足清"为肾证，把它们联系起来也相当于太阳证。

4. 厥疝："黄，脉之至也大而虚，有积气在腹中，有厥气，
名曰厥疝，女子同法；得之疾使四支，汗出当风"。

"黄"：为脾色。

"厥疝"：据《中国医学大辞典》，厥疝指厥气上冲心腹也。
据《汉语大字典》，厥指气闭，晕倒，或四肢僵直。关于"疝"，
据《素问·长刺节论》，"病在少腹，腹痛不得大小便，病名曰
疝，得之寒"；而据《中国医学大辞典》，"疝"的注释为"睾
丸连少腹急痛，或有形，或无形，或有声，或无声"。所以
"疝"可以涉及阴器睾丸，也可以与睾丸无关。古代"疝"的定
义比较宽泛。

"得之疾使四支"：据《汉语大字典》，"疾"有强狠、急速
之意。脾主肉，"疾使四支"可引起脾虚。

"汗出当风"：说明风邪趁腠理开放入侵，提示肺（皮）与脾的相关。

"厥疝"的"疝"提示脾可能与阴器、睾丸有关。

5. 肾痹："黑，脉之至也上坚而大，有积气在小腹与阴，名曰肾痹；得之沐浴清水而卧"。

"黑"：为肾色。

"小腹"：即"少腹"。据《汉语大字典》，"少""小"通用。

"阴"：指"阴器"。

**小结：**

（1）《素问·五藏生成》虽然以心为首，但心与胃混同在一起，也没有突出"心痛"这个心藏的主证。

（2）肝证从头到足的一系列病证"颜青、头痛、支肤、腰痛、足清"给人以深刻的印象。它们提示了肝、肾的相合，也让我们想起了六经的太阳证。所以肝才是本篇的主角。

（3）肺证的"喘而虚""得之醉而使内"表明了肺与肾的相关。

（4）"厥疝"表明了脾可能与疝（睾丸、阴器、肾）的相关。

（5）肾证的部位在"小腹与阴"。据《素问·四时刺逆从论》，厥阴的病证为："阴痹、热痹、狐疝风、少腹积气"。看来这里的肾证（"有积气在小腹与阴"）基本上符合六经的厥阴证。

（三）《素问·脉要精微论》

此篇在五藏脉以外，增加了胃脉；实际介绍了六条脉的病证。

1. "心脉搏坚而长，当病舌卷不能言；其耎而散者，当消环自已。"

"舌卷不能言"：据《素问·阴阳应象大论》，"心主舌"；据《灵枢·经脉》，"手少阴之别"，"繫舌本，属目系"，"虚则不能言"。"舌卷"一证也可能与筋有关。已知"肝为语"，所以"不能言"也与肝有关。又据《灵枢·忧恚无言》："足之少阴，上系于舌"，此证可能也与肾有关。此外，《灵枢·经筋》中说："手少阳之筋"，"合手太阳"，"系舌本"，"其病"有"舌卷"。

所以"舌卷不能言"不全是心证和脉证，其中可能有经筋参加。

"耎"：据《汉语大字典》，可解为弱，也可解为软。

"消环自已"：据《黄帝内经素问译释》注，"谓期尽一周，即病自已"。据《汉语大字典》，"已"可解为病愈。

2. "肺脉搏坚而长，当病唾血；其耎而散者，当病灌汗，至今不复散发也。"

"唾血"："唾"可能为"咳"之误。不过"肾主唾"，"心主血"，这里表明的也许是肺与心、肾的相关。

"灌汗"：据《中国医学大辞典》，为不发散之病；因汗出之际，被寒水灌洗而成者。据《汉语大字典》，灌同"盥"，洗也。这里说的是肺与皮的相关。此证也表明肺与水代谢的障碍有关。

3. "肝脉搏坚而长，色不青，当病坠若搏，因血在胁下，令人喘逆；其耎而散，色泽者，当病溢饮。溢饮者，渴暴多饮，而易入肌皮肠胃之外也。"

"色不青"：意谓不显青色的肝病是外伤引起的。肝病的"喘逆"是因为"血在胁下"。肝病在脉象"耎而散""色泽"时，"当病溢饮"。据《汉语大字典》，"搏"可解为击打之意。

"喘逆"：肝病犯肺之象；也可解释为肾证。

"溢饮"：据《素问·阴阳应象大论》，肝"在地为化"。所以肝病可以引起水代谢障碍。

4. "胃脉搏坚而长，其色赤，当病折髀；其耎而散者，当病食痹。"

"其色赤"："赤"为心色。

"折髀"：据《汉语大字典》，折可解为折断、早死、毁掉等意。据《中国医学大辞典》，"髀"股也。《黄帝内经素问译释》注："是股部疼痛如折"。

"食痹"：据《中国医学大辞典》，指食入则脘中痛闷也。

这里出现了胃与心的混同，而且在本篇内心的赤色转移到胃。

5. "脾脉搏坚而长，其色黄，当病少气；其耎而散，色不泽者，当病足胻肿，若水状也。"（胻，据《汉语大字典》，同"胻"。胫骨上部，引申为脚胫。）

"少气"：因消化不良或兼"食痹"而食少，可以引起少气。

"足胻肿，若水状"：据《素问·经脉别论》，"饮入于胃，游溢精气，上输于脾，脾气散精，上归于肺，通调水道，下输膀胱"。所以脾虚可出现积水证。

6. "肾脉搏坚而长，其色黄而赤者，当病折腰；其耎而散者，当病少血，至今不复也。"

"色黄而赤"：这条经文讲的是肾脉。肾应为黑色，但经文说"其色黄而赤"，令人生疑。黄为脾色，赤为心色。

"折腰"：已知"折腰"为肾证，《素问·至真要大论》"岁太阴在泉"的肾病有"腰似折"的症状；但肝证、脾证也可以出现腰痛。

"少血"：按照黄为脾色，赤为心色，此证有脾、心参加。在脾、心脉象"耎而散"的情况下，是可以引起"少血"的。

那么肾与"血"的关系怎样解释？

据《古今图书集成·医部全录·医经注释》王冰注："其色黄赤，是心脾干肾，肾受客伤，故腰如折也。腰为肾府，故病发于中。夫肾主水以生化津液，今肾气不化，故当病少血，至令不复也"。注家马莳和张志聪支持王冰的解释。

但既然"肾受客伤""腰如折"，为何色不见黑？再说"肾气不化"为什么"少血"？张志聪提出："肾为牝藏，受五藏之精而藏之，肾之精液，复上入心而为血"。这些注释令人莫名其妙。

笔者认为《素问·脉要精微论》上述有关肾脉病证的经文有误，可能遗漏了原文的"黑"字。原文可能是"色黑黄而赤"或"色黑，转黄而赤"。

**小结：**

（1）这篇五藏理论的心虽然排在首位，但只有"舌卷不能言"，未提心的主证"心痛"。又心的"色赤"也转移到胃，胃与心的混同明显。所以我们很难确定它是一篇以心为首的经文。（注：胃病的"食痹"相当于《素问·五藏生成》的"心痹"。）

（2）肺与"灌汗"有关，也即与水代谢障碍有关。《素问·水热穴论》中说："肺者，太阴也；少阴者，动脉也。故其本在肾，其末在肺"。

（3）肝病发于胁下，出现了与水代谢障碍有关的"溢饮"。《素问·阴阳应象大论》中说，肝"在地为化"。现在"化"的功能出现障碍，导致积水。"溢饮"为积水证。

（4）脾也有积水证，与水代谢障碍有关。据《素问·经脉别论》，"饮入于胃，游溢精气，上输于脾，脾气散精，上归于肺，通调水道，下输膀胱"。此外，在《素问·六节藏象论》

中，脾为三焦、膀胱等"至阴之类"之首。

（5）这里肾证脉象的经文有误，可能遗漏了"黑"字。

本篇的特点是指出了与水代谢障碍有关的是肺、脾和肝。

（四）《灵枢·本神》（之一）

1. "心怵惕思虑则伤神。神伤则恐惧自失，破䐃脱肉，毛悴色夭，死于冬。"

䐃：据《汉语大字典》，指腹中或肠中的脂肪，或肌肉的突起部分。

"恐惧自失"："恐"不一定是肾证，也可是心证。

"破䐃脱肉"：此项表明心与脾有关。

"毛悴"：肺气竭。

"色夭"：心血虚。

本条说明心与肾、脾、肺相关。

2. "脾愁忧而不解则伤意。意伤则悗乱，四肢不举，毛悴色夭，死于春。"

"意伤"：脾藏意。

"悗乱"：据《汉语大字典》，"悗"烦闷之意，为心证。

"四肢不举"：与意不达四肢有关；也可能是肌肉营养不良所致。

本条说明脾与心有关。

3. "肝悲哀动中则伤魂。魂伤则狂妄不精，不精则不正当人，阴缩而挛筋，两胁骨不举，毛悴色夭，死于秋。"

"狂妄"：脑证或心证。

"不正当人"：据《汉语大字典》，"正"为正常之意；"当"通尝，尝试之意；"人"指男女交合之事。从这里的说法可以明白《素问·风论》的肝病为什么"时憎女子"。

"挛筋"：筋证。

"阴缩"：阴器证。

"两胁骨不举"：据《灵枢·论勇》，"勇士者"，"其肝大以坚，其胆满以傍"；"怯士者"，"肝系缓，其胆不满而纵"，"虽方大怒，气不能满其胸"。所以"两胁骨不举"为胆怯之象。

本条说明肝与脑、筋、阴器的关联，以及肝与胆的关联。

4."肺喜乐无极则伤魄。魄伤则狂，狂者意不存人，皮革焦，毛悴色夭，死于夏。"

"狂"：脑证或心证。

"意不存人"：据《汉语大字典》，"存"有问候、思念、观察之意。

"皮革焦"：表明肺气焦绝。

本条说明肺与脑、心、脾、肺的相关。

5."肾盛怒而不止则伤志。志伤则喜忘其前言，腰脊不可以俛仰屈伸，毛悴色夭，死于季夏。恐惧而不解则伤精。精伤则骨痠痿厥，精时自下。"

"喜忘其前言"：肝证或脑证。《素问·玉机真藏论》中说："肝脉太过令人善忘"。

"腰脊不可以俛仰屈伸"：肾证。

本条说明肾与脑、脊、骨、髓、精的相关。


**小结：**

（1）这篇经文以心为首。然而肝有"狂妄"，肺有"狂""意不存人"，肾有"喜忘其前言"，这些显然都是脑证。脾伤意也可引起"悗乱"，所以尽管心藏神，其地位与其他藏相比，差别不大。

（2）本篇的重要意义在于指出了过度思虑、忧虑以及情绪的激烈波动会影响人的健康，导致脏器功能紊乱，甚至发生器质性的变化。

**以心为首的五藏理论的回顾：**

（1）在这四篇以心为首的经文中，它们的心证都没有提到其主证"心痛"，心与胃的混同明显。不但如此，《素问·六节藏象论》的心虽然体现了与"神"和"血脉"的相关，但它的四藏是按四经理论定性的，实际起主导作用的是肝。《素问·五藏生成》的心和胃纠缠在一起，《素问·脉要精微论》中心证的特点也不够明确。此外，《灵枢·本神》（之一）的情况表明，与脑有关的不限于心。所以这四篇以心为首的五藏理论谈不上心的主宰作用。

（2）在这四篇经文中，与水代谢障碍有关的是肺、脾、肝。

（3）这四篇经文都没有提及小便异常的病证。

（4）这四篇经文中，肝、肾涉及阴器病证，脾的"厥疝"也提示它可能与阴器有关。

（5）《素问·六节藏象论》肝的"罢极"和《素问·五藏生成》肝的"腰痛"提示了肝与髓的相关，所以肝与肾关系密切。

（6）肾除了与骨、髓和腰脊痛相关以外，《素问·五藏生成》中的肾病发生在"小腹与阴"值得重视；此处是六经厥阴的部位。

众所周知，心是人体最重要的臟器，心搏停止是生命终结的象征。看了以上四篇以心为首的经文不免令人失望。要知在中国医学发展史中，五藏理论阶段是中医理论的萌芽时期。即便通过冷兵器的战伤可以看到内脏的一些情况，当时未必有真正的解剖学。所以单凭临床症状很难区分胃病和心病。《内经》中心证和胃证常常混同、纠缠在一起，甚至有时把胃当成了心，等等，这是不足为怪的。从《灵枢》我们得知中医有尸体解剖了，《灵枢·厥病》中说："真心痛，手足清（同'清'）至节。心痛甚。且发夕死，夕发旦死"。所以《灵枢》的医学水平高于《素问》。

附：《灵枢·邪气藏府病形》中的"五藏之病变"也是以心为首的经文，但它里面的五藏都有头脑病证，实际上是以头脑为首；加上篇幅又较大，所以留在后面单独讨论。

### 三、以肺为首的五藏理论

肺的解剖部位高于其他内臟，呼吸停止是生命终止的指征，古代医者强调以肺为首是有根据的。以肺为首的五藏理论在《内经》中直接以五藏的形式出现于《素问》的"咳论""痹论""痿论""风论"和《灵枢》的"五邪"篇，看来没有经历四经的阶段。如前所述，从其五藏排列的次序看，不受五行生克规律的限制。

（一）《素问·咳论》

1. "肺咳之状，咳而喘息有音，甚则唾血。"

"唾"为肾证，"血"为心证。这里透露了肺与肾、心的关系。

2. "心咳之状，咳则心痛，喉中介介如梗状，甚则咽肿喉痹。"

"心痛"为典型的心证。"咽喉"为肺气和食物下咽的通道。这里暗示心与肺、胃的相关。

3. "肝咳之状，咳则两胁下痛，甚则不可以转，转则两胠下满。"

"两胁下痛"和"两胠下满"都是肝病症状。这里的肝病没有涉及头部。

4. "脾咳之状，咳则右胁下痛，阴阳（《黄帝内经太素》本无此二字）引肩背，甚则不可以动，动则咳剧。"

"右胁下痛引肩背"：据《中国医学大辞典》，右胁属肺；肩背为肺的部位。这里的脾证表现为"不可以动"。据《说文解字》，"动"，作也；据《汉语大字典》，"动"可解为行动。

5. "肾咳之状，咳则腰背相引而痛，甚则咳涎。"

这里的肾与"腰"相关；"背"则同时与肺有关。据《中国医学大辞典》，"咳涎"谓咳而吐涎也。《黄帝内经素问译释》引丹波元简注：涎即今之稠痰也。其实肾主水，"涎"和"唾"都是水，没有必要把"涎"解为稠痰。《素问·宣明五气》说"脾为涎，肾为唾"，《灵枢·九针论》说"肾主唾，脾主涎"。

这里的五藏咳所陈述的五藏病证相当朴素而简单。

《素问·咳论》在上述"五藏咳"之后，又介绍了"六府之咳"，并指出"五藏之久咳，乃移于六府"。藏咳移于府，引起府病的次序是从脾开始的："脾咳不已，则胃受之"，"肝咳不已，则胆受之"，"肺咳不已，则大肠受之"，"心咳不已，则小肠受之"，"肾咳不已，则膀胱受之"，"久咳不已，则三焦受之"。这段论述与《灵枢·本输》中"肺合大肠""心合小肠""肝合胆""脾合胃""肾合膀胱""三焦""是孤之府也"的提法一致，不像是属于《素问》的文献。笔者推测，《素问·咳论》后半部的这些经文可能是王冰从"先师张公秘本"带进来的。参见王冰《素问》自序。

（二）《素问·痹论》中的"五藏痹"

"痹"字有多种解释。《说文解字》解为湿病；《中国医学大辞典》引《素问·痹论》："风寒湿三气杂至，合而为痹"；据

《汉语大字典》，"痹"可解为气郁闷或麻木，同"痹"；又同"瘭"，病也。

1．"肺痹者，烦满喘而呕。"

"烦"：据《说文解字》，热头痛也。从页，从火。《康熙字典》和《汉语大字典》对"烦"字的首条注解都是"热头痛"。"烦"也可解为"闷"，但与下面"满"字的意思重复。"满"通"懑"，烦闷之意。按照后一解释则体现了肺与心的相关。

"满"：据《汉语大字典》，通"懑"，所以"满"可解为心证。据《素问·痿论》，"肺为心之盖也"。盖在心上的肺患病，肺藏下面的心的烦懑可想而知。

"喘"：这里指的是肺的实证或肾的虚证。

"呕"：为胃证。

肺为藏之长，如同肝为四季之首的少阳。所以把"烦"解为热头痛也说得通。

2．"心痹者，脉不通，烦则心下鼓，暴上气而喘，嗌干善噫，厥气上则恐。"

"脉不通"：据《素问·举痛论》，"气不通，故卒然而痛"。这里没说有痛证，但应该有"心痛"出现。

"鼓"：据《汉语大字典》，指凸起、鼓动。

"暴上气而喘"：肺喘的可能性大。

"嗌干"：热象。

"善噫"：噫在古代是心证，实为胃证。

"厥气上则恐"：据《素问·阴阳应象大论》，肾"在志为恐"。但"恐"也可以是心证。《灵枢·本神》中说，"神伤则恐惧自失"。《灵枢·本神》中说："肾气虚则厥"。

3．"肝痹者，夜卧则惊，多饮数小便，上为引如怀。"

"惊"：《素问·金匮真言论》中说肝病"发惊骇"。

"多饮"：据《中国医学大辞典》，渴病也。治详"消渴"条。《灵枢·本藏》中说："肝脆则善病消瘅"。

"数小便"：据《汉语大字典》，"数"为紧促之意，也可解为屡次或频频。

"上为引如怀"：小便不利导致膀胱胀满。《黄帝内经素问译释》白话解为"腹部膨满如怀孕的形状"。

4. "肾痹者，善胀，尻以代踵，脊以代头。"

"善胀"：这里的"胀"可能指水胀或腹胀。

"尻以代踵，脊以代头"：据《中国医学大辞典》，这里说的是骨痹症状。《素问·逆调论》中说："病名曰骨痹，是人当挛节也"；《灵枢·寒热病》中说："骨痹举节不用而痛"；《素问·长刺节论》中说："病在骨，骨重不可举，骨髓酸痛，寒气至，名曰骨痹"。

《素问·痹论》中有一段《黄帝内经太素》二十八卷"痹论"没有提到的文字。它实际上是一种极简单的、以肺为首的五藏论。经文说："淫气喘息，痹聚在肺；淫气忧思，痹聚在心；淫气遗溺，痹聚在肾；淫气乏竭，痹聚在肝；淫气肌绝，痹聚在脾"。这里的"痹"显然是"病"的意思。从"淫气遗溺，痹聚在肾"可知，肾的痹证为"遗溺"。

5. "脾痹者，四支解堕，发咳呕汁，上为大塞。"

"四支解堕"：据《汉语大字典》，解通"懈"，堕通"惰"。所以"四支解堕"即四肢懈惰，可以认为是脾证。《灵枢·海论》中提到的髓海（脑）不足也有"懈怠"证。

"发咳"：肺证。

"呕汁"：胃证。

"塞"：据《汉语大字典》，可解为堵塞或滞塞。

**小结：**

（1）这里肺证的"烦"若解为热头痛则表明肺与头直接相关；若解为"闷"，则强调的是肺与心的关联。"喘"可以是肺证，也可以是肾证。

（2）心与脉相通，这里"脉不通"，应该有心痛证，但未写明。善噫为胃证。这里有心、胃的混同。

（3）肝与小便异常的关系引人注目。《素问·大奇论》中有类似的记载。经文说："肝雍，两胠满，卧则惊，不得小便"。

（4）肾痹的"善胀"可能是水肿的结果；"尻以代踵，脊以代头"是肾病在骨的表现。"骨者，髓之府"，所以归根结底还是脑髓病证的后果。此外，根据"淫气遗溺，痹聚在肾"，可知肾与小便异常有关。

（5）脾与四肢（肌肉）、脑（解堕）、肺、胃都有关。

（三）《素问·痿论》中的"五藏痿"

其摘要如下：

1. "肺主身之皮毛，故肺热叶焦，则皮毛虚弱急薄，著则生痿躄也。"

"著"，据《汉语大字典》，"著"通"伫"，滞留之意；又可解为烧。

"痿躄"：据《中国医学大辞典》，"痿"指手足痿软而无力，百节缓纵而不收也；据《汉语大字典》，"躄"为瘸腿之意。它常常是"卒中"的后遗症。《素问·生气通天论》中说："有伤于筋，纵，其若不容"（《黄帝内经素问译释》注：不容指肢体不受意志支配）。所以从肺病引起痿躄看，肺与脑、筋都有关。

《素问·痿论》接下去又说："悲哀太甚，则胞络绝，胞络绝则阳气内动，发则心下崩，数溲血也"。据《黄帝内经素问译释》引杨上善注，"胞"当作"包"。

据《素问·宣明五气》，精气"并于肺则悲"；据《素问·遗篇·刺法论》，"悲伤即肺动"。所以"悲哀太甚"就会伤肺。根据这句经文可知肺病可以影响心包络，引起数小便和尿血。这项记载可以解释"十二经脉"中肺手太阴出现"烦心""小便数"和"溺色变"。

2. "心主身之血脉，心气热，则下脉厥而上，上则下脉虚，虚则生脉痿，枢折挈胫纵而不任地也。"

"枢折挈"：据《黄帝内经素问译释》，指关节不能随意举动。据《汉语大字典》，"折"可解为弯曲、回旋；"挈"，提起、执持之意。

"胫纵"：指足胫弛纵。

所以脉痿的后果是筋失去血脉的滋养，导致关节和足胫的废用，不能下地行走。《素问·经脉别论》中说："食气入胃，散精于肝，淫气于筋"；《素问·五藏生成》中说："掌受血而能握，指受血而能摄"；这些记载都说明了心主的血脉与筋相关。

3. "肝主身之筋膜，肝气热，则胆泄口苦，筋膜干，筋膜干则筋急而挛，发为筋痿。"

"口苦"：《灵枢·四时气》中说："胆液泄则口苦"。

"筋急而挛"；据《汉语大字典》，"挛"为抽搐或（手足）蜷曲之意。

"筋痿"：据《中国医学大辞典》，也可指宗筋弛纵或阴痿。

4. "脾主身之肌肉，脾气热，则胃干而渴，肌肉不仁，发为肉痿。"

"胃干而渴"：脾与胃相关。"渴"，缺水。

"不仁"：《素问·诊要经终论》的"阳明终者"有"不

仁"；《灵枢·刺节真邪》中说："卫气虚则不仁"；《素问·逆调论》中说："榮气虚则不仁"。榮卫都是水谷所化。

"肉痿"：据《痿论》，肉痿指"痹而不仁"。

5．"肾主身之骨髓，肾气热，则腰脊不举，骨枯而髓减，发为骨痿。"

《素问·阴阳应象大论》中说："北方生寒"，"肾生骨髓"，"在体为骨，在藏为肾"。据《中国医学大辞典》，骨痿的症状有二：一为"足不任身"；一为"坐不能起，起则目无所见"。可见肾是与脑关的。


**小结：**

（1）肺病早期发于皮毛，久病或重病可发展为痿躄。痿躄表明肺与脑、筋相关。

（2）心主血脉，筋需要血脉的滋养。

（3）肝病强调的是它与筋和阴器的相关。

（4）肾所主的骨和髓即人体躯干中轴的脊骨和脑髓。

（5）脾与肌肉、肠胃、知觉（脑）相关。

总之，这篇经文的五藏都强调了它们与脑髓和筋的相关。


（四）《素问·风论》中的"五藏风"

这篇经文在五藏以外，还讨论了胃风、首风、漏风、泄风。最后两种病证简单，没有讨论的必要。不过"胃风"的出现使人想到"胃"已经不像"府"，而更像"藏"；"首风"的出现使我们想到"头"也可以是"藏"。经文的摘要如下：

1．"肺风之状，多汗恶风，色皏然白，时咳短气"，"其色白"。

"色皏然白"：据《汉语大字典》，"皏"为浅白色。已知白为肺色，这里又强调"䀮"，使我们想起《素问·诊要经终》中的"太阳终者"有"色白，绝汗乃出"。这里似乎在暗示太阳与肺的同在。

"咳"：为肺证。

"短气"：肺气虚或肾气虚。

2. "心风之状，多汗恶风，焦绝，善怒吓，赤色，病甚则言不可快"，"其色赤"。

"焦绝"：据《汉语大字典》，"焦"，干枯之意，提示有缺水、热证；"绝"，相当于"最""极"。

"善怒吓"；"吓"为"嚇"的简化字，怒斥声。此为心情暴躁之象。

"言不可快"：已知"肝为语""心主舌"。此证与肝、心有关。

3. "肝风之状，多汗恶风，善悲，色微苍，嗌干善怒，时憎女子"，"其色青"。

"善悲"：据《素问·宣明五气》，精气"并于肺则悲"。这里是肝气犯肺之象(《灵枢·本藏》中说："肝高则上支贲切胁")。

"色微苍"：据《汉语大字典》，苍为草色，借指天色(青)。

"善怒"：据《灵枢·本神》，"肝气实则怒"。

"时憎女子"：提示有阴（筋）痿（性功能障碍）。

4. "脾风之状，多汗恶风，身体怠惰，四肢不欲动，色薄微黄"，"其色黄"。

"身体怠惰"：肌肉乏力，或髓海不足之象。

"四肢不欲动"：脾藏意，主四肢肌肉。"不欲动"非"不能动"，乃脾意不达肌肉之故。

5. "肾风之状，多汗恶风，面庞然浮肿，脊痛不能正立，其色炲，隐曲不利"，"其色黑"。

"面庞然浮肿"：已知脾病有足胫肿。面部浮肿看来是肾病的特点。

"脊痛不能正立"：肾主骨。

"其色炲"：据《汉语大字典》，"炲"即黑色。

"隐曲不利"：提示有性功能障碍。

6. "胃风之状，颈多汗恶风，食饮不下，鬲塞不通，腹善满，失衣则䐜胀，食寒则泄，形瘦而腹大。"

"失衣"：据《汉语大字典》，"衣"可解为穿戴或覆盖的缺失。

这里的胃病包括了肠证。

7. "首风之状，头面多汗恶风"，"头痛不可以出内"。

"首风"有头痛，显然是脑证。


**小结：**

（1）《素问·风论》表明了古代医学头、胃、与五藏的并存。

（2）其肺证暗示了肺与太阳的相关。

（3）心病中有热证、情绪变化和语言不畅的情况，但未提心痛证。

（4）肝与情绪变化和性功能障碍有关。

（5）肾除了面部浮肿的积水证，还有（脊）骨证、性功能障碍。

（6）脾专主肌肉四肢，与脑有关。

（7）这里的胃与脾分工明确，胃专主胃肠道。

（五）《灵枢·五邪》

经文的摘要如下：

1. "邪在肺，则病皮肤痛，寒热，上气喘，汗出，咳动肩背。"

"寒热"：据《素问·风论》，此证可指风邪引起的"腠理开则洒然寒，闭则热而闷"，也可以是"疠风"的另一种名称。据《素问·风论》，"疠者"，"鼻柱坏而色败，皮肤疡溃"。

2. "邪在肝，则两胁中痛，寒中，恶血在内，行善掣节时脚肿。"（注："两胁中痛"后《黄帝内经太素》作"寒中恶血。在内行者。善瘈节时肿"。其注文有："甲乙作胻节时肿善瘈"。）

"两胁中痛"：肝在胁下。

"行善掣"：可理解为行路时，容易发生关节的牵制或拽拉。

"善瘈"：脑髓（筋）证。

"节时（脚）肿"：这里讲的是关节肿，与骨、筋相关。

3. "邪在脾胃，则病肌肉痛。阳气有余，阴气不足，则热中善饥；阳气不足，阴气有余，则寒中肠鸣腹痛。阴阳俱有余，若俱不足，则有寒有热。"

"邪在脾胃"：这里把"脾"和"胃"连写在一起。

"肌肉痛"：脾证。

"热中善饥""肠鸣腹痛"：胃肠证。

4. "邪在肾，则病骨痛，阴痹。阴痹者，按之而不得，腹胀，腰痛，大便难，肩背颈项痛，时眩。"

（注：据《素问·至真要大论》"太阴司天"一节，"骨痛阴痹，阴痹者按之不得，腰脊头项痛时眩，大便难"属"病本于肾"。）

"骨痛"：肾主骨。

"阴痹""阴痹者按之不得"：详见下。

"腰痛"：腰为肾之府。

"腹胀""大便难"：据《灵枢·杂病》，"腹满，大便不利，腹大，亦上走胸嗌，喘息喝喝然，取足少阴"。可见肾与腹胀、大便难有关。

"肩背颈项痛"：类似太阳证。（关于肾与六经太阳的关系，详见后。）

"时眩"：据《灵枢·邪气藏府病形》"五藏之病变"，肾与目有关，"肾脉微滑""起则目无所见"。肾主身之骨髓。脑为髓海。据《灵枢·大惑论》，"脑转则引目系急，目系急则目眩以转矣"。

（注："阴痹。阴痹者，按之而不得"与《素问·至真要大论》中"病本于肾"中的写法一致，仅多一"而"字。关于"阴痹"，我们从《中国医学大辞典》中找不到满意的解释。据《古今图书集成·医部全录·医经注释》马莳注："阴痹当在阴分也。阴痹者，痛无定所，按之而不可得，即痹论之所谓以寒胜者为痛痹也"；张志聪注："在外者，筋骨为阴，病在阴者名曰痹。阴痹者，病在骨，按之而不得者，邪在骨髓也"。《黄帝内经素问译释》又引张志聪注："痹者，闭也，血气留着于皮肉筋骨之间为痛也"；张景岳："厥阴者，风木之气也。风木有余则邪并于肝，肝经之脉，结于诸阴之分，故病为阴痹"。《黄帝内经素问译释》最后说：阴痹"就是属于阴性的痛痹之类"。）

笔者认为，"痹"不一定指风寒湿杂至，合而形成的病证；据《汉语大字典》，它也可解为"病"。再说《素问·痹论》中的"痹"也不一定都有疼痛。经文说得明白："痹，或痛、或不痛、或不仁、或寒、或热、或燥、或湿，其故何也？"其次，"阴"除了是"阳"的对立面，在中医术语中也可以指阴器。所以"阴痹"可解为阴器的痹，而不一定是风寒湿三气杂至引起的"阴性的痛痹"。

至于"按之而不得"的"得"，据《汉语大字典》，"得"除了得到，也可解为控制、满足等。《黄帝内经素问译释》白话文把这五字解为"按之不知痛处"，是受到痹证必痛这种说法的局限。所以"按之而不得"可解为按压无效，或按脉得不出明确的诊断。因为"按"可指用手向下压，也可指一种脉诊方法。

5. "邪在心，则病心痛，喜悲，时眩仆。"

"心痛"：心痛为心的主证。

"喜悲"：《黄帝内经太素》也作"喜悲"。据《素问·至真要大论》"太阳司天"，"病本于心"，有"善悲"；其"太阳之复"，"甚则入心"也有"善悲"。看来"喜"字可能为"善"之误。但据《素问·宣明五气》，"精气并于心则喜"。笔者认为"喜悲"二字最好分开来写，作"喜""悲"较好。

"时眩仆"：据《灵枢·大惑论》，"脑转则引目系急，目系急则目眩以转矣"；"目者，心使也"。可见心与脑、目相关。


**小结：**

（1）肺与皮肤、肩背相关；其"上气喘"提示与肾有关。

（2）肝证有"善挈"或"善瘈"，提示了肝与脑、筋的联系。"节时肿"表明肝与关节有关。

（3）这里脾和胃合称一藏，病证分布表现为肌肉痛和胃肠证，未提与脑的相关。

（4）肾证包括的范围相当广泛，不仅有骨证、髓证，还有肠证、目证。其"腰痛"和"肩背颈项痛"联系起来类似《素问·刺热》中的肾证。（关于肾与六经少阴的关系，详见后。）

（5）心证有"时眩仆"，肾证有"时眩"，表明心、肾都与目和脑有关。

本篇的肺虽无"藏之长"的特殊表现，但肝、肾、心都突出了与脑的联系。

**以肺为首的五藏理论回顾：**

（1）以肺为首的五藏理论实际上强调的是肝、肾（即脑髓）和筋的作用。据《灵枢·热病》："金者，肺也。热病数惊，瘛疭而狂，取之脉以第四针"，可见肺与脑、筋是有联系的。

（2）肺的"悲哀太甚"可以引起心、心包络和小便的变化。

（3）肝与筋的相关以及肝与情绪的相关表现突出；"时憎女子"提示肝与性功能障碍有关（"下经曰：筋痿者，生于肝，使内也"）。肝与目相关即与脑相关。肝与小便异常和膀胱的关系引人注目。这是在《素问·玉机真藏论》提出肾有"少腹满，小便变"的病证以外，古代的另一种有关小便异常的理论。

（4）肾与骨髓的关系表现突出。据《灵枢·热病》："水者，肾也。热病身重骨痛，耳聋而好瞑，取之骨以第四针"，可见肾与骨、髓、耳、目相关，也即与脑相关。肾也与阴器和性功能障碍有关。《素问·痹论》中的"遗溺"补充了肾与小便异常的相关。（注：《灵枢·邪气藏府病形》"五藏之病变"中肾病有"不得前"。）

（5）心痛为心的主证，心与胃的混同不显著；情绪的变化如悲、恐明显。

除了《灵枢·五邪》，以肺为首的《素问·咳论》中心病也有"心痛"证。结合以肺为首的五藏理论强调脑和筋的作用并提到了胆，可知这一派五藏论者比以心为首的五藏论者更为先进。

## 第五节　脾藏地位的变化

在前面有关脾藏的讨论中，我们发现它的地位存在很大的变化，忽上忽下。

例如在《素问·四气调神大论》中，只有"逆春气则少阳不生，肝气内变。逆夏气则太阳不长，心气内动。逆秋气则太阴不收，肺气焦满。逆冬气则少阴不藏，肾气独沉"。这里没有脾的位置。

在《素问·六节藏象论》中，脾和胃、大肠、小肠、三焦、膀胱一起统称为至阴之类的"器"。

在《素问·玉机真藏论》中，脾为"孤藏"。

在《素问·金匮真言论》中，脾为五藏之一。

在《素问·灵兰秘典论》中，脾胃同为仓廪之官。

在《素问·太阴阳明论》中，有这样的说法："脾者，土也，治中央"，"脾藏者，常著胃土之精也；土者，生万物而法天地，故上下至头足"。

从以上记载来看，脾是不是藏，这个藏是否与头脑有关等等，说法不同，观点相互矛盾。笔者考虑，脾在腹腔中是孤立的实质性脏器，除经脉以外没有管道与其他脏器或体外相通，与胃仅"以膜相连"。它的功能正常与否无法被我们感知。所以古人对于它的功能提出了不同的推测和猜想，是可以理解的。关于脾和胃（肠）的关系，以及脾和六经太阴的关系，《内经》中的记载很不一致。在以太阳为首的六经理论中，与脾相关的太阴始终只与胃肠相关。不过从《素问·脉解》的阳明，我们得知"阳明并于上，上者则其孙脉太阴也"，这一记载表明在"脉解六经"时代，胃肠没有脱离脑的控制。

　　总之，古代脾的地位忽上忽下，看来是由于不同医家对它的评价不同。不过在它进入五藏的行列以后，它保持着与肾或脑的联系。因此我们在《内经》中看到下面一些经文的陈述，不必感到奇怪。例如《灵枢·厥病》："厥头痛，意善忘，按之不得，取头面左右动脉，后取足太阴"。（注：此记载表明足太阴与头脑有关。一般认为足太阴不上头。）

　　《素问·刺腰痛》："腰痛上热，刺足太阴。"一般认为足太阴与腰痛无关。《素问·刺腰痛》在开篇的总纲中介绍了足三阳和足少阴、足厥阴腰痛的治法，唯独没有提到足太阴。在《黄帝内经太素》和《灵枢》中，此处的足太阴作"足厥阴"。我们知道"病在脾，俞在脊"，而且脾证可以有腰痛，所以足太阴有治腰痛的可能。此外《素问·缪刺论》中说："邪客于足太阴之络，令人腰痛，引少腹控䏚，不可以仰息，刺腰尻之解，两胛之上是腰俞，以月死生为痏数"。所以足太阴与腰有关。

　　《素问·藏气法时论》中的脾证有"善瘛，脚下痛"。

　　《灵枢·邪气藏府病形》："脾脉急甚为瘛疭。"

　　《素问·奇病论》："有癃者，一日数十溲，此不足也"，"太阴脉微细如髪者，此不足也。其病安在，名为何病？对曰：病在太阴。其盛在胃，颇在肺，病名曰厥"。这里的太阴与小便异常有关，似乎出人意料。但脾曾与三焦、膀胱同为至阴之类的"器"，脾与小便有关就在情理之中。脾与太阴有密切的关联，见《素问·太阴阳明论》。这里说的"太阴脉"可理解为脾脉。


**五藏理论全章的回顾：**

　　1.《内经》中有关三种五藏理论的记载数量都不大，其医学水平和讨论的病情也各有差异。这里只能笼统地加以回顾。总的印象是五藏的病证都在不断地发展、演变中。

2. 在古代的五藏理论中没有"心为君主之官"的说法。提到"生之本，神之变"的《素问·六节藏象论》，心属于四经理论的阳中之太阳。在五藏理论时期，以心为首的"心"与胃的混同明显；但心主血脉，心的重要性不言而喻。心的主证"心痛"，以及心与火热、悲喜情绪变化等证相关的确定，都是后来在实践中逐步明确的（详见后面《素问·藏气法时论》"五藏病者"的讨论）。

3. 以肝为首的五藏理论实际上是以头脑和筋为首的医学理论。它起源于四经理论。肝与头脑的联系看来有几个途径：其一是按照天人相应的理念，把肝直接与头相应，见《素问·玉机真藏论》肝病的"善忘、忽忽眩冒而巅疾"；其二是从腰部开始与脊髓相关，然后上头，例如《素问·六节藏象论》肝病的"罢极之本"；其三是肝在原位，肝气上头，见《素问·刺热》的肝脉气逆引起"头痛"。所以在古代，肝与肾主的"髓"有许多一致之处。例如《素问·五藏生成》中肝病的"腰痛"，《素问·痹论》肝病的"多饮数小便"，《素问·大奇论》中肝雍的"不得小便"，《灵枢·本神》（之一），肝病的"阴缩"，《素问·痿论》肝病的"筋痿"，《素问·风论》肝病的"时憎女子"，等等。

4. 《内经》中以肾为首的五藏理论极少，可能是由于相关竹简的缺失所致。在《素问·金匮真言论》中，肾病"在骨"；在《素问·脉要精微论》中，肾病有"折腰"；在《素问·刺热》中，肾病有"腰痛骱痠"；在《素问·痿论》中，肾病有"腰脊不举，骨枯而髓减，发为骨痿"；在《素问·玉机真藏论》中，肾病有"脊脉痛、脊中痛、少腹满、小便变"；在《素问·痹论》中有"遗溺"；在《素问·风论》中，肾病有"脊痛不能正立、隐曲不利"；在《素问·五藏生成》中，肾病发生在

"少腹与阴"；在《灵枢·本神》（之一）中，肾病有"喜忘其前言，腰脊不可以俛仰屈伸"。

此外，从《素问·阴阳类论》我们得知，"病在肾，骂詈妄行，巅疾为狂"。据《灵枢·热病》，"水者，肾也。热病身重骨痛，耳聋而好瞑，取之骨以第四针"，可见肾与骨、髓、耳、目相关，也即与脑相关。根据这些记载我们可以看出，肾病起始于脊柱和脊髓，以后向上发展到脑髓。

根据以上情况可知肝、肾都与脊髓相关，于是我们可以明白后世中医为什么会提出"肝肾同源"之说。

5. 根据《内经》理论，肺为"藏之长"，为"五藏六府之盖"，"与天之阳相应"。肺藏本身的病证变化不大；但在以肺为首的五藏理论中，肝、肾、脑、筋的作用明显，肺证可以表现为"狂"，"狂者意不存人"；也可以引起其他内脏的病变和筋的病变。

6. 《内经》中关于脾是否为藏，不同观点有分歧。某些医家认为脾是藏，并直接与头脑相关；某些医家则认为它和五府同为至阴之类，属土。脾的地位在五藏中变化最大，因此它涉及的病证极为广泛（详见前面的专题讨论）。

7. 与水代谢障碍有关的是肾（"面庞然浮肿"）、脾（"至阴之类"的"器""足胻肿"）、肝（"当病溢饮"）、肺（"当病灌汗"）。

8. 与小便异常有关的藏，有肝、肾、肺、脾。

9. 与阴器病证有关的藏是肝、肾。脾有"瘕""疝"，也与阴器有关。

# 第五章　古代的脉诊

　　人们对中医的脉诊往往抱有某种神秘感，好像中医只凭按脉就能知病，其实这是一种误解。

　　在古代医者治病的时候，脉诊是诊法中重要的一项，但也并不是唯一的一项（例如色诊就是最简单、最直截的）。《灵枢·邪客》中说："持针纵舍奈何？"对曰："必先明知十二经脉之本末，皮肤之寒热，脉之盛衰滑涩。其脉滑而盛者，病日进。虚而细者，久以持。大以涩者，为痛痹。阴阳如一者，病难治。其本末尚热者，病尚在。其热（疑'热'后漏'日'）以衰者，其病亦去矣。持其尺，察其肉之坚脆，大小滑涩，寒温燥湿，因视目之五色，以知五藏，而决死生"。

　　请注意上述经文提到的诊法，除了脉诊，还有"持其尺，察其肉之坚脆"和"视目之五色，以知五藏"。

　　古人诊脉时运用各种手法寻找病脉，其目的就是为了确定针灸施治的部位。例如《灵枢·邪客》中说："持针之道"，"左手执骨，有手循之，无与肉果"（据《汉语大字典》，"果"通裹，包裹之意）；《灵枢·九针十二原》中说："右主推之，左持而御之，气至而去之"（据《汉语大字典》，"御"可解为抵挡、阻止之意）；《灵枢·刺节真邪》中说："用针者，必先察其经络之实虚，切而循之，按而弹之，视其应动者，乃后取之而下之"。这些记载都表明古代医师诊脉时常常两手同时并用，动作相互配合，而不总是一手按在脉上不动，只凭指下的感觉。

# 第一节　古今脉诊的巨大差别

后世注家往往用寸关尺的脉象去解释《内经》中的脉象。就连古汉语字典中也是这样说的。例如《说文解字》中称："寸，十分也。人手却一寸动脉，谓之寸口"；《汉语大字典》中说："手掌后桡骨高处下为寸；寸下一指处为关，关下一指处为尺"。其实《内经》中没提到这种脉诊的方法。

东汉张仲景在《伤寒杂病论》的自序中曾对当时一些医生"不念思求经旨""各承家技""务在口给"的不良作风提出了批评，说他们在诊脉时"按寸不及尺，握手不及足，人迎趺阳。三部不参，动数发息，不满五十，短期未知决诊，九候曾无髣髴"。

从仲景先生这些话我们知道，后汉时正规的脉诊应该是全身多处、多种脉诊互相参照进行的，

据《汉语大字典》，"按"除了用手向下压，也可解为抚摸、止住、击（奏）、巡行等意；"握"，执持之意。"执"有拘系、杜塞、保持之意；"持"有握住、挟制、支持之意。因此古文的"按""握"和"持"都包含了手，往往是两手的多种动作在内的。医者的手指不是按在脉上不动的。

# 第二节　古代脉诊的科学性

古人深知饮食起居影响心藏血脉运行的情况，所以在《素问·脉要精微论》中强调："诊法常以平旦，阴气未动，阳气未散，饮食未进，经脉未盛，络脉调匀，气血未乱，故乃可诊有过之脉"。

　　古人也深知人体脉象，特别是体表的脉象，随季节气候的改变而改变，因此在不同季节应该按照不同的标准来判断脉象是否异常和异常的程度。于是古人在《素问·脉要精微论》中又强调："持脉有道，虚静为保。春日浮，如鱼之游在波；夏日在肤，泛泛乎万物有余；秋日下肤，蛰虫将去；冬日在骨，蛰虫周密，君子居室。故曰：知内者按而纪之，知外者终而始之。此六者，持脉之大法"。

　　从"按而纪之"和"终而始之"可知医者脉诊的手不是按在脉上不动的。如上所述，"按"除了用手向下压，也可解为抚摸、巡行；据《汉语大字典》，"纪"可解为终止、节制之意。至于"终而始之"则指的可能是终止（血流）后，诊察血脉开始活动的状态。

　　《素问·宝命全形论》指出，"九候已备，后乃存针"。可见古代的这种脉诊是诊九个部位的脉，不是只诊一个部位的脉。

　　判断所诊的脉是否有病和病情的严重程度都是需要正常对照的。古代医师就以自身作为"平人"来和病人对比。这一做法见于《素问·平人气象论》。经文说："平人者，不病也"，"医不病，故为病人平息以调之为法。人一呼脉一动，一吸脉一动，曰少气。人一呼脉三动，一吸脉三动而躁，尺热曰病温，尺不热脉滑曰病风，脉涩曰痹"。这种用医生自己作为正常对照的方法在《素问·阴阳应象大论》中称为"以我知彼"。

　　从以上记载可知，这里关于脉动频率的测定很可能是在患者腕部桡动脉上进行的，但医者并不停止在这种诊法上，医者还需要参照尺诊来判定脉诊的结果（详见后文）。

　　根据以上记载可知，古代的脉诊是全面的、严谨的、合乎科学的。《内经》中提到的脉诊种类繁多，极其复杂。现在把几种重要的脉诊介绍如下。

## 第三节　古代的几种脉诊

《内经》中的脉诊有的收录在《素问》，有的收录在《灵枢》，比较杂乱。《黄帝内经太素》则集中于卷十四（含：四时脉形、真藏脉形、四时脉诊、人迎脉口诊）和卷十五（含：色脉诊、色脉尺诊、尺诊、尺寸诊、五藏脉诊）。其中没有寸关尺诊。

古人曾把前臂的长度定为一尺，其十分之一为寸。所以古代医者所诊的"寸""尺"不是后世脉诊寸关尺的"寸"和"尺"。换句话说，古代医者把病人的前臂称为"尺"，把病人腕后一寸的部位称为"寸"。腕后一寸的部位也称"寸部"。

古代医生特别关注人体的"寸"或"寸部"，估计有两方面的考虑。其一，手腕位于病人的袖口，便于诊察；其二，腕部是掌后前臂最狭窄的部位，手三阳和手三阴的脉络均通过此处，在这里容易察看它们的情况。所以古人的寸诊不是只诊手太阴桡动脉的搏动，而是希望通过这个部位更多地了解上肢三阴三阳的情况，以探测病人全身的情况。

据《灵枢·本输》，寸部有肺的经渠（"寸口中也，动而不居"）。据《汉语大字典》，"口"可解为进出的通道，如门口、洞口。人体其他部位的脉也可以有它们自己的"气口"或"脉口"，例如人迎、扶突、复溜、跌阳等等，但医者最方便观察的是"寸口"。

### 一、尺诊

《黄帝内经太素》卷十五中专门介绍了"尺诊"。它的经文收录在《灵枢·论疾诊尺》。经文如下：

黄帝问："余欲无视色持脉，独调其尺，以言其病，从外知内，为之奈何？"对曰："审其尺之缓、急、滑、涩、肉之坚脆，而病形定矣"。"尺肉弱者，解㑊安卧。脱肉者，寒热不治；尺肤滑泽脂者，风也。尺肤涩者，风痹。尺肤麤如枯鱼之鳞者，水泆饮也。尺肤热甚、脉盛躁者，病温也；其脉盛而滑者，汗且出也。尺肤寒甚脉小者，泄、少气也。尺肤炬然、先热后寒者，寒热也。尺肤先寒、久持之而热者，亦寒热候者也。肘所独热者，腰以上热。手所独热者，腰以下热。肘前独热者，膺前热。肘后独热者，（肩）背热。臂中独热者，腰腹热。肘后麤以下三四寸热者，肠中有虫。掌中热者，腹中热。掌中寒者，腹中寒。鱼上白肉有青血脉者，胃中有寒。尺炬然热、人迎大者，当夺血。尺坚大、脉小甚，少气悗有加，立死"。（据《汉语大字典》，"泆"指水奔突而出；"炬"，火把、蜡烛。）

根据以上记载可知，尺诊检查的是前臂皮肤表面的干湿、滑涩、寒热，肌肉的坚脆以及前臂的粗细，包括尺部的脉象在内。此外，这段经文还涉及肘、手掌和手鱼诊。

《灵枢·邪客》中也提到了这种脉诊。经文说："持其尺，察其肉之坚脆，大小滑涩，寒温燥湿，因视目之五色，以知五藏，而决死生"。（注：《灵枢·五色》提到古人的望诊重视患者面部各部位颜色的变化，以及青黑为痛、黄赤为热、白为寒。这里从略。）

## 二、尺寸诊

《素问·阴阳应象大论》中说："善诊者，察色按脉，先别阴阳；审清浊而知部分；视喘息、听音声而知所苦；观权衡规矩而知病所主；按尺寸、观浮沉滑涩而知病所生。以治无过，以诊则不失矣。"（《黄帝内经素问译释》注："权衡规矩谓诊察四时的色脉是否正常"。)

这段经文先说"察色按脉，先别阴阳"，后面又说"按尺寸、观浮沉滑涩而知病所生"。看来前面所按的脉与后面的"按尺寸"是两种诊法。

按说"寸"是"尺"的一部分，寸的脉象和尺的脉象应该的一致的。但《素问·通评虚实论》告诉我们两者在不同的病情中其表现是不同的，甚至可以相反。其摘要如下：

"经络俱实何如？何以治之？"对曰："经络皆实，是寸脉急而尺缓也，皆当治之"，"滑则从，涩则逆也"。

"络气不足，经气有余，何如？"对曰："络气不足，经气有余者，脉口热而尺寒也"，治以"刺阴灸阳"。

"经虚络满，何如？"对曰："经虚络满者，尺热满，脉口寒涩也"，治以"灸阴刺阳"。

简而言之，上述记载告诉我们：

（1）在"经络俱实"的情况下，脉象表现为寸脉急而尺缓（从下面《灵枢·论疾诊尺》可知，"寸脉急"谓寸部皮肤急；"尺缓"谓尺部皮肤缓）。

（2）在"络气不足，经气有余"的情况下，脉象表现为脉口热而尺寒。

（3）在"经虚络满"的情况下，脉象表现为尺热满，脉口寒涩。

这些情况表明，古人把寸部和尺部分开来观察是必要的。

既然寸尺的脉象可以截然不同，于是带来一个新问题，即它们当中可能存在过渡地带。这个过渡地带也许是后来出现"关"脉的依据。

## 三、三部九候诊

《素问·三部九候论》中说："人有三部，部有三候，以决死生，以处百病，以调虚实，而除邪疾"。这些经文同时告诉我们，在全身上下找到的病脉也就是施治的部位。

"上部天，两额之动脉；上部地，两颊之动脉；上部人，耳前之动脉。中部天，手太阴也；中部地，手阳明也；中部人，手少阴也。下部天，足厥阴也；下部地，足少阴也；下部人，足太阴也"。

"上部天以后头角之气，地以候口齿之气，人以候耳目之气"；"中部之天以后肺，地以候胸中之气，人以候心"；"下部之天以候肝，地以候肾，人以候脾胃之气"。（据《汉语大字典》，"候"为诊察之意。）

"何以知病之所在？对曰：察九候独小者病，独大者病，独疾者病，独迟者病，独热者病，独寒者病，独陷下者病"。

这篇经文一开始就提出在三部九候时，"必指而导之，乃以为真"。这种脉诊强调"指而导之"，表明医师的手指不是按在脉上不动的，而是有动作的。这篇经文后面说："各切循其脉，视其经络浮沉，以上下逆从循之。其脉疾者，不病；其脉迟者，病。脉不往来者死。皮肤著者死"。

古代脉诊的手法也是多种多样的。《素问·脉要精微论》中还有这样的记载："推而外之，内而不外，有心腹积也。推而内之，外而不内，身有热也。推而上之，上而不下，腰足清也。推而下之，下而不上，头项痛也。按之至骨，脉气少者，腰脊痛而身有痹也"。

### 四、人迎脉诊与气口、脉口、寸口诊的相配

据《灵枢·寒热病》，"颈侧之动脉人迎，人迎，足阳明也，在婴筋之前"。关于"寸口"的部位和概念我们已经进行过讨论，它是医者最方便诊察的部位。据《中国医学大辞典》，"寸

口"即"气口"，按语称寸口在两手关部前，为脉之大会，居手
太阴鱼际却行一寸三分。但笔者认为，"气口"为"气"之
"口"，凡脉气搏动处都可以称"气口"，不必局限于寸部。在这
种理解下，"气口"也可称"脉口"。

　　据《素问·太阴阳明论》，"太阴为之行气于三阴。阳明者，
表也，五藏六府之海也，亦为之行气于三阳"。于是古人认为人
迎脉可以代表阳经的情况，寸口脉可以代表阴经的情况。《素问
·五藏别论》说："气口亦太阴也"。这里说的就是《灵枢·本
输》肺脉的经渠处。

　　《灵枢·五色》中有这样的记载："切其脉口滑小紧以沉着，
病益甚，在中；人迎气大紧以浮者，其病益甚，在外。其脉口浮
滑者，病日进，人迎沉而滑者，病日损。其脉口滑以沉者，病日
进，在内；其人迎脉滑盛以浮者，其病日进，在外。脉之浮沉及
人迎与寸口气小大等者，病难已"。

　　以上《素问》和《灵枢》的经文告诉我们，气口、脉口或
寸口反映三阴的病情，换句话说，反映在中、在内的病情；人迎
则反映三阳或在外的病情。

　　这种人迎脉与气口、脉口、寸口脉相配的诊法在《内经》
中是常见的。例如在《灵枢·四时气》中就有人迎与气口配合
应用的记载："持气口人迎，以视其脉，坚且盛且滑者，病日
进；脉软者，病将下。诸经实者，病三日已。气口候阴，人迎候
阳也"。（注：从"气口亦太阴也"的语气看，"气口"不一定
在腕部。）

　　对于上述的这种脉诊，需要指出的是：按照中医理论，人迎
可以代表阳脉，足阳明曾经是阳脉之长，所以人迎可以代表三阳
或体表的情况；寸部的阴脉，特别是手太阴为阴脉之长，可以代
表三阴或内里的情况。然而从解剖学的角度看来，它们都是动

脉，在脉象上不会有原则性的差别。所以它们不能，也不应该直接地对比。

不过古人一开始未能分清什么是动脉，什么是静脉；它们当时只有阴脉和阳脉的概念，而且直到《素问·阴阳别论》古人才确定"去者为阴，至者为阳；静者为阴，动者为阳；迟者为阴，数者为阳"。因此在某个时期内，古人有可能按照人迎为阳、寸口为阴的理解用它们的脉象来推测患者阴、阳的病情，以及病情的演变。不过后来古人终于发现人迎和寸口（或脉口）"两者相应，俱往俱来若引绳，大小齐等"。

因此，根据《内经》"以我知彼"的原则，可知医者需要以自己为"平人"来判定病情。换句话说，人迎脉的情况是医者人迎与患者人迎对比的结果，寸口脉的情况是医者寸口与患者寸口对比的结果；而且增加了以"躁"与"不躁"的脉象变化来区分手足。为了进行这种脉诊，医者必须两手并用，进行两次测定。笔者推测当时可能是这样：医者先用自己一手测自己的人迎，同时另一手测患者的人迎，得出结果后再以同法测患者的寸口，然后得出自己的诊断。

《灵枢·终始》记载了以足少阳为首的人迎脉口诊，《灵枢·禁服》记载了以足少阳为首的人迎寸口诊。后者与"十二经脉"有关（详见后文）。

后世中医寸关尺的脉诊很可能是古代脉诊的简化，它借用了古代脉诊的许多脉象来表达指下的感觉，其科学性需要进一步的研究。

# 第六章　"五藏之病变"

　　《灵枢·邪气藏府病形》中的"五藏之病变"是古代某位医家的一篇总结性的论著，它论述了脉象与五藏病证的关系。这里首先对其中提到的脉象做介绍。（注：《内经》中还有一些有关五藏病证的集中论述，见于王冰补入《素问》的七篇大论，主要见于其中的《素问·至真要大论》。关于后者我们将在"十二经脉"一章中引证、讨论。"五藏之病变"和《素问·至真要大论》中的五藏病证有一个共同的特点，即藏病之内包含有府证。）

## 一、"五藏之病变"与脉诊

　　《灵枢·邪气藏府病形》中有以下记载：

　　"五藏之所生变化之病形何如?"对曰："先定其五色五脉之应，其病乃可别也。""色脉已定，别之奈何?"对曰："调其脉之缓急小大滑涩，而病变定矣。""调之奈何?"对曰："脉急者，尺之皮膚亦急。脉缓者，尺之皮膚亦缓。脉小者，尺之皮膚亦减而少气。脉大者，尺之皮膚亦贲而起。脉滑者，尺之皮膚亦滑。脉涩者，尺之皮膚亦涩。凡此变者，有微有甚。故善调尺者，不待于寸；善调脉者，不待于色。能参合而行之者，可以为上工。"（据《汉语大字典》，"贲"同"坟"，隆起之意。）

　　根据以上记载，可知所谓脉象的"缓、急、小、大、滑、涩"是参照尺膚的情况来判定的。

## 二、"五藏之病变"中的病证

现在把五藏病证引证、注解并讨论如下：

### （一）心藏病证

"心脉急甚者为瘛疭，微急为心痛引背，食不下；缓甚为狂，笑，微缓为伏梁在心下，上下（史本下后有'行'）时唾血；大甚为喉吤，微大为心痹引背，善泪出；小甚为善哕，微小为消瘅；滑甚为善渴，微滑为心疝引脐，小（《黄帝内经太素》作'少'）腹鸣；涩甚为瘖，微涩为血溢，维厥，耳鸣，颠疾。"

1. 病证注释

"瘛疭"：《素问·玉机真藏》中说："风者，百病之长也"，"弗治，肾传之心，病筋脉相引而急，病名曰瘛"。据《说文解字》，瘛，小儿瘛疭病也。据《中国医学大辞典》，瘛者，筋脉拘急；疭者，筋脉弛张也。据《汉语大字典》，俗称抽风。

"心痛引背，食不下"：心痛是心证，食不下是胃证。古代心、胃是混同的。

"狂"：《中国医学大辞典》解为神志病之发于外者。《素问·宣明五气》中说："邪入于阳则狂"。

"笑"："笑"也成为一种病证，难以理解。据《中国医学大辞典》，"笑"，肖也，喜之见于外者。据《汉语大字典》，此字也可解为讥笑、嘲笑。但讥笑、嘲笑未必是病态。据《康熙字典》，"笑"除可解为"嗤也"（讥笑）以外，还引"毛传"："侮之也"。《康熙字典》在"侮"字的注释中引"毛传"，"侮之也；秦晋之间骂奴婢曰侮"。据《说文解字》，"侮"，伤也；《汉语大字典》引"方言"卷三："侮，奴婢贱称也。秦晋之间骂奴婢曰侮"。郭璞注："言为人所轻弄"。根据以上记载，笔者认为，把"笑"解为"骂"比较合理，但"骂"的贬义太重，似乎相当于肝的"恶言"。当然，这一解释并不排除"笑"为"喜之见于外者"的原意。

"喉吤"："吤"指喉中哽塞所出声。据《中国医学大辞典》，"喉吤"指喉间作声吤然也。喉为颈项内通声息水谷之道，在舌本之下，食管、气管之上。此证提示心与胃、肺潜在的相关。

"心痹"：一种见于《素问·五藏生成》（"赤，积气在中，时害于食，得之外疾思虑而心虚"）；另一种见于《素问·痹论》（"脉不通，烦则心下鼓，暴上气而喘，嗌干善噫，厥气上则恐"）。

"小腹鸣"：据《汉语大字典》，"小"通"少"，"小腹"即"少腹"。据《素问·玉机真藏》，心病有"下为气泄"。可见心与肠相关。又"少腹"与肝有关，其中可能有肝的因素。

"善泪出"：据《素问·解精微论》，"水之精为志，火之精为神，水火相感，神志俱悲，是以目之水生也"。

"善哕"：《素问·宣明五气》："胃为气逆、为哕"。这里是心与胃的混同。

"心疝"：《素问·脉要精微论》："病名心疝，少腹当有形也"。《中国医学大辞典》按：此证因心不受邪而传府，以致肾气上冲心痛，小便不通。古代中医"疝"的概念比较宽泛，例如《素问·长刺节论》中说："病在少腹，腹痛不得大小便，病名曰疝，得之寒"；一般认为"疝"涉及睾丸。

"伏梁"：据《中国医学大辞典》，心下有积如梁之伏也。《素问·腹中论》说："病有少腹盛，上下左右皆有根，病名伏梁。裹大脓血，居肠胃之外，不可治"。

"消瘅"：据《中国医学大辞典》，消瘅即消渴。《灵枢·本藏》中说："心脆则善病消瘅热中"。

"维厥"：《中国医学大辞典》认为是"阳维阴维之脉上逆"。但《古今图书集成·医部全录·医经注释》张志聪注："维，四维也。心为阳中之太阳，阳气少故手足厥冷也"。《类经》张景岳注："维厥者，四维厥逆也，以四支为诸阳之本"。《灵枢·本神》中说："肾气虚则厥"。

"耳鸣"：据《素问·缪刺论》，手少阴之络与其他四络会于耳中。

"瘖"：据《中国医学大辞典》，不能言也。已知"肝为语"，又据《灵枢·忧恚无言》，"足之少阴，上系与舌"。据《素问·玉机真藏论》的上述经文，心病可引起筋脉急的病证。心除了与脉相关，与筋也是相关的。

"颠"：据《康熙字典》，为头顶，也通"巅""癫"。

2. 病证分析

"瘈疭、狂、笑、颠疾"：这些心证显然与头脑和筋有关。

"心痛"：心的本证。

"耳鸣"：提示着心与肝、肾的联系。

"善泪出"：提示着心、肾与目的相关。

"维厥"：心与肾有关。

"瘖"：提示着心与足少阴的关联。

"食不下、善哕、时害于食"：为胃证。心与胃相混。

"心疝引脐，少（史本'少'作'小'）腹鸣"：提示心（胃）与肠的相关，也可能涉及睾丸。

"唾血、血溢"："肾主唾""心主血"。

"善渴"：提示缺水。

**小结:**

(1) 心与头、脑、肝、肾、筋、血、脉等有关,伴有精神异常。

(2) 心与胃有混同现象。心病有时涉及肠,或引起"小肠疝气"。

(3) 心的本病表现为心痛引背。

(4) 此处心的火热证不明显。"善渴"提示缺水。

(二)肺藏病证

"肺脉急甚为癫疾,微急为肺寒热,怠惰,咳唾血,引腰背胸,若鼻息肉不通;缓甚为多汗,微缓为痿漏(史本'漏'作'瘘')偏风,头以下汗出不可止;大甚为胫肿;微大为肺痹,引胸背,起恶日(史本'日'后有'光');小甚为泄,微小为消瘅;滑甚为息贲上气,微滑为上下出血;涩甚为呕血,微涩为鼠瘘,在颈支腋之间,下不胜其上,其应(《黄帝内经太素》'应'作'能')喜酸。"

1. 病证注释

"癫疾":《素问·长刺节论》中说:"病在诸阳脉,且寒且热,诸分且寒且热,名曰狂","不治,月四五发,名曰癫病"。据《汉语大字典》,癫指精神错乱。引《难经》:"癫疾始发,意不乐,直视,僵仆"。

"偏风":据《中国医学大辞典》,偏风即偏枯,半身偏枯无用也。这两项病证(癫疾、偏枯)表明肺与头脑相关。

"怠惰":脾虚证,四肢懒于动作。在此提示肺也有髓海不足之证。

"痿漏":据《中国医学大辞典》,"痿漏"指筋疽之经年不瘥者。又,"痿"指手足痿软而无力,百节缓纵而不收也;"漏"

指人体液流出不止的疾病。前者提示肺与筋有关，后者提示肺与水有关。

"肺寒热"：《中国医学大辞典》有"肺寒""肺热"，无"肺寒热"，其注释为：肺寒证形似肺痿，而口中自生津液，舌白苔滑；肺热则见《素问·刺热》的"肺热病者，先渐然厥，起毫毛，恶风寒，舌上黄，身热，热争则喘咳，痛走胸膺背"。（关于"寒热"，据《素问·风论》："风之伤人也，或为寒热，或为热中，或为寒中，或为疠风，或为偏枯，或为风也"。按照这篇经文的说法，"寒热"可指"风气藏于皮肤之间，内不得通，外不得泄"，"腠理开则洒然寒，闭则热而闷"；也可指"疠风"，其病证为"鼻柱坏而色败，皮肤疡溃"。）

"多汗、头以下汗出不可止"：据《汉语大字典》，"頭"指头部有髮的部分。所以"頭以下"是包括面部在内的。

"咳唾血、上下出血、呕血"：咳为肺证，唾为肾证，血为心证，呕为胃证。

"泄"：为肠证。

"若鼻息肉"的"若"：据《康熙字典》，若可解为"及"。

"消瘅"：见《灵枢·本藏》："肺脆则苦病消瘅"。

"息贲"：据《中国医学大辞典》，指肺气积于胁下，喘息上贲也。贲即膈。

"胫肿"：《素问·平人气象论》中说："足胫肿曰水"。肺与脾参与水代谢，详见《素问·经脉别论》。肺与肾也参与水代谢，详见《素问·水热穴论》。

"肺痹"：据《素问·痹论》："肺痹者，烦满喘而呕"。"痹"也可解为"病"。

"鼠瘘"：据《中国医学大辞典》，为瘰疬之别称。《灵枢·寒热》中说："鼠瘘之本，皆在于藏。其末上出于颈腋之间，其浮于脉中，而未内著于肌肉，而外为脓血者，易去也。"据《汉语大字典》，此证为淋巴结核，小者为瘰，大者为疬。

"起恶日（光）"：笔者推测，肺属太阴。太阴为月，太阳为日。白天太阳在天，夜晚月亮在天，白天的太阳会湮没月亮的光辉，所以古人有这样的想法。又，参见下条，恶日可能为恶日中，即害怕日中的时候病情加重。

"其应（或能）喜酸"：据《素问·藏气法时论》，"肺病者，下晡慧，日中甚，夜半静。肺欲收，急食酸以收之"。

2. 病证分析

"癫疾""偏风"：这两项病证表明肺与头、脑、筋相关。

"瘘漏"：提示肺与筋的相关。"鼠瘘"：肺为藏之长。此病发于肌外皮内的浅层，与皮关系密切。

"肺痹"："烦"为热头痛，"满"可解为懑或闷（心证），"喘"可以是肾证。

"咳唾血、上下出血、呕血"：表明肺与肾、心（胃）的密切相关。

"怠惰"：肺与脾相关，气虚可引起怠惰。怠惰也可能是髓海（脑）不足之证。

"泄"：肺与肠有关。"息贲"：胁下为肝的部位。肺的喘息与肝有关。

"胫肿"：水证与肺、脾、肾相关。

"多汗、头以下汗出不可止"：肺主皮。古人把有髮生长的部位叫作头。所以"头以下汗出不可止"是包括面部的汗出在内。

"鼻息肉"：肺开窍于鼻。

**小结：**

（1）肺与头、脑、肝、肾、筋相关。

（2）肺与心（胃肠）、脾相关。

（3）肺与水肿证有关

（4）肺主皮。

（5）肺开窍于鼻。

### （三）肝藏病证

"肝脉急甚者为恶言，微急为肥气在胁下若覆杯；缓甚为善呕，微缓为水瘕痹也；大甚为内痈，善呕衄，微大为肝痹阴缩，咳引小（《黄帝内经太素》'小'作'少'）腹；小甚为多饮，微小为消瘅；滑甚为癀（《黄帝内经太素》'癀'作'颓'）疝，微滑为遗溺；涩甚为溢饮，微涩为瘈挛筋痹。"

1. 病证注释

"恶言"：据《说文解字》："恶，过也"；《汉语大字典》解"恶"为坏，诋毁，凶猛。关于肝与语言的关系我们在前面已经讨论过了。

"肥气"：《中国医学大辞典》引《难经》，"肝之积，在左胁下，如覆杯，有头足，久不愈，令人发咳逆痎疟"。据《说文解字》，"痎"是"二日一发疟"；《金匮翼》中称"痎疟者，老疟也，三日一发"；《汉语大字典》称也泛指疟疾。

"水瘕痹"：《中国医学大辞典》解为水积而闭塞不通之病。瘕：据《中国医学大辞典》，血凝病也。按：腹中积块坚者曰癥；或聚或散，无有常准者曰瘕。据《汉语大字典》，"瘕"指妇女腹中结块病，又指腹中生虫病。此证与肝的主化有关（见《素问·阴阳应象大论》）。

"内痈"：据《中国医学大辞典》，指痈之生于内脏者，如肺痈、肠痈之类是。

"善呕、衄"：善呕为胃证，提示肝气犯胃。善衄为常流鼻血，血出于鼻表明肝与心、肺相关。

"肝痹"：一种见于《素问·五藏生成》（"青，有积气在心下，支胠，腰痛，足清，头痛"）。另一种见于《素问·痹论》（"夜卧则惊，多饮数小便，上为引如怀"）。

"阴缩"：据《中国医学大辞典》，指阴卵或阴茎上缩入腹也。

"溢饮"：《素问·脉要精微论》中说："溢饮者，渴暴多饮，而易入肌皮肠胃之外也"。

"消瘅"：见《灵枢·本藏》："肝脆则善病消瘅"。

"㿉"：据《汉语大字典》，下坠也，也作"颓"、癫或"隤"。据《汉语大字典》，㿉为阴部病。

"癫疝"：《中国医学大辞典》称，其病证为"少腹控卵，肿急绞痛，甚则阴囊肿大，如斗，如栲栳，或顽颓不仁"。据《汉语大字典》，栲栳为用柳条或竹篾编成的圆形盛物器具。

"遗溺"：据《素问·宣明五气》，膀胱不约为遗溺。此证表明肝与小便有关。

"瘈"：见前。

"挛"：《汉语大字典》解为抽搐，或（手足）蜷曲。这显然是筋病。

"筋痹"：据《素问·长刺节论》，"病在筋，筋挛节痛，名曰筋痹"。

2. 病证分析

"瘈""挛""筋痹"：表明肝与头脑和筋的关联。

"恶言"：此证虽为肝证，但也与肾、心有关。

"善呕"：肝与胃相关。

"善衄"：肝与鼻（肺）、血（心）有关。

"肝痹"：据《素问·五藏生成》"肝痹"，除"支胠"外，其"腰痛""头痛""足清"与六经的太阳证一致。又据《素问·痹论》，"肝痹"，其病证为"夜卧则惊，多饮数小便，上为引如怀"。

"水瘕痹""溢饮"：提示肝与水的潴留有关。

"遗溺"：提示肝与膀胱不约有关。

"阴缩""颓""颓疝"：表明肝与阴器有关。

**小结：**

（1）这里的肝病全面展示了肝的头脑病证和筋证，特别是"恶言"和"癥"。但未提目证。

（2）肝与肾的密切关系引人注目，例如在水代谢障碍、小便异常、阴器病证方面。详见本节后面的讨论。

（四）脾藏病证

"脾脉急甚为瘛疭；微急为膈中，食饮入而还出，后沃沫；缓甚为痿厥；微缓为风痿，四支不用，心慧然若无病；大甚为击仆；微大为疝气，腹里大脓血，在肠胃之外；小甚为寒热；微小为消瘅；滑甚为㿉（《黄帝内经太素》'㿉'作'颓'）癃；微滑为虫毒蛕蝎，腹热；涩甚为肠㿉；微涩为内㿉（《黄帝内经太素》'㿉'作'溃'），多下脓血。"

1. 病证注释

"瘛疭"：脾与头脑和筋相关。

"击仆"：据《中国医学大辞典》，指骤然昏仆，如被击，即卒中风。显然是脑证。

"膈中"：见经文的解释，"食饮入而还出，后沃沫"。

"痿厥"：据《中国医学大辞典》，为痿病与厥病杂合之症。

"风痿"：《素问·风论》中说："脾风之状，多汗恶风，身体怠惰，四支不欲动"。

"心慧然"：据《汉语大字典》，"慧"除了智慧，还可指"敏也"，"解也"，"不慧，盖世所谓白痴"。这里指意念清晰。

"四支不用"：脾主四肢。

"疝气"：《中国医学大辞典》称，即疝也，以其属气痛者多，故名。参见《素问·五藏生成》的"厥疝"。

"消瘅"：见《灵枢·本藏》："脾脆则善病消瘅"。

"寒热"：据《中国医学大辞典》，或寒或热也。据《素问·风论》，也可以是疠风的别称。

"癃"：《中国医学大辞典》解为小便不通。《素问·宣明五气》中说："膀胱不利为癃"。据《汉语大字典》，"癃"也指衰弱曲背、行动不便之病，或重病。

"肠㿉"：据《中国医学大辞典》，肠㿉即小肠气；又，内㿉即肠㿉。

"内溃"：乃内脏之溃。据《汉语大字典》，溃可解为漏或肌肉腐烂。

"蛕蝎"：据《汉语大字典》，蛕同"蛔"；蝎为木中蛀虫。

2. 病证分析

"瘛疭""击仆"：为脑证和筋证。

"痿"：《素问·生气通天论》中说："小筋弛长为痿"。"痿"与筋有关。

"四支不用"：《素问·太阴阳明论》中说："脾病而四支不用"。又笔者认为，脾意不达四支也可能是病因之一。

"鬲中""肠㿉""虫毒蛕蝎"：胃肠病。

"疝气"：可能涉及睾丸。

"瘕"：据《中国医学大辞典》，瘕与隤、颓、癪均通；指阴病；又阴肿曰瘕。据《汉语大字典》引《诸病源候论·妇人杂病》：瘕"或因带下，或举重，或因产时用力，损于胞门、损于子藏，肠下乘而成"。

"内溃"：涉及腹腔内多种臓器。

**小结：**

（1）脾与脑、筋、四支、肌肉有直接的联系。

（2）脾与心、胃、肠和内臓有广泛的联系。

（3）脾与小便不通有关。

（4）脾与阴器和阴部病证有关。

（5）这里的脾未涉及积水证。

（五）肾藏病证

"肾脉急甚为骨癫疾；微急为沉厥、奔豚，足不收，不得前后；缓甚为折脊；微缓为洞，洞者食不化，下嗌还出；大甚为阴痿；微大为石水，起脐以下至少腹垂垂然，上至胃腕（脘之讹），死不治；小甚为洞泄；微小为消瘅；滑甚为癃㿗（《黄帝内经太素》㿗作颓）；微滑为骨痿，坐不能起，起目无所见，涩甚为大痈，微涩为不月，沉痔。"

1. 病证注释

"骨癫疾"：据《灵枢·癫狂病》，"骨癫疾者，顑齿诸腧分肉皆满而骨居，汗出烦悗，呕多沃沫，气下泄，不治"。显然是脑证。据《汉语大字典》，"居"通"举"。

"沉厥"：据《汉语大字典》，沉可解为深或久，《黄帝内经太素》注："沉厥之病，足脚沉重，逆冷不收"。"厥"为肾证。

"奔豚"：据《中国医学大辞典》，肾之积也。引《金匮要略》："奔豚病，从少腹起，上冲咽喉，发作欲死，复还止，皆从惊恐得之"。

"不得前后"："不得前"指不得小便；"不得后"指不得大便。《素问·金匮真言论》中说："肾开窍于二阴"。

"折脊"：据《中国医学大辞典》，指脊骨酸痛如折，不能举也。

"洞"：据《中国医学大辞典》，呕吐也。据《灵枢·邪气藏府病形》"五藏之病变"的"肾脉微缓为洞"，"洞者，食不化，下嗌还出"。

"阴痿"：据《中国医学大辞典》，阴茎不举也。

"石水"：据《中国医学大辞典》，少腹肿硬如石，有声如水也。

"洞泄"：据《中国医学大辞典》，指泄泻过甚，空洞无物也。

"消瘅"：见《灵枢·本藏》："肾脆则善病消瘅"。

"瘅"：见前。

"瘕或颓"：见前。

"骨痿"：除经文提到的"坐不能起，起则目无所见"外，据《素问·痿论》，"肾气热，则腰脊不举，骨枯而髓减，发为骨痿"。

"不月"：据《中国医学大辞典》，闭经也。

"沉痔"：据《中国医学大辞典》，痔下垂也。据《汉语大字典》，"沉"可解为深、大、久、潜伏等意。

2. 病证分析

"骨癫疾"：肾主骨。"骨者，髓之府"。本证与脑有关。

"折脊"：提示肾与脊、髓相关。

"沉厥""奔豚""骨痿"均为肾病。

"不得前""癃"：即小便不通。

"不得后""洞""洞泄""沉痔"：表明肾与胃肠有关。

"石水"：据《中国医学大辞典》按：此证由于肾藏不能排泄，水分积于少腹所致。

"癀或颓""阴痿""不月"：肾与男、女的阴部和性功能有关。

**小结：**

（1）肾与骨、脊和脑、髓、筋相关。

（2）肾与胃肠有关。

（3）肾与水代谢障碍有关。

（4）肾与大、小便异常有关。

（5）肾与性功能（生殖器和阴器病证）有关。

### 三、"五藏之病变"的回顾

"五藏之病变"对我们前面讨论的五藏病证是一次极好的借鉴和补充。这里虽然首先介绍的是心病，但五藏都把与头脑有关的病证放在第一位，例如心、脾的"瘛疭"，肝的"恶言"，肺、肾的"癫疾"。所以这篇经文以临床实例表明了五藏把自己的最重要的病证归因于头脑，而不是像《素问·宣明五气》那样，只提出"心藏神，肺藏魄，肝藏魂，脾藏意，肾藏志"的理论。看来正是由于古代的各派五藏论者全都拥护把头脑放在首位，才使五藏理论与六经理论有了结合在一起的前提。

1. 这篇记载表明古代医家曾经一致认为头脑是人体最重要的器官。"肝脉急甚者为恶言"彰显了肝的特点。

2. 心病的第一个表现是脑证"瘛疭"，第二个表现是"心痛引背"，但第三个表现是"食不下"，此后还有"善哕"。所以这里仍然保留着心、胃的混同。

3. 肝与肾的病证有不少类似之处。除了它们在头脑的病证以外，肝有"阴缩"，肾有"阴痿"；肝有"溢饮"，肾有"石水"；肝有"遗溺"，肾有"不得前"和"癃"；肝有"瘭疝"，肾有"瘭或颓"。这些肝肾之间类似病证的重合又一次表明了肝藏和肾藏有着特殊的关系或关联。

4. 肺在本篇中广泛参与了全身各藏的活动，体现了"藏之长"的身份。值得注意的是它与水代谢的障碍有关，但未提及它与小便的关系。

5. 脾的病证远远超出了胃肠和肌肉的范围。从瘭疚、击仆、痿厥，直到瘭和癃，完全不像我们今天所认识的脾。这些反映了古代脾的特点。

6. 五藏各有自己的主证，但全都带有府证。例如心病有"食不下""善哕""小腹鸣"；肺病有"泄""呕血"；肝病有"善呕"；脾病有"鬲中，食饮入而还出"；肾病有"洞者，食不化"，"不得前后"，"洞泄"。这些记载表明当时府证，特别是胃肠证，还没有从藏病中独立出来。小便异常和膀胱证已经出现，但看不到胆证。

7. 心、肺、肝、脾、肾五藏脉的微小都表现为"消瘅"。据《中国医学大辞典》，消瘅即消渴。《灵枢·五变》中说："五藏皆柔弱者，善病消瘅"。这一论断与《灵枢·本藏》的说法一致，后者说五藏脆则善病消瘅。据《汉语大字典》，消又作"痟"，为糖尿病的简称；据《中国医学大辞典》，瘅可指湿热；又通"疸"，指黄疸病。

8. "耳鸣"出现在心证，而不见于肾证；"目无所见"不见于肝证，而出现在肾证；以及"击仆"出现于脾证，"癫疾""偏风"出现在肺证，等等，都提醒我们，古代的中医理论与现在我们学到的中医理论有很大的差别。

在"五藏之病变"后，紧接着是如下的经文："黄帝曰：病之六变者，刺之奈何？岐伯答曰：诸急者多寒；缓者多热；大者多气少血；小者气血皆少；滑者阳气盛，微有热；涩者多血少气，微有寒。是故刺急者，深内而久留之；刺缓者，浅内而疾发针，以去其热；刺大者，微泻其气，无出其血；刺滑者，疾发针而浅内之，以泻其阳气而去其热；刺涩者，必中其脉，随其逆顺而久留之，必先按而循之，已发针，疾按其痏，无令其血出，以和其脉；诸小者，阴阳形气俱不足，勿取以针，而调以甘药也"。

这些经文表明，当时对五藏病证的治法主要是依靠针灸，只对阴阳形气俱不足者采用甘药治疗。

# 第七章　《素问·藏气法时论》
## 中的"五藏病者"

　　这篇经文是附在《素问·藏气法时论》后面的一篇古老的经文，其内容与《素问·藏气法时论》本身的运气学说并无直接关联。不过它的肾主水，它的五藏病证与《素问·气交变大论》中的"五运太过"关系密切，看来它参加了《素问·气交变大论》五运学说的组成。这篇"五藏病者"不见于《黄帝内经太素》，但也许存在于缺失的第七卷之内。

　　后世医家对"五藏病者"的注释存在许多让人疑惑之处。需要进一步的探讨。现在我们先引述原文如下：

　　"肝病者，两胁下痛引少腹，令人善怒，虚则目䀮䀮无所见，耳无所闻，善恐，如人将捕之。取其经厥阴与少阳。气逆则头痛，耳聋不聪，颊肿，取血者"。

　　"心病者，胸中痛，胁支满，胁下痛，膺背肩甲间痛，两臂内痛，虚则胸腹大，胁下与腰相引而痛。取其经，少阴、太阳、舌下血者。其变病，刺郄中血者"。

　　"脾病者，身重，善肌肉痿，足不收行，善瘛，脚下痛；虚则腹满肠鸣，飧泄食不化。取其经，太阴、阳明、少阴血者"。

　　"肺病者，喘咳逆气，肩背痛，汗出，尻阴股膝髀腨胻足皆痛；虚则少气不能报息，耳聋，嗌干。取其经，太阴、足太阳之外厥阴内血者"。（《针灸甲乙经》"厥阴内"的"内"字下有"少阴"二字。）

　　"肾病者，腹大胫肿，喘咳，身重，寝汗出，憎风，虚则胸中痛，大腹小腹痛，清厥，意不乐。取其经，少阴、太阳血者"。

## 第一节　"五藏病者"病证的特点

根据以上经文可知，"五藏病者"对病证的陈述有朴实、直白的特点，各藏的病证又每每有重叠的现象。例如"肝病者"和"肺病者"中都有"耳聋"；"心病者"和"肾病者"中都有"胸中痛"；"脾病者"和"肾病者"中都有"身重"；又"心病者"有"胸腹大"，"肾病者"有"腹大"。这种现象提示当时对五藏病证的分辨似乎比较宽松，不够严格。

不过从另一方面看，这种病证的重叠又反映了藏与藏之间的密切关联。特别是肾病中的"胸中痛"见于心证，"咳，寝汗出，憎风"为肺证（含皮证），"喘，清厥"为肾证，"意不乐"为脾证（脾主意），"腹大胫肿，身重"为积水证。这些记载也表明对于医家来说，当时五藏各自病证的特点还是比较清晰的。

"肾病者"的肾与心、肺、脾都有关联。这样一来，肾的本证只有"清厥"和"腹大胫肿，身重"的积水证，似乎缺乏有关骨证和髓证的记载。不过"清厥"为肾证。这样的肾证看来与《灵枢·本神》"肾气虚则厥，实则胀，五藏不安"的记载是一致的。那么肾藏除了"清厥"和"水胀"，它的骨证和髓证表现在哪里呢？

细察"五藏病者"全文，我们注意到"肝病者"的"目䀮䀮无所见，善怒，善恐，如人将捕之"实际上是"脉解六经"的少阴肾证；"肝病者"的"耳无所闻，耳聋不聪"符合《素问·阴阳应象大论》中的"肾在窍为耳"；"心病者"的"与腰相引而痛"也见于"脉解六经"的少阴肾证的"腰痛"；"肺病者"的"耳聋，尻阴股膝髀腨胻足皆痛"为少阴肾证。所以若把这些肾证收拢、集中起来，就可知这里的肾病实际上与腰脊和脑髓有关。

所以，我们可以把"五藏病者"看作一篇尚未完全成熟的五藏理论。这种情况类似《灵枢·本神》（之二）肾的"虚则胀，实则厥，五藏不安"。

众所周知，刺脉出血是一种极为古老的治病方法。"五藏病者"的治法只有刺脉出血，没有提到药物的使用。而《素问·藏气法时论》介绍的治法主要是按照五行不断变化的时间规律用药治疗。这只能是在中医发展到较高水平时代才可能采用的疗法，药物疗法显然不可能出现在极为古老的年代。看来它得以附在《素问·藏气法时论》的后面，不过是因为它的肾显著地主水，从而为五行下一个轮回的运行打下了基础，因为水生木（肝属木），这样的循环可以不断地进行下去。

## 第二节　五藏病证的治法

关于"五藏病者"的治法，从现有资料看，后世医家一般遵照王冰的意见，用手足十二经，甚至是用《十四经发挥》中的穴位走行来注释的，尽管"五藏病者"的治法明明写的是六经，不是手足十二经。我们对后世注解产生怀疑主要是根据以下面几点：

1. 从六经在"五藏病者"治法中使用的频率看，厥阴、少阳、阳明各一次；太阴、太阳各两次；而少阴达四次（这里的计算不包括"舌下血者"和"郄中血者"）。这些使用频率上的显著差异表明"五藏病者"的治法没有遵循六经阴阳相表里的规律。

2. 乍一看来，"五藏病者"治法的六经是阴阳配对的，但实际上并不尽然如此。除"肝病者"用厥阴、少阳，"肾病者"用少阴、太阳外，"肺病者"用的是太阴、少阴，这里是两条阴经的并用，显然违反了阴阳相配的原则。在"脾病者"中，虽然用了太阴、阳明，可是在后面加用了少阴，其治法是三脉的并用。至于"心病者"的治法，如前所述，在少阴、太阳以外，加用了"舌下血者"；对于其变病，还可用"郄中血者"。这些情况表明"五藏病者"的治法并非严格的六经阴阳配对。

3. "五藏病者"治法采用的经脉显然不止六条，而是八条。因为除了三阴三阳，还有"舌下血者"和"郄中血者"，它们出现在"心病者"的治法中。据考证，"舌下血者"属少阴脉，"郄中血者"属太阳脉。如果当年这个判定成立，则"心病者"的治法写"取其经，少阴、太阳"就足够了，何必另外再提"舌下血者"和"郄中血者"？可见这两条当时是六经以外的、独立的两条脉。

因此后世医家对"五藏病者"的治法用手足十二经去解释，其基础的六经阴阳相表里就站不住脚。至于用"十二经脉"去解释"五藏病者"的治法，困难就更大了。现在以张景岳在《类经》中对"心病者"的注释为例（括号内的文字为张景岳的注文）说明如下：

"心病者，胸中痛，胁支满，胁下痛，膺背肩甲间痛，两臂内痛"（此心经之实邪也。手少阴心脉从心系却上肺，下出腋下。手厥阴心包络之脉，其支者循胸出胁，上抵腋下，循臑内入肘中，下臂，行两筋之间。又心与小肠为表里。小肠脉绕肩胛，交肩上，故为此诸让)，"虚则胸腹大，胁下与腰相引而痛"（胸腹腰胁之间，背［注：背疑为"皆"之误］手少阴厥阴之脉所及。心虚则阳虚而逆气不行，故为胸腹大。心主血脉。血虚则不能荣养筋脉，故腰胁相引而痛），"取其经少阴、太阳、舌下血者"（手少阴太阳，心与小肠脉也。当随其虚实而取之。心主舌，故取舌下血以写其实）；"其变病，刺郄中血者"（变病谓病属少阴而证有异于前说者。郄中，阴郄穴也，为手少阴之郄。血去则邪随而写矣。郄，隙同）。

上述注文似乎言之成理，但我们不禁要问：

（1）既然用"十二经脉"的手少阴和手厥阴解释心证，怎样解释"胸腹大，胁下与腰相引而痛"？这些明明是肾的积水证兼肝、肾的腰痛证。为什么不用足经的足少阴？

（2）既然提到小肠手太阳，则它是上头的，应该有头部病证如"耳聋、目黄、颊肿"等。"心病者"的症状都在胸部以下，并没有这些头部症状，为什么取手太阳？

（3）"十二经脉"中与舌有关的是脾足太阴和肾足少阴，手少阴、手厥阴、手太阳都与舌无关。现在却抛开"十二经脉"的理论，用"心主舌"的理论去解释"舌下血者"，原因何在？为什么不用肾足少阴来代替心手少阴呢？除了肾足少阴"挟舌本"，《灵枢·忧恚无言》中也提到："足之少阴，上系于舌"。根据《内经》理论，足少阴不仅"上系于舌"，也可以治"腰痛"和经文所列举的积水证，为什么不用足少阴而用手少阴？

（4）手少阴的"阴郄穴"显然不是"郄中血者"；一个是穴，一个是脉，一个在手，一个在足。在《内经》中，郄中常指腘窝横纹的中央，它是太阳经所过的部位。《素问·刺腰痛论》中说："足太阳脉令人腰痛，引项脊尻背如重状，刺其郄中太阳正经出血"；《灵枢·杂病》中说："厥挟脊而痛至顶，头沉沉然，目晄晄然，腰脊强，取足太阳腘中血络"。

根据以上情况可知，用"十二经脉"中的理论去注释"心病者"，令人不免有东拉西扯、牵强附会之感。

## 第三节　五藏病证、治法的讨论

"五藏病者"在治法中采用的经脉提到了厥阴和阳明,表明当时有六经理论的存在。但实际情况是用六经理论解释起来有很大的困难。笔者考虑,既然我国古代还有四经理论,不妨试用四经来解释一下,看是否行得通。我们先以"肾病者"为例分析如下。

一、"肾病者,腹大,胫肿,喘咳,身重,寝汗出,憎风,虚则胸中痛,大腹小腹痛,清厥,意不乐。取其经,少阴、太阳血者。"

1. 病证特点

"肾病者"的病症比较复杂,已如上述。其最引人注目的特点是它没有提到骨证或髓的病症,只有"清厥"和"腹大,胫肿、身重"的积水证。它涉及的有心证(胸中痛)、肺证(喘咳、寝汗出、憎风)、脾证(意不乐)。至于"大腹小腹痛",据《中国医学大辞典》,大腹即腹胀;"小腹痛"可能与肝有关(据《汉语大字典》,"小"通"少")。

2. 治法讨论

"肾病者"治法是取"少阴、太阳血者"。按照后世医家的注解,这里的"少阴、太阳"为足少阴、足太阳。然而不管在六经理论还是在手足十二经理论,太阳经都是上头的,而"肾病者"没有头证。张景岳用手少阴、厥阴、太阳来注解"肾病者"的治法,仍然不能摆脱它们上头的问题。另外,六经的少阴与积水证无关。请看《内经》中有关少阴病证的记载:

"厥逆六经"的少阴证为"虚满呕变,下泄清"。

"逆从六经"的少阴证为"皮痹隐轸,肺痹,肺风疝,积,溲血"。

"厥状六经"："少阴之厥，则口干溺赤，腹满心痛"。

"刺疟六经"："足少阴疟，令人呕吐甚"，"欲闭户牖而处"。

"诊要六经"："少阴终者，面黑，齿长而垢，腹胀闭，上下不通而终矣"；

"热论六经"："少阴脉贯肾，络于肺，系舌本，故口燥舌干而渴"。

"脉解六经"："腰痛，呕咳上气喘，邑邑不能久立、久坐，起则目䀮䀮无所见，少气善怒，恐如人将捕之，恶闻食臭，面黑如地色，咳则有血"。

这些六经的少阴主要表现为肠胃证，不涉及积水证。至于"十二经脉"中的积水证则见于胃足阳明和脾足太阴，肾足少阴是没有积水证的。

现在我们换一个角度，从四经理论来考虑，因为在四经理论中少阴属肾，太阳属心，而四经的肾与水有关。请看《素问·水热穴论》的经文："少阴何以主肾？肾何以主水？"岐伯对曰："肾者，至阴也；至阴者，盛水也。肺者，太阴也；少阴者，冬脉也；故其本在肾，其末在肺，皆积水也"；"勇而劳甚，则肾汗出。肾汗出逢于风，内不得入于藏府，外不得越于皮肤，客于玄府（玄府即汗孔），行于皮里，传为胕肿，本之于肾"。

从"肺者，太阴也；少阴者，冬脉也"的提法可知这里讲的是四经，四经的肾主水。那么四经主水的肾或少阴在什么部位呢？据《素问·金匮真言论》："北风生于冬，病在肾，俞在腰股"。"病在肾，俞在腰股"的提法与《素问·水热穴论》中的说法是一致的，因为后者说："尻上五行行五者，此肾俞"，"伏兔上各二行行五者，此肾之街也"，"踝上各一行行六者，此肾脉之下行也"，"凡五十七穴者，皆藏之阴络，水之所客也"。

所以四经的少阴肾不同于六经的少阴肾。按照《素问·水热穴论》的说法，四经少阴肾主水的是该"藏之阴络"，至于肾藏本经的功能和病证这里没有提到。显然，没有提到不等于它不存在。

至于为什么古代在冬季时肾主水，笔者推测可能与营养不良有关。春秋战国时代没有铁制农具，农业技术落后，粮食储备少，特别在冬季容易出现许多营养不良性水肿的病人。二十世纪的三年困难期间，许多人患水肿，手足是"清厥"的。现在经历过这三年困难的老年人都有亲身体会。

由此我们可以推测，"五藏病者"很可能是在以肝为首的四经四藏病者的基础上建立起来的。


**小结：**

治疗"肾病者"所用的少阴、太阳属于四经，四经的太阳属心，少阴属肾。这里的少阴、太阳都不是六经的成员。


二、"心病者，胸中痛，胁支满，胁下痛，膺背肩甲间痛，两臂内痛，虚则胸腹大，胁下与腰相引而痛。取其经，少阴、太阳、舌下血者。其变病，刺郄中血者。"

1. 病证分析

（1）心脏本病

"胸中痛，胁支满，胁下痛，膺背肩甲间痛，两臂内痛"，这些都是心病的症状，参见《素问·气交变大论》的"岁火太过"一节。其中提到："上应荧惑星（火星）。其则胸中痛，胁支满，胁痛，膺背肩甲间痛，两臂内痛"。现代医学告诉我们，心绞痛的特点是"骤然发作的胸骨后疼痛并向左臂、肩或颈部放射"。所以这些经文描述的很可能是心绞痛的症状。

"虚则胸腹大"："胸腹大"与肾证的"腹大"一致，看来为积水证。

"胁下与腰相引而痛"："胁下"是肝的部位。"与腰相引而痛"在古代可以是肝证，也可以是肾证；因为肝和肾都可能出现"腰痛"的症状。但是请注意，"肝病者"中无"腰痛"，所以这里的"腰"只能属于肾。

可见"心病者"主要反映的是心证和肾证。这里心的实证无火热症状，心的虚证也无火热症状。

（2）"其变病"：

据《汉语大字典》，"变"除变化、改变外，还可解为奇异的或惊扰。关于心藏病证的"一般"表现（心痛、积水、腰痛）已如上述。于是心藏其他的特别病证可视为变证。

《素问·气交变大论》中说："岁火太过"，"民病疟"；《素问·五常政大论》中说："升明之纪"，"其类火"，"其令热，其藏心"；"赫曦之纪"，"其动炎灼妄扰"，"其象夏"，"其藏心"，"其病笑、疟、疮疡、血流、狂妄、目赤"，"邪伤心也"。

因此我们可以把其中的"火热"和"狂妄"视为心的变病。"疟"的特征为寒战后突发高热，所以可并入"火热"项内。

2. 六经之外的脉

（1）"舌下血者"

"舌下血者"与少阴、太阳并用看来是为了增强少阴、太阳的治疗效果。据《灵枢·根结》，"少阴结于廉泉"，似乎这里的少阴属于六经。但从前面引证的《内经》中六经少阴的情况看来，几乎所有的少阴都与舌无关，只有"热论六经"的少阴与舌有关；但这里的"心病者"无热证。（"舌下血者"可治疟和高热，参见下文。）

如果按照《素问·阴阳应象大论》中的说法，"心在窍为舌"，则舌在四经理论中属太阳，不属少阴。（四经的少阴和六经的少阴一样，都属肾。）

（2）"郄中血者"

如前所述，在《内经》中，郄中指腘窝横纹的中央，它是太阳经所过的部位。

据《素问·刺疟》："先其发时如食顷而刺之，一刺则衰，二刺则知，三刺则已"，"不已，刺舌下两脉出血；不已，刺郄中盛经出血"。可见刺郄中可治疟和高热。又据《灵枢·杂病》，"厥挟脊而痛者至顶，头沉沉然，目䀮䀮然，腰脊强，取足太阳腘中血络"。所以"郄中血者"也可以治脑证的"狂妄"。

但"郄中血者"是否一定属于六经的太阳呢？其实未必。因为《灵枢·邪客》中说："肺心有邪，其气留于两肘。肝有邪，其气留于两腋。脾有邪，其气留于两髀。肾有邪，其气留于两腘"。按照这里的记载，"郄中血者"所在的腘部与肾相关，于是"郄中血者"也可以属于四经。

可见"郄中血者"在经脉的归属上有双重性，可以把它看作四经的成员，也可以把它看作六经的成员。它可以退高热，也可以治太阳证，如头痛、狂妄等。

**小结：**

治"心病者"取的是四经的少阴、太阳。

三、"肺病者，喘咳逆气，肩背痛，汗出，尻阴股膝髀腨胻足皆痛；虚则少气不能报息，耳聋，嗌干。取其经，太阴、足太阳之外厥阴内血者。"

在分析这段经文前，我们先看《黄帝内经素问译释》中对上述经文的注解:"据《甲乙经》,厥阴内的'内'字下有'少阴'二字"。

笔者考虑,增加"少阴"二字能够使文意清楚起来。少阴位于下肢内侧,说它在"厥阴内"是合理的,但说它在"足太阳之外"就很难想象了。因为足太阳之外仍在下肢的阳侧,那里应该是足少阳的部位。又,按照"足太阳之外厥阴内少阴血者"的写法,少阴应该有两条。这个情况似乎也难以理解。但《素问·水热穴论》的"肾俞五十七穴"中提到"伏兔上各二行行五者,此肾之街也"。据此可知古代"肾之街"在股部有两行,一行可能在股的外侧,一行在内侧,名义上它们都属少阴。所以其中一条在阳侧不足为怪。又,足太阳的"足"字看来为后人所加。

1. 病证分析

"喘"和"少气不能报息"为肾证。喘咳在一起也可认为是肺证。

"咳逆气,肩背痛"为肺证,"汗出"为肺的皮证。

"耳聋":通常认为是肾证,"肾开窍于耳"。

"嗌干"可能与发热或缺水有关。

"尻阴股膝髀腨胻足皆痛":这八个字值得考察。笔者推测,这些部位都在腰以下,与肾有关的可能性大于与肺的有关。《素问·至真要大论》中也出现了这个词组,只缺了一个"阴"字。原文为:"少阴在泉,客胜则腰痛,尻股膝髀腨胻足病"。(注:"少阴在泉,客胜"说的是君火运转到客位,处于亢胜状态;后面经文说的是这种状态下火克金所引起的病证。按照这个记载,这一串病紧跟"腰痛"之后,看来应为肾证。)

"腰痛,尻股膝髀腨胻足病"让我们想起《素问·金匮真言》所说的"病在肾,俞在腰股"。

《素问·气交变大论》"岁金太过"一节中说："甚则喘咳逆气，肩背痛，尻阴股膝髀腨胻足皆病"。按照这一记载，"尻阴股膝髀腨胻足皆痛"很可能为肺证中兼有的肾证，表明肺肾之间存在特殊的联系。此外，《素问·六元正纪大论》中也有类似的提法："阳明所至为尻，尻阴股膝髀腨胻足病"。

因此，"肺病者"中既有肺证，也有肾证，提示着肺肾的密切相关。

2. 讨论

（1）这里的太阴不是六经的成员，因为所有六经的太阴都与脾胃相关，与肺无关（与肺有关的是十二经的太阴）。四经的太阴属肺，在这里它只能是四经的成员。至于少阴，四经的少阴也属肾，而且四经的肾主水，所以这里的少阴属于四经。

（2）"耳聋"也出现在"肝病者"中，提示肝与肾的重叠。四经的少阴同样属肾，"肾开窍于耳"。

（3）肺与肾紧密相关。古代医家在《内经》中反复强调这种观点。例如《素问·病能论》中说："少阴脉贯肾络肺，今得肺脉，肾为之病"；《素问·水热穴论》中说："水病下为胕肿大腹，上为喘呼"；《灵枢·五乱》中说："气在于肺者，取之手太阴荥，足少阴输"。

**小结：**
"肺病者"的治法取用了四经的太阴和少阴。


四、"脾病者，身重，善肌肉痿，足不收行，善瘛，脚下痛；虚则腹满肠鸣，飧泄食不化。取其经，太阴、阳明、少阴血者。"（"脾病者"的部分病证与《素问·气交变大论》"岁土太过，雨湿流行，肾水受邪"一节中的"足痿不收，行善瘛，脚下痛"基本相同。在这篇大论中,"脾病者"的这些病证与肾有关。)

1. 病证分析

"善肌肉痿"(有的版本作"善饥、肉痿",笔者认为不妥):脾主肉。《素问·痿论》中说:"脾气热,则胃干而渴,肌肉不仁,发为肉痿"。"肌肉痿"可以解释"足不收行"。据《中国医学大辞典》,"足不收"指足软无力也。

"身重":此证也见于"肾病者",为积水所致。

"善瘕":"瘕"即瘕疝,脑证。

"脚下痛":据《素问·厥论》,"阴脉者,集于足下而聚于足心"。已知足少阴起于涌泉。

"腹满肠鸣,飧泄食不化"自然是胃肠证。

2. 讨论

脾藏在四经理论中本来没有自己的地位,或者说它在五藏理论中是个外来户。

(1)采用六经太阴、阳明的依据

"脾病者"在治法中取用了太阴和阳明。阳明显然属于六经,四经中没有阳明。至于太阴,它在四经理论中与肺相关。这里没有肺证,所以它不是四经的成员,也应该属于六经。在六经理论中,太阴与胃肠相关。

阳明是一条古老的重要经脉,《素问》中有一篇"阳明脉解"就表明了这一点。在六经理论中它经常和太阴并用以治疗脾胃病症和肺证。《灵枢·终始》中说:"故曰从腰以上者,手太阴、阳明皆主之;从腰以下者,足太阴、阳明皆主之"。可见太阴、阳明这一对经脉的适应证十分广泛,疗效卓著。

六经的太阴、阳明对胃肠病证的效果良好。例如在《素问·五藏生成》的"五决为纪"、《素问·刺热》和《素问·五常政大论》，以及《灵枢·口问》和《灵枢·五乱》等论述中，我们都看到了"太阴、阳明"的应用。现在"脾病者"有"腹满肠鸣，飧泄食不化"，所以在"脾病者"的治法中采用这一对经脉符合针灸的传统。

（2）采用"少阴血者"的依据

从"脾病者"的"身重"看，很像是四经的肾，因为"肾病者"也有此证。按照《素问·气交变大论》的说法，"善瘈"和"脚下痛"应为肾证。

如上所述，"善瘈"为脑证。肾与脑的相关实际上就是肾与髓的相关，所以脑证与肾相关并不值得奇怪。在《素问·金匮真言论》中，"北方黑色，入通于肾"，"是以知病之在骨也"；《素问·脉要精微论》中说："骨者，髓之府"。据《素问·痿论》，"肾主身之骨髓"。至于"脚下痛"就不必多说了。

虽然六经的少阴也属肾，但六经的少阴没有治水的功能，所以我们可以认定这里的少阴是四经的少阴。


**小结：**

根据以上分析，笔者认为"五藏病者"中对"脾病者"采用了传统六经的太阴、阳明，以及四经理论中的少阴。


五、"肝病者，两胁下痛引少腹，令人善怒，虚则目䀮䀮无所见，耳无所闻，善恐，如人将捕之。取其经厥阴与少阳。气逆则头痛，耳聋不聪，颊肿，取血者。"

乍看这里在"肝病者"的治法中提到了厥阴，厥阴属六经，于是"厥阴与少阳"好像都是六经。但仔细一想问题并不如此简单。厥阴和少阳是否都属六经还有考虑的余地。

1. 厥阴不像是六经的厥阴

《素问·举痛论》提到的厥阴有"络阴器"三个字，但"肝病者"只说"（痛）引少腹"，没有提到"阴器"，令人生疑。请看《内经》中所有六经厥阴病证的下列记载：

"厥逆六经"："挛腰痛，虚满前闭，谵言"。

"逆从六经"："阴痹，热痹，狐疝风，少腹积气"

"刺疟六经"："腰痛，少腹满，小便不利，如癃状，非癃也，数小便，意恐惧，气不足，腹中悗悗"。

"根结六经"："气弛而喜悲"（史本"弛"作"绝"）。

"诊要六经"："中热嗌干，善溺心烦，甚则舌卷，卵上缩而终矣"。

"厥状六经"："少腹肿痛腹胀，泾溲不利，好卧屈膝，阴缩肿，骺内热"（据《汉语大字典》，"泾"通"经"）。

"热论六经"："循阴器而络于肝，故烦满而囊缩"。

"脉解六经"："颓疝，妇人少腹肿，腰脊痛不可以俛仰，癩癃疝肤胀，甚则嗌干热中"。

从以上记载可知，除去文意不明的"根结六经"，七种六经理论中厥阴有"阴器"病证者占半数以上。所以缺少阴器病证的现象值得重视。

2. 少阳不像是六经的少阳

这里的肝证基本上都在头部，而四经的少阳在头，所以这里的少阳也有可能不属六经，而属四经。

我们把《内经》中六经少阳的病证列举如下：

"厥逆六经"："机关不利，机关不利者，腰不可以行，项不可以顾"。

"逆从六经"："筋痹，胁满，肝痹，肝风疝，积，时筋急目痛"。

"刺疟六经"："足少阳疟，令人身体解㑊"，"恶见人，见人心惕惕然"。

"诊要六经"："少阳终者，耳聋，百节皆纵，目系绝"。

"根结六经"："枢折即骨繇而不安于地"，"骨繇者，节缓而不收也"。

"厥状六经"："少阳之厥，则暴聋，颊肿而热，胁痛，骭（《黄帝内经素问译释》作䯒）不可以运"。

"热论六经"："少阳主骨，其脉循胁络于耳，故胸胁痛，耳聋"。

"脉解六经"："心胁痛，不可反侧。甚则跃"。

根据以上记载，这些六经的少阳证涉及身体的许多方面，并不局限于头部，所以这里"肝病者"的少阳属于四经的可能性很大。

3. 讨论

"肝病者"的少阳属于四经的可能性很大，这一点是肯定的。那么厥阴显然是六经的成员，不可能属于四经，怎样考虑采用厥阴的理由呢？笔者做出下面的几种推测：

（1）若"痛引少腹"后面原来写有例如"及阴"等与阴器有关的字样，则这里的厥阴属于六经。我们记得《素问·五藏生成》中的肾证有"积气在小腹与阴"。"小（少）腹"后面是可以有"及阴"字样的。在这种情况下，取六经的厥阴是合理的。"脾病者"的治疗已经表明当时有六经存在。

（2）若"痛引少腹"后面原来没有涉及阴器的文字，则考虑到古代的六经有不同的类型，也许有一种粗放型的、比较原始的六经其少腹是包括阴器在内的。这样一来，采用六经的厥阴也是合理的。

（3）在经文不涉及阴器的情况下，笔者还有一种推测，即《灵枢·经脉》中说过："厥阴者，肝脉也；肝者，筋之合也；筋者，聚于阴气"。这里厥阴和肝是等同的。另外我们发现"厥逆六经"的厥阴表现为"挛，腰痛，虚满前闭，谵言"，这些证候完全符合五藏理论中的肝证。所以这里的厥阴有可能实际上指的是肝脉，与六经无关。取肝脉可以增强四经少阳的作用。

**小结：**

鉴于以上情况，笔者认为在"肝病者"的治法中，少阳属于四经，厥阴属于六经。假如没有经文缺失，则"厥阴"可能是肝脉的另一种写法。无论如何，把"肝病者"所取经脉直接当成以太阳为首的六经的厥阴和少阳，或手足十二经的足厥阴、少阳，需要更多的证据。

**后记**

从地层中的化石可知生物演化的过程和规律。《素问·藏气法时论》中的"五藏病者"就好比是中医理论发展史中的一块"化石"，它为我们启示了广阔的想象空间，也为我们提示了需要探索的方向。详情这里就不赘述了。

"五藏病者"最宝贵的价值在于它填补、丰富了中医理论从四经四藏的"春气在头"到五藏理论出现"肾主骨髓"这一期间的空缺。

在中医理论的启蒙阶段，古人曾看重人体的胸、腹和内脏（心、肺、肠胃），而把头和四肢归为一类（参见《灵枢·卫气》和《灵枢·五乱》）。直到《素问·诊要经终》，头（脑）才获得与五藏平等的地位。

我们从《素问》以肝为首的四经和五藏的各种论述中，可以明白中医的五藏理论是古人 经过由表及里、由浅入深的长期探索和研究才逐步形成、发展起来的。

# 第四节　"五藏病者"的总结

1. "五藏病者"是古代中医以肝为首的的五藏理论之一。它反映了从四藏到五藏的过渡，其治法反映了四经和六经的并存。这篇文献在中医理论的发展史中占有重要地位。

2. "五藏病者"的特点之一是各藏的病证之间存在一些重复的现象，表明了五藏病证的界限不够清晰。这一类现象表明五藏各自的特征尚在形成中。其中"耳聋"既见于"肝病者"，也见于"肺病者"，提示了肺与头脑的相关。

3. 最引人注目的是"肾病者"在"清厥、腹大、胫肿、身重"的基础上叠加了心、肺、肝、脾等证，而没有明确提到它与骨、髓的关系。这种状态表明了"五藏病者"肾的主证尚未发育成熟。这样的肾证很像《灵枢·本神》中的肾证，后者说："肾气虚则厥，实则胀，五藏不安"。

4. "肝病者"的"目䀮䀮无所见，善怒，善恐，如人将捕之"，与《素问·脉解》六经的少阴肾证非常相似，这些记载表明了肝和肾的重叠。

5. "心病者"描述的心痛使我们想起《灵枢·厥病》中所说的"真心痛"（"手足清至节，心痛甚，旦发夕死，夕发旦死"）和现代医学的心绞痛。这时的心病集中在心脏本身，尚无火热证，火热属于心的"变证"。从《素问·玉机真藏论》我们才看到心病有"身热"。

6. "脾病者"的"善瘛，脚下痛"表明有肝的筋证和肾证；表明了脾肾之间存在古老的联系（"十二经脉"中脾足太阴出现肾证不是偶然的）。

7. "肺病者"表明了肺与肾之间的特殊紧密相关。

8. 四经理论的肾主水可能是古代冬季食物缺乏的特殊条件下的一种常见病证。至于这种四经的具体走行分布我们已经无从考证了，也许与《素问·金匮真言论》中提到的四经有关，也许与《灵枢·邪客》中的"八虚"（两肘、两腋、两髀、两腘）有关。

# 第八章　以头脑为首的五藏理论

在五藏理论形成以前，古人已经注意到头脑的存在和它的病证。例如《灵枢·五乱》的"五乱"指心、肺、肠胃、臂胫和头，头与心、肺等同为五乱之一；"气逆于头"的病证为"头重眩仆"，其治法为"取之天柱、大杼，不知，取足太阳荥输"。

又《灵枢·海论》中说："人亦有四海"，"有髓海，有血海，有气海，有水谷之海"，"脑为髓之海，其输上在于其盖，下在风府"。《灵枢·卫气》中又说："胸气有街，腹气有街，头气有街，胫气有街"；"故气在头者，止之于脑"。这些记载表明在五藏理论出现以前，古人用"四"的概念看待人体时，已经注意到头脑的地位。

如前所述，五藏理论中主张以头脑为首的占大多数。五藏各有自己的经脉和施治部位，例如"病在肝，俞在颈项"，等等，其理论比较简单。到了《素问·刺热》，对各藏病证采用了手足十二经阴阳配对的刺法，一对经脉治疗一个藏；换句话说，这时六经已经进入了五藏病的治法。而《素问·五藏生成》中的"五决为纪"，则把古代的医学理论又提高了一个档次。

在"五决为纪"中，头脑加入了辨证。医者对人体上下、病情虚实和经脉走向开始有了进一步的认识；在治疗方面采用的是以巨阳为首的手足十二经，很有特色。

《素问·五藏生成》的"五决为纪"的原文如下：

"头痛巅疾，下虚上实，过在足少阴、巨阳，甚则入肾"。

"徇蒙招尤，目冥耳聋，下实上虚，过在足少阳、厥阴，甚则入肝"。

"腹满䐜胀，支鬲胠胁，下厥上冒，过在足太阴、阳明"。

"咳嗽上气，厥在胸中，过在手阳明、太阴"。

"心烦头痛，病在鬲中，过在手巨阳、少阴"。

# 第一节　经文特点

1. 它的手、足太阳写为手、足巨阳；又把相当于肺的部位写成"胸中"，把相当于心的部位写成"鬲中"。这些特点提示这里讲的是非常古老的或古代特定地域的中医理论。

2. "下虚上实"和"下实上虚"的提法表明，这时的医家已经具有"腰以下为阴，腰以上为阳"的概念；也即以横膈为界，把人体分为上下两部，肾、肝在下，"胸中"和"鬲中"在上。

3. 头一条经文把头脑与横膈以下的肾联系起来，第二条经文把头部的耳目与横膈以下的肝联系起来。这种情况表明当时的医家对人体内外表里的结构和经脉联系的特点有了一定的认识，对发病的机理（上、下，虚、实）也有了一定的认识。

4. "胸中"和"鬲中"为远古的脏名，据《汉语大字典》，"中"可解为内脏。从《内经》中的记载可知，它们曾经是藏的名称，各有自己的输穴。详见下面的考证。（"胸中"和"鬲中"都在腰以上，它们的病证也都表现在人体的上部，所以在论述中没有"上""下"的问题。）

5. 在治疗方法上，对头脑和各藏病证采用了手足十二经阴阳配对的方案。这里把太阳称为巨阳，可见这种六经不是我们熟知的、以太阳为首的六经，而这里的手足十二经也不是我们熟悉的、以足太阳为首的手足十二经。另外，所用的手足十二经中不见手厥阴、少阳这一对。

# 第二节　经文分析

1. 第一条经文中的病症为"头痛巅疾"。这一提法表明病情发作于头部。据《素问·奇病论》，"脑逆，故令头痛"。据《中国医学大辞典》，巅疾指巅顶之疾，如头风、头痛、头昏、头眩等。不过据《汉语大字典》，巅通"颠"，而颠通"癫"。所以巅疾有时也通"癫疾"。

据《汉语大字典》，"甚"表示程度深或超过之意。所以"头痛巅疾""甚则入肾"的提法表明病位虽然在头，但一般情况下其影响不会牵涉到肾，只有在病情严重时才会涉及到肾。

治法取足少阴、巨阳表明这一对足部经脉与头脑相通。

2. 第二条经文中的病症为"徇蒙招尤，目冥耳聋"。按照《黄帝内经素问译释》的注释："徇与眴通，音眩，是目动；蒙，是茫昧。徇蒙是目瞬动而蒙昧。招，掉摇；尤，甚的意思，谓头振掉而不定。一云尤与摇同。徇蒙招尤是头晕眼花之象"。

笔者认为，"徇与眴通"的说法可疑。据《说文解字》，"循"，行顺也。据《康熙字典》，徇，徧（遍）也，与殉通；据《汉语大字典》，徇，巡视、周遍之意；同"殉"。这三部字典都没有"徇与眴通"的注解。所以《黄帝内经素问译释》"徇与眴通"的说法没有可靠的根据。

至于"蒙"，据《汉语大字典》，为覆盖、无知、天色昏暗之意，通"矇"，眼失明之意；"昧"，昏暗之意。

我们再看对"招尤"的解释。据《说文解字》，招，手呼也。据《康熙字典》，招，求也。据《汉语大字典》，招可解为招惹、引来；也可解为"掉"，摇之意。但后一解释引证的是王冰对这处经文的注解。他说："招谓掉也，摇掉不定也。尤，甚也。目疾不明，首掉尤甚"。所以"招谓掉也"的说法只是王冰个人的意见，也缺乏可靠的根据。

至于"尤"，据《说文解字》，尤，异也。据《康熙字典》，尤，怨也。据《汉语大字典》，尤可解为过失、罪过或怨恨、责怪。所以"招尤"是惹来过失和责难的意思。

因此笔者认为"徇蒙招尤"的本义是盲目巡行或做事，招致过失或责难的意思。

"甚则入肝"的解释同前。一般情况下"目冥耳聋"的病情不会牵涉到肝，病情严重时才会涉及肝。治法取足少阳、厥阴，表明这一对足部经脉与头部的耳目相通。

虽然"甚则入肾"和"甚则入肝"的病证都在头，但前者为"下虚上实"所致，后者为"下实上虚"所致。换句话说，一般情况下前者为头的实证，后者为头的虚证。

3. 第三条经文为："腹满䐜胀，支鬲胠胁，下厥上冒，过在足太阴、阳明"。这里的病位在腹部那些可以膨胀的器官，或肠胃。

据《黄帝内经素问译释》引王冰注，"下厥上冒谓气从下逆上而冒于目也"。笔者认为这一解释值得商榷。"冒"确实与目有关，但一则经文未提目证，二则"冒"不一定指目证而言。据《康熙字典》，冒，蔽也。所以"腹满䐜胀"到"支鬲胠胁"的程度，是由于受到横膈遮蔽堵截的缘故。至于目的冒不冒就是另一个问题了。

这里不提藏的名称可能是由于作者认为胃肠不符合藏的标准（经文的缺失不能除外）。

4. 第四条经文"厥在胸中"的病情（"咳嗽上气"）简单明确，问题在于"胸中"是什么结构。现在考证如下：

《素问·三部九候论》"中部之候"中说："亦有天，亦有地，亦有人。天以候肺，地以候胸中之气，人以候心"。从脉诊部位看，肺在天，胸中在地，两者并无混淆。

《素问·脉要精微论》中说："上附上，右外以候肺，内以候胸中；左外以候心，内以候膻中"。这种脉诊也没有混淆肺与胸中的位置，肺在右外，胸中在右内。

《灵枢·论疾诊尺》中的说法也证明胸中是一个臟器，"目赤色者，病在心；白在肺，青在肝，黄在脾，黑在肾，黄色不可名者，病在胸中"。

《灵枢·经别》中有这样的记载："手少阳之正"，"下走三焦，散于胸中"；"手心主之正"，"入胸中，别属三焦"。看来"胸中"是一个臟的名称。

此外，胸中有自己的腧穴。

《灵枢·背俞》中写道："胸中大输在杼骨之端，肺输在三椎（《素问》'椎'作'焦'）之间"。胸中的输穴与肺的输穴也是分开、独立的。

关于"胸中大输"，《黄帝内经太素》本与王冰本的写法相同。但《全录》和《类经》都写作"背中大俞"，这可能是由于"胷"与"背"字形相近，传抄有误的缘故。

至于"胸中"指的是什么部位，据《中国医学大辞典》注解，"即膻中"。

《素问·玉机真藏论》中三次提到"胸中气满，喘息不便"，可见胸中可以是藏的名称。

5. 第五条经文的"心烦头痛，病在鬲中"涉及以下几个问题。

在病证方面，"心烦"是不是心证？为什么不写"心痛"？"头痛"已经出现于第一条经文，为什么重复出现在这里？最后，"鬲中"是什么脏器？

据《汉语大字典》，烦的本义为热头痛，也可解为烦闷或混乱。《灵枢·五乱》中说："气乱于心，则烦心密默，俛首静伏"。《中国医学大辞典》中无"心烦"，有"心悗"，注解为"心惑乱而闷也"。笔者推测，用"心烦""烦心"表达心证可能是古代心、胃混同不分时期对心证的一种表达方式。

"头痛"的再次出现可能与本证所取的"手巨阳、少阴"有关，因为在第一条治头证时用过"足少阴、巨阳"。"足少阴、巨阳"和"手巨阳、少阴"在写法上虽然不同，但它们同属六经理论的巨阳、少阴，对头痛能起到治疗作用。

关于"鬲中"是什么脏器，现考证如下：

据《汉语大字典》和《康熙字典》，鬲通（同）"隔""膈"；又可读音为"立"。读音为"立"的鬲是古代的一种炊具。它像鼎一样，三足中空而曲，用于烹饪。

现代医学告诉我们，人体中除了横膈，还有胸纵膈。胸纵膈的下部有一个像鬲一样的形体，即心包膜和所包裹的心脏。关于这样的鬲，《内经》中有其他经文可供参考。

《素问·脉要精微论》中说："中附上，左外以候肝，内以候鬲；右外以候胃，内以候脾"。可见鬲有自己的脉诊部位。

鬲也有自己的输穴。例如《灵枢·背输》中说，"心输在五椎（史本椎作'焦'）之间，鬲输在七椎（史本椎作'焦'）之间"。

《素问·刺热篇》中说："三椎下间主胸中热，四椎下间主鬲中热，五椎下间主肝热，六椎下间主脾热，七椎下间主肾热"。

可见"鬲"或"鬲中"曾经是一个藏的名称。

附：《素问·诊要精终论》中说："凡刺胸腹者，必避五藏。

中心者，环死；中脾者，五日死；中肾者，七日死；中肺者，五日死；中鬲者，皆为伤中，其病虽愈，不过一岁必死"，"刺避五藏者，知逆从也；所谓从者，鬲与脾肾之处；不知者反之"。（注：这段经文说"必避五藏"，但只举出心、脾、肾、肺四藏，未提肝藏而说"中鬲者"。"鬲"的解释已如上述，同"膈""隔"，显然不是指肝而言。《医部全录·医经注释》引王冰注："心肺在膈上，肾肝在膈下，脾象土而居中"，"五臟之气，同主一年，膈伤则五臟之气互相剋伐，故不过一岁必死"。这样的解释十分牵强，不能令人满意。笔者推测，《素问·诊要精终论》中的"鬲"后可能漏一个"下"字。"鬲下"为肝的部位。）

# 第三节　小　　结

1. "五决为纪"是《内经》中以头脑为首，四藏与六经（手足十二经）结合的、具有初级水平的中医理论。

2. "五决为纪"中，头和头部的耳、目分别与肾、肝相关；相当于肺的是"胸中"；相当于心的是"鬲中"。"胸中"和"鬲中"在古代是藏的名称。

3. 至于第三条的"腹满䐜胀，支鬲胠胁"，其发病部位在肠胃，应属府病。所以这里实际上讲的是四藏理论。据此推测，这时古人已经把内臟区分为"藏"和"府"。

4. 这里所取的手足十二经中出现了"巨阳"的写法。"巨阳"还见于《素问·厥论》的"厥状六经"和《素问·热论》的"热论六经"；单独的"巨阳"还出现在《素问》的"评热病论""疟论论""病能论""水热穴论"等。我们有理由设想，古代可能有不同的以阳经为首的六经理论存在，如以阳明、少阳为首。这里的六经以巨阳为首，它们已经分化为手足十二经，并且阴阳配对地应用于治疗。（注：有人认为"巨阳"就是"太阳"。笔者认为，还是把两者分开为好。）

5. 值得注意的是，这里只采用了五对阴阳经的配对，缺手少阳、手厥阴；而且每对经脉的阴、阳次序不固定。例如有"足少阴、巨阳""足太阴、阳明"，也有"足少阳、厥阴""手阳明、太阴""手巨阳、少阴"。这种情况表明这时五对手足阴阳的写法似乎没有谁前谁后的固定规律。

# 第九章　六府、六府脉与手足六阳经

古人一开始只知人有胃、大肠、小肠、三焦、膀胱五府（与五藏相配），后来才把胆列为一府，变成六府。虽说六府只有"化水穀而行津液"的功能，与"参天地、副阴阳、而连四时、化五节，藏精神血气魂魄"的五藏不同，但是其中的胃和胆曾经具有特殊性。另外，关于小便异常与三焦、膀胱的关系古人也在探讨之中。这些问题在《内经》的记载中都有反映。

## 第一节　六府中几个特殊的府

### 一、胃

古人曾把心和胃混淆在一起。例如《灵枢·玉版》中既说"穀之所注者，胃也；胃者，水穀气血之海也"；接着又说"胃之所出气血者，经隧也；经隧者，五藏。六府之大络也"。按照这个说法，胃既是接受食物的容器，又是发出血管分支输送营养到五藏六府的器官，可见胃就是心，心就是胃。这种观点也反映在《素问·平人气象论》中。经文说："胃之大络，名曰虚里，贯鬲络肺，出于左乳下，其动应衣"。稍有医学常识的人都明白，"左乳下其动应衣"的正是心臟，而古人在这里称它为"胃之大络"。

所以《内经》中，心与胃的混同是一个特点，值得我们学习时注意。例如《素问·宣明五气》中说"心为噫"等。

但是在《灵枢·口问》中，我们看到古人对此已经有了明确的认识。经文写道："人之噫者，何气使然？"对曰："寒气客于胃，厥逆从下上散，复出于胃，故为噫"。

## 二、胆

《素问·六节藏象论》中只有五府，没有提到胆的存在。胆出现在以肺为首的五藏理论《素问·痿论》中。《素问·灵兰秘典论》的"十二藏之相使"中出现了胆，然而它远远高于其他五府，紧随肝藏的"将军之官，谋虑出焉"之后，成为"中正之官，决断出焉"。试想能够"中正、决断"的脏器就不会是一般的府了。《灵枢·本输》中说："肝合胆。胆者，中精之府"。若把"中"解为"藏"，则"中精之府"实为"藏精之府"。我们记得《素问·解精微论》中说过："夫心者，五藏之专精也"。《素问·六节藏象论》的最后出现"凡十一藏，取决于胆也"的注文（后误作原文保留）。在"十二经脉"中，胆与足少阳相合组成的经脉"合于手少阳"，"是主骨所生病者"，而三焦手少阳与头部的耳目相连（即与脑相连）。这些都表明古代胆在人体曾经享有很高的地位。

胆与肝和少阳的关系异常紧密，《内经》中有以少阳为首的六经理论。

## 三、三焦与膀胱

据《灵枢·营卫生会》，三焦指上、中、下三个焦，"上焦如雾，中焦如沤，下焦如渎"。据《汉语大字典》，"焦"除用同"鐎"（古炊具）外，也可解为锅巴、卷曲、干枯。（注：关于三焦指什么结构而言，众说纷纭。笔者推测，它们大概指的是古人摘除内脏后，残留在胸腹腔中的那些组织，古人认为它们具有

"鐎"的功能。）

如前所述，古人曾认为脾与膀胱有关，见于《素问·六节藏象论》。经文说脾与三焦、膀胱同属至阴之类的"器"。也有人认为肝与膀胱有关，见《素问·痹论》肝痹的"数小便、上为引如怀"。此外又有人认为与膀胱有关的是肾，见《素问·玉机真藏论》"肾脉不及"的病证"少腹满、小便变"。

在《灵枢·营卫生会》我们看到了对三焦的介绍，其中提到："下焦者，别迴肠，注于膀胱，而渗入焉"。

《灵枢·本输》中说："三焦者，足少阳、太阴（一本'阴'作'阳'）之所将，太阳之别也"，"出于委阳，并太阳之正，入络膀胱，约下焦；实则闭癃，虚则遗溺"。看来三焦与少阳、太阴、太阳、膀胱有关，与小便异常有关。

《灵枢·本输》中说："三焦者，中渎之府也，水道出焉，属膀胱，是孤之府也"。这时的三焦没有直属于肾，而属膀胱，并且孤立存在。到了《灵枢·本藏》，三焦才和膀胱一样，同属于肾，经文说："肾合三焦、膀胱"。在《素问·灵兰秘典论》中，"三焦者，决渎之官"和"膀胱者，州都之官"排在肾藏后面。

由于三焦为"中渎之府也，水道出焉"，在临床上，三焦往往主要指的是"下焦"。

《灵枢·四时气》中提到："小腹痛（《黄帝内经太素》'痛'作'病'）肿，不得小便，邪在三焦约，取之太阳大络，视其络脉与厥阴小络结而血者"。这一记载表明了厥阴也参加小便异常的治疗。

古老的五藏辨证是把六府包括在内的。可想而知，伴随着六府全部从五藏中的独立，中医对五藏的病证也会有更准确的认识，五藏病证的治法也会有进一步的提高。这样一来，中医的藏府论就上升到五藏六府的新阶段、新水平。

## 第二节 六府的病证

关于六府的病证，《内经》中主要有以下记载：

《素问·宣明五气》："胃为气逆，为哕，为恐；大肠、小肠为泄；下焦溢为水；膀胱不利为癃，不约为遗溺；胆为怒。"（注：胃证出现"恐"的心证，提示胃与心的混同；这时的胃还没有和心划清界限。）

《素问·气厥论》："水气客大肠，疾行则鸣濯濯，如囊裹浆"；"胞移热于膀胱，则癃溺血。膀胱移热于小肠，鬲肠不便，上为口糜。小肠移热于大肠，为虙瘕（《黄帝内经太素》作'密疝'），为沉。大肠移热于胃，善食而瘦，又谓之食亦。胃移热于胆，亦（《黄帝内经太素》作'名'）曰食亦。胆移热于脑，则辛頞鼻渊。"据《黄帝内经素问译释》注，虙同伏；沉，痔也；亦，作怠惰解；頞，鼻梁。

此外，《灵枢·胀论》中除了五藏胀，也提到六府胀。它们是："胃胀者，腹满，胃脘痛，鼻闻焦臭，妨于食，大便难。大肠胀者，肠鸣而痛濯濯，冬日重感于寒，则飧泄不化。小肠胀者，少腹䐜胀，引腰而痛。膀胱胀者，少腹满而气癃。三焦胀者，气满于皮肤中，轻轻然而不坚。胆胀者，胁下痛胀，口中苦，善太息"。

《内经》中还有更多散在介绍六府病证的记载和它们的治疗方法，这里就不赘述了。

## 第三节　手足六阳经

### 一、手足六阳经的来历

在远古刺脉治病的时代，医者凭借的是五藏辨证和五藏脉诊，治病时刺灸五藏病脉。但古人往往喜欢采用阴阳经相配的刺法。《素问·阴阳应象大论》中说："故善用针者，从阴引阳，从阳引阴，以右治左，以左治右"。这大概是古代医者在刺阴经时常常伴用阳经的缘故，结果形成了阴阳经配对使用的习惯。估计古代医者在刺五藏阴脉时常常会并用相对的阳脉，这些配用的阳脉后来变成了府脉。

《内经》中有关五藏脉的记载随处可见。相比之下，《内经》中有关六府脉的记载，除胃脉外，很是稀少。我们只在《素问·大奇论》中看到："脉至如丸泥，是胃精予不足也"，"脉至如横格，是胆气予不足也"，"脉至如弦缕，是胞精予不足也"，"脉至如丸滑不直手，不直手者，按之不可得也，是大肠气予不足也"，"脉至如华者，令人善恐，不欲坐卧，行立常听，是小肠气予不足也"。这里都没有提出以"府"命名的脉。

《灵枢·本输》在五藏、五输后，有六府、六输（腧）的记载。这里藏府名称的后面虽然没有"脉"字，但它们的井、荥、腧、（原）、经、合都在脉上，所以我们可以设想六府脉是存在的。不过冠有府名的脉是否能有效地治疗该府的病证，是需要临床验证的。从《内经》中的记载看，六府病证的治疗并非如此简单。

### 二、六府病证的治法是刺穴合并刺脉

《灵枢·四时气》和《灵枢·邪气藏府病形》中记载了六府

的病证和刺法。它们同时也表明了从刺脉疗法到刺穴疗法的过渡，提示了六府的独立与针灸的进展有关。其摘要如下：

《灵枢·四时气》中说："常食，方食，无食他食，腹中常鸣，气上冲胸，喘不能久立，邪在大肠；刺肓之原、巨虚上廉、三里"。

"邪在小肠者，连睾系，属于脊，贯肝肺，络心系；气盛则厥逆，上冲肠胃，熏肝，散于肓，结于脐；故取之肓原以散之，刺太阴以予之，取厥阴以下之，取巨虚下廉以去之，按其所过之经以调之"。（注：这里的"邪在小肠者"讲的是小肠疝气，不是通常的小肠府证。）

"善呕，呕有苦，长太息，心中憺憺，恐人将捕之，邪在胆，逆在胃；胆液泄则口苦，胃气逆则呕苦，故曰呕胆；取三里以下；胃气逆则刺少阳血络，以闭胆逆，却调其虚实，以去其邪"。

"饮食不下，膈塞不通，邪在胃脘。在上脘，则刺抑而下之；在下脘，则散而去之"。

"小腹痛肿，不得小便，邪在三焦约；取之太阳大络，视其络脉与厥阴小络结而血者。肿上及胃脘，取三里"。

《灵枢·邪气藏府病形》中有这样的记载："面热者，足阳明病。鱼络血者，手阳明病。两跗之上脉竖陷者，足阳明病，此胃脉也"。

"大肠病者，肠中切痛而鸣濯濯，冬日重感于寒即泄，当脐而痛，不能久立，与胃同候；取巨虚上廉"。

"胃病者，腹䐜胀，胃脘当心而痛，上支两胁，膈咽不通，食饮不下，取之三里也"。

"小肠病者，小腹痛，腰脊控睾而痛，时窘之后，当耳前热；若寒甚，若独肩上热甚，及手指次指之间热，若脉陷者，此其候也，手太阳病也，取之巨虚下廉"。

"三焦病者，腹气满，小腹尤坚，不得小便，窘急，溢则水留，即为胀；候在足太阳之外大络，大络在太阳少阳之间，亦见于脉，取委阳"。

"膀胱病者，小腹偏肿而痛，以手按之，即欲小便而不得，肩上热，若脉陷，及足小指外廉及胫踝后皆热，若脉陷，取委中央"。据《汉语大字典》，"偏"通"徧""遍"。

"胆病者，善太息，口苦，呕宿汁，心下澹澹，恐人将捕之，嗌中吩吩然，数唾，在足少阳之本末，亦视其脉之陷下者，灸之；其寒热者，取阳陵泉"。


**小结：**

根据以上记载，可知：

（1）对六府病证的治疗，并非简单地刺灸冠有某府名称的脉，而是采用复杂的刺脉与刺穴相结合的方法。（注：这一现象提示，单刺冠有某府名称的脉去治某府的病，效果不理想。）

（2）以上记载反映了古代的治病方法经历了从刺脉到刺穴的过渡。

（3）六府从五藏中独立与针灸的发展密不可分。穴位的广泛采用突破了刺脉的理论。例如《灵枢·本输》中说："大肠、小肠皆属于胃，是足阳明也"。

根据《内经》记载，从五藏理论发展为五藏六府理论是中国医学的巨大进步，在这一过程中，针灸发挥了重要作用。与此同时，五藏六府体系也为药物的使用打开了窗口。

# 第十章　六经理论

## 第一节　阴阳和六经理论

《素问·阴阳应象大论》中说："阴阳者，天地之道也，万物之纲纪，变化之父母，生杀之本始，神明之府也。故治病必求于本"。

六经理论的出现很可能与天文历法的进步有关。《素问·六节藏象论》中说："天以六六之节，以成一岁"；"天有十日，日六竟而周甲，甲六复而终岁，三百六十日法也"。《素问·三部九候论》中说："天地之至数，始于一，终于九焉"，"三而成天，三而成地，三而成人"。

《素问·阴阳离合论》和《灵枢·根结》中的六经都有三阴三阳"开""阖""枢"的说法。把门的"开""阖"比喻为阴阳，把阴阳二分法的突变中间加一个转化的"轴"，提升为三级的变化，是阴阳理论的一大进步。笔者推测六经的诞生也可能与沿海地区的渔业有关。海边一天有两次的涨潮和退潮，当中是赶海的最佳时机。（注："开"在《黄帝内经太素》写为"关"，解释见后。）

六经理论和五藏理论的主要区别在于它承认头（脑髓）的重要地位和功能。

我国在上千年的封建社会里形成了男尊女卑的观念，我们仍然习惯于说"阴阳"，把"阴"放在"阳"的前面，而不颠倒过来说"阳阴"。笔者推测这恐怕与人类是从母系社会发展到父系社会有关。在遥远的古代，人们只知有母，不知有父。

另外，我国古代的中原以农耕为主，用阳历，一年三百六十五日；但沿海则以渔业为主，用阴历，一年三百五十四日。《素问·五藏生成》中说："人有大谷十二分，小谿三百五十四名"，"此皆卫气之所留止，邪气之所客也，针石缘而去之"。可见刺卫疗法来自沿海地带，用阴历。

《素问·异法方宜论》中说："东方之域，天地之所始生也，鱼盐之地，海滨傍水"，"故砭石者，亦从东方来"。因此古代医家用刺法治病时，按照《素问·八正神明论》中的说法，"必候日月星辰四时八正之气，气定，乃刺之"，"是以天寒无刺，天温无疑"。请注意，这篇经文特别提到了月亮与人气的相关：

"月始生，则血气始精，卫气始行；月郭满则血气实，肌肉坚；月郭空则肌肉减，经络虚，卫气去，形独居"，"月生无写，月满无补，月廓空无治，是谓得时而调之"。可见"太阴"（月亮）和太阳一样，与血气和人体的状态有关。

《灵枢·岁露》中进一步说明了月亮、海潮与人体的相关："月满则海水西盛，人血气积，肌肉充，皮肤緻，毛发坚，腠理郄，煙垢著。当是之时，虽遇贼风，其入浅不深。至其月郭空，则海水东盛，人气血虚，其卫气去，形独居，肌肉减，皮肤纵，腠理开，毛发残，膲理薄，煙垢落。当是之时，遇贼风则其入深，其病人也，卒暴"。据《汉语大字典》，"郄"也作"隙"；"著"，滞留之意；"膲"，肉不满，又同三焦之"焦"；"落"，零落、去掉之意。

（注："腠理郄，煙垢著"说的是腠理的间隙有煙垢的滞留，所以邪入不深；"膲理薄，煙垢落"说的是肉虚少或三焦纹理粗陋，[加上腠理的]煙垢零落，以致邪能深入人体，引起突然的

伤害。)

月相周期直接与刺法有关。例如《素问·缪刺论》中记载有"邪客于臂掌之间,不可得屈","乃刺之,以月死生为数,月生一日一痏,二日二痏,十五日十五痏,十六日十四痏";"凡痹往来,行无常处者","月生一日一痏,二日二痏,渐多之。十五日十五痏,十六日十四痏,渐少之"。该论对"邪客于足太阴之络,令人腰痛,引少腹控眇"和"邪客与足少阳之络,令人留于枢中痛,髀不可举",都采用"以月死生为痏数"的刺法。

因此我们不能低估"太阴"理论对古代中医的影响。针灸和针灸理论很可能最初诞生在中国的沿海一带,逐渐传播到全国。

## 第二节 六经的不同类型

古代医家曾经把人体分为三阴三阳六个区块。不过按照什么标准来划分这六个区块,他们的认识未必一致,不同的地域、不同的医学派别和不同的医学水平都制约了医家的观念。无论如何,为了治病,医家最后在患者身上找到了六条刺灸后能够缓解相应病情的经。这大概是六经理论的起源。

《素问·平人气象论》中说:"太阳脉至,洪大以长;少阳脉至,乍数乍疏;阳明脉至,浮大而短"。这三条阳脉显然是血管。(注:三阴的脉象无记载,也许是由于竹简的缺失。)

《素问·血气形志》中说:"刺阳明,出血气;刺太阳,出血恶气;刺少阳,出气恶血;刺太阴,出气恶血;刺少阴,出气恶血;刺厥阴,出血恶气也"。《灵枢·经水》中说:"足阳明刺深六分,留十呼;足太阳深五分,留七呼;足少阳深四分,留五

呼；足太阴深三分，留四呼；足少阴深二分，留三呼；足厥阴深
一分，留二呼"。

　　以上记载证实了古人运用刺六经的方法治病。《素问·平人
气象论》的六经以太阳为首，《素问·血气形志》的六经以阳明
为首。

　　早期的六经看来与血脉或血络关系密切，在此基础上发展为
施治的部位，以后又发展为穴位，从而形成医学的经脉理论。穴
位的发现并不依赖于金属针具的使用，在石器时代古人就发现了
治病的一些有效穴位。

　　据《素问·阴阳离合论》，早期的六经都起于足，这显然是
从事农业劳动的人们的理念，人的根在足。不过从事渔业劳动的
人们不会这样想，他们对六经的理解自然与月相周期和潮汐有
关，经气是循环不已的。

　　手足十二经也许出现在六经理论形成以后，不过也完全可能
出现在六经理论形成以前。如前所述，古代医家常用上下、左
右、阴阳相配的刺灸方法治病以保证和提高疗效，不必依赖六经
理论的成熟。

　　在古代的六经中，"经"除了与脉关系密切，实际上与筋的
关系也很密切，尤其在三阳。例如太阳证有"反折瘛疭"，少阳
证有"百节皆纵"，阳明证有"口目动作"等（详见后）。筋与
脉不同。在六经理论中，筋与脑髓相关。在五藏理论中，筋只与
肝有关。

　　古代的六经理论多种多样，主要有以阴经为首和以阳经为首
的两大类。它们又细分为以不同的阴经和不同的阳经为首。不同
学派的六经其走行和内涵也会不同。《内经》中明确保留下来
的、以阴经为首的六经只有《素问·厥论》中的"厥逆六经"
和《素问·四时刺逆从论》两篇；以阳经为首的六经较多，有

的以太阳或巨阳为首，有的以阳明为首，有的以少阳为首。最古老的六经是《素问·阴阳类论》中的数字六经。

## 第三节 数字六经

《素问·阴阳类论》中有这样的记载："三阳为父，二阳为卫，一阳为纪；三阴为母，二阴为雌，一阴为独使"（据《汉语大字典》，"卫"，守卫之意；"纪"，旧时泛称仆役为纪纲，也称"纪"；"雌"，特指女性；"使"，奴仆）。

这篇经文还有一项记载："三阳为经，二阳为维，一阳为游部"，"三阳（《黄帝内经素问译释》注：'阳'当作'阴'，即太阴为阴经之表）为表，二阴为里，一阴至绝，作朔晦"（据《汉语大字典》，"朔"指农历每月初一，"晦"指农历每月的末一天）。

按照这些经文的提法，"纪""独使""游部""朔晦"都不是这种六经主要的、稳定的成分。所以这种六经的主体是三阳、三阴，其次是二阳、二阴，最末是一阳、一阴。

至于这里的数字六经如何适应于医学的六经，我们只能暂且推测：三阳相当于太阳，二阳相当于阳明，一阳相当于少阳，三阴相当于太阴，二阴相当于少阴，一阴相当于厥阴。

## 第四节 以阴经为首的六经

《素问》中完整的以阴经为首的六经只有《素问·厥论》中的"厥逆六经"和《素问·四时刺逆从》中的"逆从六经"。前者以太阴为首，后者以厥阴为首。我们没有找到以少阴为首的六经，可能有竹简的缺失。

以太阴为首的六经可能不止"厥逆六经"一种。《素问》中有一篇"太阴阳明论"，其中说"太阴、阳明为表里，脾胃脉也"，"阴阳异位，更虚更实，更逆更从，或从内，或从外"，这些经文提示阴、阳是轮流交替的。经文接下去又说："故阴气从足上行至头，而下行循臂至指端；阳气从手上行至头，而下行至足"。

按照以上记载，可知这里讲的是以头为枢纽的阴阳经气循行的理论。"太阴阳明论"虽然只讲了一对阴阳经脉，我们完全可以沿着这个思路引出后面的两对经脉，以使经气连续不停地循环下去。所以这篇经文告诉我们，当时存在一种以太阴为首的六经理论，其六经的排列次序是阴、阳交替的，具体形式为："太阴、阳明，少阴、太阳，厥阴、少阳"。这样的六经不见于《内经》，然而它很可能是"十二经脉"六经的原型。

现在把《内经》中保存下来的、以阴经为首的六经介绍如下：

## 一、厥逆六经

《素问·厥论》介绍了两种不同的六经理论。它一开始介绍的是以巨阳为首的六经，后面介绍的是以太阴为首的六经，两者的差别巨大。我们先讨论后面的这一种。它的六经排列次序是三阴在前，三阳在后。

（注：《素问》中，"厥逆六经"的名称前无"足"字，名称后无"脉"字。这些字出现在《黄帝内经太素》中，容易引起误会。）

1. "太阴厥逆，胻急挛，心痛引腹"。

"胻急挛"：据《汉语大字典》，胻通胻，指胫骨上部，也可解为脚胫。我们容易把胻急挛理解为脚胫的急挛，而忽视它的另一种解读。在《汉语大字典》和《康熙字典》中，骱可指牛脊后骨，与"胏"有别。所以经文的本义也可能指人的脊后骨。脊后骨急挛显然与脑髓有关，比脚胫的急挛严重得多。如果这样理解，太阴实际上和太阳就没有区别了。

"心痛引腹"：这里的"心"可能指心藏，也可能指胃。

总之，这种太阴与脊柱（髓）、心或肠胃有关。

2. "少阴厥逆，虚满呕变，下泄清"。

"虚满呕变"：关于"虚"字，据《说文解字》，大丘也；据《汉语大字典》，除了空虚，第一条注解是"大丘，土山"。所以这里的"虚满"可能指的是像大丘那样的实满，不一定是空虚的满。

"下泄清"：据《汉语大字典》，"清"可解为冷。

3. "厥阴厥逆，挛腰痛（《黄帝内经太素》无'痛'），虚满前闭，谵言"。

"挛腰痛"：一般认为腰与肾有关。我们在前面曾指出腰痛也可以与肝有关。

"前闭"：即小便不通。一般认为小便异常与肾有关，但也可能与肝有关。

"谵言"：据《中国医学大辞典》，较谵妄略轻，即阳明胃热证也。但《素问·宣明五气》指出，"肝为语"。这里的心证也可视为肝证，或脑证。

4. "太阳厥逆，僵仆，呕血善衄"。

"僵仆"：据《中国医学大辞典》，卒然倒地，不省人事也。显然是脑证。

"呕血"：呕为胃证，血为心证。《素问·五藏生成》中说："诸血者，皆属于心"。

"善衄"：衄指鼻出血。鼻为肺窍，心主血。此证表明太阳与肺、心有关。

5. "少阳厥逆，机关不利，机关不利者，腰不可以行，项不可以顾，发肠痈不可治，惊者死"。

"机关不利"：据《中国医学大辞典》，机关即关节。此证表明这种少阳与筋骨有关。

"肠痈"：据《中国医学大辞典》，肠内生痈也。

"惊"：据《中国医学大辞典》，有触而心动也。

6. "阳明厥逆，喘咳身热，善惊衄呕血"。

"喘咳身热"：表明阳明与肺、心的相关。

"惊衄呕血"：表明阳明与心、肺、胃、鼻有关。

**讨论：**

（1）太阴和太阳都有显著的脑髓病证。

（2）厥阴的病证与五藏理论中的肝证（谵言、小便异常、腰痛）相符。

（3）太阳和阳明都有善衄，提示太阳与阳明在鼻部的相接。

（4）少阳病证提到了肠痈。少阳与肠有关出人意料。《类经》注："肠痈发于少阳厥逆者，相火之结毒也，故不可治。若有惊者，其毒连藏，故当死"；《黄帝内经太素》注："少阳脉行胁裏，出于气街，发肠痈病犹可疗之，肠痈气逆伤胆死矣"。笔者怀疑肠痈之病也许与缓筋有关，少阳与筋是有关的。详见《灵枢·百病始生》和《灵枢·经筋》。

（5）除厥阴外，其余五经均与心（血、惊）和胃、肠有关。


以太阴为首可能体现两种含义，一是彰显月亮的主导作用，二是彰显脾（土）生万物的作用。

（注：《素问·厥论》的最后还有一段手经厥逆的经文："手太阴厥逆，虚满而咳，善呕沫，治主病者。手心主、少阴厥逆，

心痛引喉，身热死，不可治。手太阳厥逆，耳聋，泣出，项不可以顾，腰不可以俛仰，治主病者。手阳明、少阳厥逆，发喉痹，嗌肿，痓，治主病者"。《黄帝内经太素》在这些经脉的名称后都加了"脉"字。于是联系前面的"足太阴脉厥逆"等写法，使人产生存在手足十二经厥逆的错觉。这一点需要澄清。）

## 二、逆从六经

逆从六经是《素问·四时刺逆从论》中六经的简称，其内容见下表。

表 1　逆从六经病证表

| 经脉 | 经气 | | | |
| --- | --- | --- | --- | --- |
| | 有余 | 不足 | 滑 | 涩 |
| 厥阴 | 阴痹 | 热痹 | 狐疝风 | 少腹积气 |
| 少阴 | 皮痹，隐轸 | 肺痹 | 肺风疝 | 积，溲血 |
| 太阴 | 肉痹，寒中 | 脾痹 | 脾风疝 | 积，心腹时满 |
| 阳明 | 脉痹，身时热 | 心痹 | 心风疝 | 积，时善惊 |
| 太阳 | 骨痹，身重 | 肾痹 | 肾风疝 | 积，善时巅疾 |
| 少阳 | 筋痹，胁满 | 肝痹 | 肝风疝 | 积，时筋急目痛 |

经文多次提到的病证有"痹""风疝""积"，现在把它们考证如下：

"痹"：据《素问·痹论》，"风寒湿三气杂至，合而为痹也"。但据《汉语大字典》，痹也可解为"病"。这里的痹作病解比较合理。

"风疝"：据《素问·平人气象论》，"脉滑曰风"。这里的"风疝"都出现在脉滑的情况下。疝的含义在古代比较宽泛。据

《说文解字》，"疝"腹痛也；据《汉语大字典》，也可指心腹气痛或疝气；据《中国医学大辞典》，指睾丸连少腹急痛，或有形，或无形，或有声，或无声"。

"积"：据《灵枢·百病始生》，"积之始生，得寒乃生"。又"虚邪之中人也"，"传舍于肠胃之外，募原之间，留著于脉，稽留而不去，息而成积"。这里的"积"都出现在脉涩的情况下。

**讨论：**

这种六经实际上是六经和五藏的一次拼凑性的结合，它的厥阴没有任何的藏与其相配，其他五经则分别与五藏和皮、肉、脉、骨、筋相配。

1. 厥阴

"阴痹"：张景岳在《类经》中对此证的注释为"厥阴者，风木之气也。风气有余，则邪并于肝。肝经之脉，结于诸阴之分，故病为阴痹"；《黄帝内经素问译释》引张志聪注："肝经之脉，结于诸阴之分，故病为阴痹"，并称"就是属于阴性的痛痹之类"。笔者认为，如果把"狐疝风"和"少腹积气"联系起来，则阴痹的"阴"解为阴器更为恰当。请看《素问·热论》中说："厥阴脉循阴器而络于肝"；《灵枢·经脉》中说："厥阴者，肝脉也。肝者，筋之合也。筋者，聚于阴器"。

"热痹"：《类经》中张景岳对此证的注释为"厥阴之气不足，则阳邪胜之，故病生热痹"。《黄帝内经素问译释》的注释为"在痹痛的地方，肌肤有灼热感，由于厥阴之气不足，而阳邪乘之，故称热痹"。笔者推测，若"阴痹"指阴器病，则"热痹"有指阴器热证的可能。《灵枢·经筋》的足厥阴之筋有"热则纵挺不收"。其实，热为心证。"脉解六经"的厥阴有"嗌干热中"，"诊要六经"的厥阴有"中热嗌干、心烦"，"厥状六经"中的厥阴有"骺内热"。可见厥阴与心有关。众所周知，性欲和小便都与心有关。

"狐疝风"：《黄帝内经素问译释》引张景岳注："疝者，前阴少腹之病，男女五藏皆有之"。《灵枢·本藏》中说："肾下则腰尻痛"，"为狐疝"。

"少腹积气"：《素问·五藏生成》中说："有积气在小腹与阴，名曰肾痹"。已知"小（同少）"腹与阴是厥阴的部位。

所以这种六经的厥阴应该是阴部包括阴器在内的病证。

2. 少阴

"皮痹、隐轸"：据《汉语大字典》，"轸"即疹；隐疹即荨麻疹。"肺主皮"。

"肺痹、肺风疝"：肺证。

"溲血"："溲"可以与肾有关，也可以与肝有关。"血"则与心有关。

这里的少阴与肺、肾、心相关。

3. 太阴

"肉痹"：脾主肉。

"寒中"：据《中国医学大辞典》，寒气在中也，引《素问·金匮真言论》："长夏善病洞泄寒中"。

"脾痹""脾风疝"：脾证。

"心腹时满"：肠胃证。

4. 阳明

"脉痹"：心主脉。

"心痹、心风疝、时善惊"：心证。

这里提出了阳明主心的观点。

5. 太阳

"骨痹身重"：据《素问·长刺节论》，"病在骨，骨重不可举，骨髓酸痛，寒气至，名曰骨痹"。

"肾痹、肾风疝"：肾证。

"善时巅疾"：据《汉语大字典》，"巅"可解为头部，又通"颠"；而颠通"癫"。

这里的太阳表现为"善时巅疾"是容易理解的，《素问·痿论》中说："肾主身之骨髓"；《素问·玉机真藏论》中说：春脉太过令人"忽忽眩冒而巅疾"。

6. 少阳

"筋痹、筋急"：肝主筋。

"胁满、肝痹、肝风疝"：肝证。

"目痛"：肝开窍于目。

在四经理论中，肝为少阳。这种六经的少阳完全体现了肝证。

**小结：**

（1）古人把厥阴放在六经的首位，看来反映的是原始先民对生殖器的崇拜。

（2）这种六经的其余五经与完整的五藏病证和皮肉筋骨脉相配，提示这也许是六经与五藏的初次结合。

（3）五藏病证根据脉象区分为有余、不足、滑、涩四类，表明这时医家已经在诊断病情时运用了脉诊。脉诊的"滑""涩"提示当时可能采用了尺诊。

（4）五藏与皮肉筋骨脉相配，提示在治疗方法上采用的是刺法。

（5）少阴与肺、皮相关有些出人意料。但"溲血"提示少阴与肾、心有关。这里也透露了肺、肾之间的特殊关联。

（6）这里六经少阳与四经少阳肝的病证一致，使人联想到四经与六经的关联。

（7）太阳与骨、头脑的相关，特别是太阳与肾的相关引人注目。

## 第五节 以阳经为首的六经

《内经》中以阳经为首的六经有三种：以太阳为首，以阳明为首，以少阳为首。

### 一、以太阳为首的六经

这一类以太阳为首的六经包括了以巨阳为首的六经。《内经》中以巨阳为首的、完整的六经见于《素问·热论》和《素问·厥论》的"厥状六经"。

《素问·阴阳离合论》中说："阴阳者，数之可十，推之可百；数之可千，推之可万；万之大，不可胜数，然其要一也。天覆地载，万物方生。未出地者，命曰阴处，名曰阴中之阴；则出地者，命曰阴中之阳。阳予之证，阴为之主。故生因春，长因夏，收因秋，藏因冬。失常则天地四塞。阴阳之变，其在人者，亦数之可数"。

这里介绍的是把人比拟为植物，出生于地的理念。换句话说，不论阴阳，所有的六经都是"足六经"。例如《黄帝内经太素》"阳明脉解篇"的"阳明之脉病"，在《素问·阳明脉解》写为"足阳明之脉病"；《灵枢·刺节真邪》中的"大热偏身，狂而妄见、妄闻、妄言，视足阳明及大络取之"，其"足阳明"本来应该是阳明。

然而这就带来一个问题，在六经分化为手足十二经的时候，十二经中也有足六经。因此辨别《内经》中的足经属于古老的六经还是十二经中的六经，有时会成为一个棘手的问题。

（一）离合六经

《素问·阴阳离合论》的摘要如下：

"圣人南面而立。前曰广明，后曰太冲。太冲之地，名曰少阴，少阴之上，名曰太阳。太阳根起于至阴，结于命门，名曰阴中之阳。中身而上，名口广明，广明之下，名曰太阴，太阴之前，名曰阳明。阳明根起于厉兑，名曰阴中之阳。厥阴之表，名曰少阳。少阳根起于窍阴，名曰阴中之少阳。是故三阳之离合也，太阳为开（《黄帝内经太素》'开'作'关'），阳明为阖，少阳为枢"。

"外者为阳，内者为阴"，"太阴根起于隐白，名曰阴中之阴。太阴之后，名曰少阴，少阴根起于涌泉，名曰阴中之少阴。少阴之前，名曰厥阴，厥阴根起于大敦，阴之绝阳，名曰阴之绝阴。是故三阳之离合也，太阴为开（《黄帝内经太素》'开'作'关'），厥阴为阖，少阴为枢"。

（注：据《黄帝内经太素》注，平按太阳为关，关字《甲乙经》《素问》《灵枢》均作开，日本钞本均作开，乃关字省文。笔者认为"开，乃关字省文"一说不能服人，因两字的意思截然相反。乍看"开""阖""枢"的解释容易懂，"开"误为"关"的可能性大。然而细察字典，"关"除了"闭"，据《说文解字》还可解为"以木横持门户也"，或"门闩"，据《汉语大字典》）。至于"阖"，除了通"合"（解为关闭），也可指"门扇"。于是六经三阳、三阴的"关阖枢"可以理解为组成阳（門）和阴（門）的三个要件。这样的解释不同于传统的"开阖枢"，但意思是明白的，可视为对这三个字的另一种解读。門闩是司开合的，所以把"开"写为"关"不能算错。

这篇经文有些地方讲得不够清楚，显然有经文的残缺。好在

《灵枢·根结》也介绍这种六经，可以作为它的补充。

（注：这里的阳经称为阴中之阳，阴经称为阴中之阴，贯彻了前面所说"万物方生，未出地者，名曰阴处"的观点。关于三阳的走行，我们从《灵枢·邪气藏府病形》中的记载得知，太阳走行于人体的背面，阳明走行于人体的前面，少阳走行于人体的侧面，"诸阳之会，皆在于面"，邪"中于面则下阳明，中于项则下太阳，中于颊则下少阳；其中于膺背两胁，亦中其经"。）

（二）根结六经

1. 太阳

"太阳根于至阴，结于命门，命门者，目也"；"太阳为开"，"开折则肉节渎（史本和医经注释渎作'渎'）而暴疾（史本疾作'病'）起矣"，"渎者，皮（《黄帝内经太素》无'皮'）肉（《黄帝内经太素》肉后有'节'）宛焦而弱也"，"故暴病者，取之太阳，视有余不足"。

据《汉语大字典》，渎通"渎"，败坏之意；折可解为断、毁、减损，又通"窒"，堵塞之意。宛，据《说文解字》，屈草自覆也；据《汉语大字典》，可解为弯曲、摇动、好像等意。焦，据《说文解字》，火所伤也；据《汉语大字典》，可解为干枯、酥脆、卷曲等意。

关于"肉节渎（或渎）"，《黄帝内经太素》和《古今图书集成·医部全录·医经注释》中的注家没有作进一步的解释。新版《灵枢》的白话文解释也是重复那句"肉节渎而暴病起矣"，没有新意。

（注：《黄帝内经太素》把"渎"写为"渎"。关于"渎"字，《说文解字》解为"胎败也"，《汉语大字典》解为胎儿死

腹中。再看"渎"虽通"殰",但本义为"沟渠"。所以此字出现于太阳经内无法理解。笔者考虑"殰"的"歹"字旁有可能是"弓"的误写。在查看《汉语大字典》和《康熙字典》时,笔者在"弓"字旁中找到一个与"殰"字形相近的"彍"字,同"彉",其意为"弩满也,张也",引《孙子·兵势》:势如彍弩。弩弓在张满时是弯成弧形的,"反折瘛疭"可比喻为角弓反张。字典中还有一个"彉"字,其意为急张弓。这两个字表达的意思与太阳证的典型症状相符。于是笔者推测"殰"可能为"彍"或"彉"的误写。)

　　无论如何,从临床表现的角度看,若把"殰"解为败坏,则太阳证出现肌肉、关节败坏的情况是很难想象的。

　　至于"暴病"的"暴"字,有急骤之意。脑髓病可表现为"击仆"、半身不遂、"卒瘖"等症,也可以表现为反折瘛疭。如果暴病指突发的高热,也可能出现"皮肉宛焦而弱",因为据《汉语大字典》,"焦"除了烧焦,也可解为干枯。《灵枢·寒热病》中说:"暴挛痫眩,足不任身,取天柱","天柱,足太阳也"

　　总之,太阳证是脑髓和筋的病证,脑与目相连。

　　(注:"离合六经"和"根结六经"都以少阴为三阴的结尾,而不以厥阴为结尾,在六经理论中是特殊的。)

　　2. 阳明

　　"阳明根于厉兑,结于颡大,颡大者,钳耳也";"阳明为阖","阖折则气无所止息,而痿疾起矣。故痿疾者,取之阳明,视有余不足"。

　　"颡大":据《中国医学大辞典》,即头维穴;另一说为颃颡(上腭内二孔,司口内津液之分泌)。经文接着说"钳耳也",则指的应该不是前面所说的地点,而是"夹"耳的脸颊部位。

"痿疾"：关于痿，《中国医学大辞典》的注释为"手足痿软无力，百节缓纵而不收也。《素问·痿论》中说："治痿者独取阳明"，"阳明者，五藏六府之海，主闰宗筋，宗筋主束骨而利机关也。冲脉者，经脉之海也，主灌谿谷，与阳明合于宗筋。阴阳总宗筋之会，会于气街，而阳明为之长，皆属于带脉，而络于督脉"。据《中国医学大辞典》，宗筋指阴毛中横骨上下之竖筋，即阴茎内之筋脉也。不过据《汉语大字典》，"宗"可解为根本，又通众。既然经文说"宗筋主束骨而利机关"，则此宗筋实为"众筋"。

阳明与肌肉有关，其中也不能除外筋的成分。

3. 少阳

"少阳根于窍阴，结于窗笼，窗笼者，耳中也"；"少阳为枢"，"枢折即骨繇而不安于地。故骨繇者取之少阳，视有余不足"，"骨繇者，节缓而不收也。所谓骨繇者，摇故也"。据《汉语大字典》，"繇"通摇，动也。

少阳与筋、骨有关，结于耳中。"耳中"通脑。

4. 太阴

"太阴根于隐白，结于太仓"，"太阴为开"，"开折则仓廪无所输，膈洞，膈洞者，取之太阴，视有余不足"。

"太仓"：据《灵枢·胀论》，"胃者，太仓也"。

"膈洞"：据《中国医学大辞典》，指上则闭塞，下则泄泻也。

太阴与胃肠相关。

5. 厥阴

"厥阴根于大敦，结于玉英，络于膻中"，"厥阴为阖"，"阖折即气弛（史本'弛'作'绝'）而喜悲"，"悲者，取之厥阴，视有余不足"。

"玉英"：据《中国医学大辞典》，即玉堂穴（任脉穴，在胸前部，当紫宫下一等分寸）。

"膻中"：据《灵枢·海论》，"膻中者，为气之海"。根据这样的解释，气之海与肺有关，所以病情出现"气弛"；又由于"精气并于肺则悲"，所以出现"喜悲"。又据《灵枢·胀论》，"膻中者，心主之宫城也"。按照这一解释，"膻中"与心有关。（注："史本"或"史崧本"在本书中指《灵枢经》）

这里的"厥阴"与肺、心有关。

6. 少阴

"少阴根于涌泉，结于廉泉"，"少阴为枢"，"枢折则脉有所结而不通；不通者，取之少阴。视有余不足，有结者，皆取之"。

"廉泉"：据《素问·刺虐》，"舌下两脉者，廉泉也"。

根据"脉有所结而不通"和"舌下两脉者，廉泉也"，可推测少阴与心相关。


**讨论：**

从这种六经少阴治法提到的"视有余不足"，特别是最后所说的"有结者，皆取之"，可知这里说的是刺脉。但六经都有穴位的名称，是否这里讲的是刺穴疗法呢？

穴名来源于古代的刺法，所刺的部位可以是血脉，也可以是皮、肉、筋、骨。所以《灵枢·根结》六经提到的"穴位"可能本来是脉的名称，当然其中有的可能不是脉。

这是因为根据《内经》中的记载："鱼际，手鱼也"；"伏菟，伏菟上各二行行五者，此肾之街也"；"大迎"，"臂阳明有入頄遍齿者，名曰大迎"；"人迎"为"一次任脉侧之动脉"。"巨骨""绝骨""京骨"看来与刺骨有关；"合谷""阳谷""然谷"看来与刺肉有关，"人中""承浆""缺盆"则显然是解剖部位的名称。

在遥远的石器时代，古人通过尖端钝圆石器的按压，已经足以发现人体的许多穴位了。锋利的石器则可以刺脉。所以穴位的发现不必等待金属针具的出现。

（注："离合六经"和"根结六经"都以少阴结尾，而不以厥阴结尾，在六经理论中是特殊的。）

（三）刺疟六经

疟疾是我国古代的一种常见的疾病。现代医学证明它是由蚊虫叮咬传播疟原虫所致，用药物治疗。但在遥远的古代，医者只能用砭石或针来对证治疗以减轻病人的痛苦（青蒿的采用是后来的事）。对于疟疾的发作，《内经》中有详细的描述。经文说："疟之始发也，先起于毫毛，伸欠乃作，寒栗鼓颔，腰脊皆痛；寒去则内外皆热，头痛如破，渴欲冷饮"。据此古人认为疟疾的发病机理，是由于"邪气客于头项，循膂而下"，"巨阳虚则腰背头项痛"；至于它发作的周期性则用卫气的循行规律来解释，"卫气一日一夜大会与风府，其明日日下一节"。同时古人也认识到，"疟者之寒，汤火不能温也，及其热，冰水不能寒也"，所以采用了趁"疟之未发"，"因而调之"的办法。《素问·刺疟》中说："凡治疟，先发如食顷，乃可以治"，"十二疟者，其发各不同时。察其病形，以知其何脉之病也。先其发时如食顷而刺之，一刺则衰，二刺则知，三刺则已"。

对于正在发热或即将寒战的病人，古人也提出了对策。经文说："疟发身方热，刺跗上动脉，开其空，出其血，立寒。疟方欲寒，刺手阳明太阴、足阳明太阴"。不管怎样，古代医者尽到了自己的所能；而且在疟脉缓大虚时，"便宜用药"（估计为补气、补血之类的药物)。"十二经脉"的胃足阳明之脉中提到了疟。由于红细胞的大量破坏,疟疾可引起一过性黄疸。

《素问·刺疟》介绍了足六经疟、五藏(加胃)疟的病证和治法。由于它们全都采用了刺脉(出血)疗法,所以我们确认这里的足六经是六经。经文的摘要如下:

"足太阳之疟,令人腰痛头重,寒从背起","刺郄中出血"。

"腰痛头重,寒从背起":典型的太阳证。

"足少阳之疟,令人身体解㑊","恶见人,见人心惕惕然","刺足少阳"。

"身体解㑊":为髓海不足之象。

"恶见人,见人心惕惕然":心证。

"足阳明之疟","寒甚久乃热","喜见日月光火气,乃快然,刺足阳明跗上"。

"喜见日月光火气":因寒甚久。

"足太阴之疟,令人不乐,好太息,不嗜食","善呕,呕已乃衰,即取之"。

"不乐,好太息":脾藏意,这里是心意不遂所愿的表现。

"不嗜食,善呕":脾胃证。

"足少阴之疟,令人呕出甚","欲闭户牖而处,其病难已"。

"呕出甚":六经的少阴与胃肠关系密切。

"欲闭户牖而处":属于情志方面的变化,与肾有关。

"足厥阴之疟,令人腰痛,少腹满,小便不利,如癃状,非癃也,数(《黄帝内经太素》'数'后有'小')便,意恐惧,气不足,腹中悒悒,刺足厥阴"。

"腰痛":肝病可引起腰痛。

"少腹满,小便不利,如癃状":即小便不利引起膀胱胀满。这也可以是肝病的表现。

"意恐惧"：一般认为肾主恐。但肝肾同源，说肝病有恐惧意并无不妥。

"气不足，腹中悒悒"：据《汉语大字典》，"悒"，忧愁不安之意。

**小结：**

（1）刺郄中出血可治太阳的脑髓证。

（2）少阳与脑、心有关。

（3）刺足阳明跗上之脉可治阳明证。

（4）太阴与脑和脾胃有关。

（5）少阴与脑和胃肠有关。

（6）厥阴证的腰痛和小便异常令人想到肾证，但它们完全可以是肝证。《素问·阴阳应象大论》中说过，肝"在地为化"，"化生五味"。所以"小便不利，如癃状"和"气不足，腹中悒悒"这些症状完全可以用肝病来解释。

（四）诊要六经

这种六经见于《素问·诊要经终论》，其摘要如下：

1. "太阳之脉，其终也，戴眼，反折瘛疭，其色白，绝汗乃出，出则死矣。"

"戴眼"：据《中国医学大辞典》，指目睛不转而仰视。此症表明脑与目相连。《素问·三部九候论》中说："瞳子高者，太阳不足；戴眼者，太阳已绝"，"足太阳气绝者，其足不可屈伸，死必戴眼"。

"反折瘛疭"：反折即角弓反张。据《中国医学大辞典》，瘛与瘈通。《素问·玉机真藏论》中说："筋脉相引而急，病名曰瘛"。"疭"，筋脉弛张也。

"色白"：白为肺色。

"绝汗出"：肺气绝。

2. "少阳终者，耳聋，百节皆纵，目睘绝系(《灵枢·终始》作'目系绝')，绝系一日半死；其死也，色先青，白乃死矣。"

"耳聋"：耳在头侧，位属少阳。

"目睘"：据《黄帝内经素问译释》注，睘音琼。王冰："谓直视如惊貌"。

"目系绝"：即目失明。此证表明少阳不仅限于和头侧的耳相关，也与目相关。换句话说，少阳与太阳一致。

"百节皆纵"：少阳与筋骨有关。"骨为髓之府"，"有伤于筋，纵，其若不容"。

"色先青，白乃死"：青为肝色。青转白，肺气绝乃死。

3. "阳明终者，口目动作，善惊，妄言，色黄，其上下经盛，不仁，则终矣。"

"口目动作"：据《素问·金匮真言论》，脾"开窍于口"，"病之在肉"。此证表明阳明与脾、脑、筋有关。

"善惊"：一般认为是心证。阳明主心。

"妄言"：心神紊乱。

"色黄"：黄为脾色。

"不仁"：据《中国医学大辞典》，指肌肤麻木，不知痛痒。《素问·风论》中说："卫气有所凝而不行，故其肉有不仁也"；《素问·逆调论》中说："荣气虚则不仁，卫气虚则不用，荣卫俱虚，则不仁且不用"。

4. "少阴终者，面黑，齿长而垢，腹胀闭，上下不通而终矣。"

"面黑"：黑为肾色。

"齿长而垢"：据《灵枢·五味论》，"齿者，骨之所终也"；

表明这里的少阴与骨或脑髓相关。至于"而垢"的"垢"，注家解为污垢。但笔者认为任何人不注意保持口腔卫生，其牙齿都存在污垢，这一现象不能反映少阴证的特点。据《素问·痿论》："肾热者，色黑而齿槁"，因此笔者推测"垢"字可能是"槁"的误写。另外，《汉语大字典》有一"堠"字，指古代记里程的土堆，或瞭望敌情的土堡。"垢"和"槁""堠"的发音相似。

因此笔者推测，"齿长而垢"的"垢"除了可能为"齿槁"之误，也许它的本意是："众多牙齿缺失，残存的几颗牙呈堠状"。

5. "太阴终者，腹胀闭不得息，善噫，善呕，呕则逆，逆则面赤，不逆则上下不通，不通则面黑，皮毛焦而终矣。"

"腹胀闭不得息，善噫，善呕""上下不通"：表明太阴与胃肠关系密切。

"面赤"：赤为心色。

"面黑"：黑为肾色。

"皮毛焦"：肺气绝。

6. "厥阴终者，中热嗌干，善溺心烦，甚则舌卷，卵上缩而终矣。"

"中热嗌干"：内热之象。"嗌"之咽喉，为口鼻至肺、胃的通道。"中热"与心有关。

"心烦"：心证。

"善溺"：表明厥阴与小便异常有关。

"舌卷，卵上缩"：《灵枢·经脉》中说："厥阴者，肝脉也。肝者，筋之合也。筋者，聚于阴气（同器），而脉络与舌本也。故脉弗荣则筋急，筋急则引舌与卵，故唇青、舌卷、卵缩"。

**小结：**

（1）太阳有"戴眼，反折瘈疭"，少阳有"耳聋，百节皆纵，目睘绝系"，阳明有"口目动作"，也即三阳都与脑和筋脉相通、相连。

（2）三阳与人体的感觉、运动都有关，尤其是五官的感觉，以及目的转动、口、舌的运动。

（3）少阴与肾和胃肠相关。

（4）太阴与胃肠关系密切，病情严重时涉及肾、肺。

（5）厥阴与肝、筋、心、舌、卵，以及小便异常有关。

（五）厥状六经

这种六经见于《素问·厥论》的开始部分，它介绍的是以巨阳为首的六经。文中"病能"的"能"即"态"。有关病证的注解见前。

1. "巨阳之厥，则肿首头重，足不能行，发为眴仆"。据《康熙字典》，"肿"除胕肉浮满外，可解为"胀也""疾也"。据《汉语大字典》，"眴"指目摇或目眩。

2. "阳明之厥，则癫疾欲走呼，腹满不得卧，面赤而热，妄见而妄言"。

3. "少阳之厥，则暴聋，颊肿而热，胁痛，胻不可以运"。据《汉语大字典》，"胻"同胻。

4. "太阴之厥，则腹满䐜胀，后不利，不欲食，食则呕，不得卧"。

5. "少阴之厥，则口干溺赤，腹满心痛"。

6. "厥阴之厥，则少腹肿痛，腹胀，泾（或作'经'）溲不利，好卧屈膝，阴缩肿，胻内热"。

"少腹肿痛，腹胀"：看来与"泾（或作'经'，指月经）

溲不利"有关。

"好卧"：髓海不足之象。

"屈膝"：与"阴缩肿"同为筋缩之象。

"骱内热"：骱内为厥阴走行所过，"热"与心有关。

**小结：**

（1）巨阳证与太阳证一致，表现为脑证、目证，以及足不能行。

（2）阳明表现为严重的心神紊乱证、热证和胃肠证。（下经曰：胃不和则卧不安。）

（3）少阳的"聋""颊肿而热""胁痛"与它的走行一致，"骱不可以运"则提示有脑证或筋证。

（4）太阴表现为胃肠证。（下经曰：胃不和则卧不安。）

（5）少阴的"口干溺赤"涉及发热和小便，"腹满心痛"则涉及胃肠和心。

（6）厥阴与小便异常和阴器有关，其"好卧屈膝"提示与脑、筋有关。

这种六经的治法是：盛则写之，虚则补之，不盛不虚，以经取之。

（六）热论六经

《素问·热论》也是以巨阳为首的六经理论。它是一篇重要的文献，与《伤寒论》有关。它明确界定了六经病证各自的特点以及它们各自涉及的脏器，层次清楚、条理分明。它的出现表明六经理论进入了新阶段。

1. 太阳证："伤寒一日，巨阳受之，故头项痛，腰脊强"（《黄帝内经太素》本作"头项腰脊皆痛"）。

"头痛"：据《素问·奇病论》，"髓者以脑为主。脑逆故令头痛"。《灵枢·寒热病》中也说："阳逆头痛"。

"腰脊强"：表明有"强上引背"的症状，或脊背的筋挛。

2. 阳明证："阳明主肉，其脉侠鼻，络于目，故身热、目痛而鼻干，不得卧"。

"阳明主肉"：传统认为"脾主肌肉"。"阳明主肉"是这一论点的重大改变。肌肉从脾的"意"所主改为心的"意"所主。

"侠鼻"和"鼻干"表明了阳明与肺的关联。

"络于目"和"目痛"表明了阳明可以通过目与脑相连。

"身热"为心证。

"不得卧"为胃证。《素问·逆调论》中说："胃不和则卧不安。"

3. 少阳证："少阳主骨（《素问》'骨'作'胆'），其脉循胁络于耳，故胸胁痛，耳聋"。

"少阳主骨"：详细解释见"以少阳为首的六经"。这里只提供一种简单的解释，见史崧本《灵枢》和《古今图书集成·医部全录·医经注释》中《灵枢·本输》的原文。它们的原文为："少阳属肾，肾上连肺，故将两藏"。众所周知，肾主骨。既然经文说"少阳属肾"，则"少阳主骨"就不需要解释了。

"少阳主胆"是比较容易理解的。参见本书前面有关胆府的讨论。

"耳聋"：据《灵枢·根结》，"少阳结于窗笼，窗笼者，耳中也"。

4. 太阴证："太阴脉布胃中，络于嗌，故腹满而嗌干"。

"布胃中"与"根结六经""结于太仓"的提法完全一致。

"嗌干"：据《中国医学大辞典》，嗌为喉下之食管。

5. 少阴证："少阴脉贯肾，络于肺，系舌本，故口燥舌干而渴"。

"少阴脉贯肾，络于肺"：关于肾、肺之间的密切联系，我们在《内经》中已经多次见过。

"系舌本"：《素问·奇病论》中说："胞络者系于肾，少阴之脉贯肾系舌本，故不能言"；《灵枢·忧恚无言》中说："足之少阴上系于舌"。

"口燥舌干而渴"：提示少阴与胃肠的相关，有缺水或热象存在。

看来这种六经的少阴向上只到口舌，还没有到达目和脑。（"脉解六经"的少阴是上升到目和脑的。）

6. 厥阴证："厥阴脉循阴器而络于肝，故烦满而囊缩"。

"烦满"二字值得推敲。这里的"烦"没有"心"与它相连，组成"烦心"或"心烦"。单个的"烦"字，据《说文解字》，为热头痛。如果按这样的解释，则这里的厥阴肝是上头的；或者说，这种六经进入厥阴后又能回到头部的太阳。至于"满"，据《汉语大字典》，同懑，即闷，提示着心证；也即厥阴与心存在某种关联。

"囊缩"自然是阴器病。


**小结：**

（1）"热论"确定了巨阳与头脑、脊髓和筋的相关。（注：巨阳只有"头项痛"，无目证。也许这时的医家还没有发现或注意到脑与目的相连，只强调了阳明与目的相关。）

（2）"热论"的阳明（心）通过目、鼻上升到脑，取代了脾主肉的功能。

（3）"热论"同时强调了少阳与头脑的关系。显示了六经理论这一学派的重大影响力。

（4）太阴的功能缩回到《灵枢》根结六经太阴的水平，只限于胃肠。

（5）少阴贯串了肺和肾，向上与舌本相系，仅保留了少阴与胃肠道相连的痕迹。

（6）厥阴的走行虽然在横膈以下，但其病证的"烦满"提示了它可能与头脑和心相关。

关于"热论"与"伤寒"的关系，我们以后另外讨论。

（七）脉解六经

这篇以太阳为首的六经本应放在以巨阳为首的"厥状六经"和"热论六经"之前。鉴于它的原文较长，涉及的内容较多，所以留在最后讨论。

《素问·脉解》像"阳明脉解篇"一样，经文的原文与注解文字交织在一起。现在我们把经文提到的主要病证摘录如下，以便讨论。这篇经文中有关少阳的论述很少，可能有经文的缺失。

1. 太阳病证："肿腰脽痛""偏虚为跛""强上引背""耳鸣""甚则狂巅疾""浮为聋""入中为瘖""内夺而厥，则为瘖俳，此肾虚也，少阴不至者，厥也"。

（1）病证注释

这里的太阳证没有头证，令人诧异。

"肿"：据《康熙字典》，肿可解为"痛""疾也""肤肉浮满""胀也"，又"瘣也"（结块）。《黄帝内经太素》本对"肿腰脽痛"的注解是"发肿于肤肉，生痛于腰"。《黄帝内经素问译释》引张景岳、王冰注后说："按即腰部肿胀，臀部疼痛"。这些注释都符合经文本义。

不过据《汉语大字典》，"肿"可解为"头部胀痛"；又引《吕氏春秋·尽数》高诱注："肿与风，皆首疾"。这一注释使

"肿"符合太阳有头证传统认知，但不免有牵强之嫌。

太阳证没有头证，也不从"头"证讲起，有些奇怪。其实"肿腰脽痛"正是太阳下段的病证（注：人们往往以为这是肾证）。回想《素问·六节藏象论》肝藏的"罢极之本"，《素问·五藏生成》肝痹的"腰痛、足清、头痛"，"厥逆六经"厥阴厥逆的"挛腰痛"和"骬"为脊后骨的注解，以及"肝肾同源"的理念，我们就可以明白脊柱、脊髓是太阳的根本。加上"脉解六经"的太阳无目证，有耳证；同时其少阳无耳证。把这些情况综合起来，可知"脉解六经"确实是一种古老的六经理论。当时的医家可能还没有发现目与脑的联系，但耳在头的范围之内。（据《汉语大字典》，"头"指头部有髮的部分。）

"脽"：《说文解字》解为尻。《汉语大字典》又称可解为臀或尾椎骨。

"跛"：据《中国医学大辞典》，足偏废也。"偏虚为跛"实际上指的是半身不遂，一般是中风的后遗症。

"强上引背"：为角弓反张。《黄帝内经素问译释》引王冰注：强上谓颈项禁强也，甚则引背矣。换句话说，即角弓反张。

"耳鸣""聋"：这里两次提到的耳证属太阳证，或头证；也可视为肝证或肾证。

"瘖"，据《中国医学大辞典》，不能言也。按照"肝为语"的理念，应属肝证，或头（脑）证。但也可视为肾证。《素问·奇病》中说："少阴之脉，贯肾系舌本，故不能言"；《灵枢·杂病》中说："厥气走喉而不能言，手足清，大便不利，取足少阴"。

"俳"：据《汉语大字典》，废也，引王冰注："肾气内夺而不顺，则舌瘖足废"。

"内夺"：《黄帝内经素问译释》解为色欲过度，精气耗散。

"厥"：为肾证。据《中国医学大辞典》，指气上逆而阴阳失调，轻则四肢寒冷，重则不省人事也。

"狂"：可视为心证。据《灵枢·邪气藏府病形》，心脉缓甚为"狂"，微涩为"颠疾"。据《素问·厥论》，阳明病证有'癫疾欲走呼'。又据《素问·阳明脉解》，阳明病证有"弃衣而走，登高而歌"等癫狂表现。逆从六经的阳明是主心的。但据《素问·阴阳类论》："病在肾，骂詈妄行，巅疾为狂"，这里也是肾证。

"巅疾"：据《汉语大字典》，古代"颠""巅""癫"互通。

（2）病证特点：

①太阳证集中表达了脑髓疾病的突发症状和脑中风的后遗症，并且强调脑中风的病因为"内夺"，也即太阳与肾密切相关。（古人认为精液为"液"，详见后文。）

②脉解篇的太阳证涉及头、脑、肝、筋、心、肾等。

③太阳的头证中两次提到耳证，强调了耳与肾、脑的相关。

2. 少阳病证："心胁痛""不可反侧""甚则跃"。

（1）病证注释

"心胁痛""不可反侧"：经文本来的注解是"少阳盛也，盛者，心之所表也"。古人认为这里心胁痛的少阳证是心藏病引起的。不过"心"也可理解为"胃"。《素问·至真要大论》"岁阳明在泉"中说："民病喜呕，呕有苦，善太息，心胁痛不能反侧"。看来"心胁痛不能反侧"相当于胆证（参见"十二经脉"）。

已知"胁痛"是肝证。据《灵枢·本藏》："肝大则逼胃""肝下则逼胃"。所以这里的"心胁痛"也可以理解为肝病迫胃的症状，而肝主筋。

"甚则跃"：《古今图书集成·医部全录·医经注释》引王冰

注："躍谓跳躍"。这里最让人难以理解的是为什么病人"心胁痛"到"不可反侧"的时候还能跳跃。《黄帝内经素问译释》也解释说："九月"，"人身的阳气也由表而入里，阴气旺盛在上部，阳气向下而生长，活动于两足，所以容易发生跳跃的状态"。

　　我们记得在"根结六经"中，少阳病证是"节缓而不收"，在"诊要六经"中，少阳病证是"百节皆纵"。但据《素问·生气通天论》："大筋緛短，小筋弛长。緛短为拘，弛长为痿"。所以筋病应该有两种表现，一是"拘"，一是"痿"。"根结六经"和"诊要六经"中的筋病只提到"痿"，而没有提到筋病的"拘"。其实筋病完全可以表现为拘急。《灵枢·癫狂》中说："筋癫疾者，身倦挛急"。据《汉语大字典》，"倦"用同捲；捲，收卷之意。

　　这里的"不可反侧"可能是严重的"心胁痛"所致；但"甚则躍"的"躍"实在可疑。

　　细察《汉语大字典》，我们发现有两个字与"躍"的字形相近。一为"趯"，行貌，显然不宜用于经文的解释；一为"躇"，同"踡"，为蜷曲不伸之意。因此笔者推测，"躍"很可能是"躇"的误写。

　　若"躍"确为"躇"之误，则此证与筋挛有关，"蜷"表明的是全身诸筋挛缩的症状。

　　（2）病证特点

　　《素问·脉解》六经中，少阳一节的字数最少。笔者怀疑可能有经文的缺失。少阳在这里强调的是胆证或肝证，兼胃（心）证和筋证。看来它很像"热论六经"的胆，但没有耳证。在"脉解六经"中，耳属于太阳。

　　3. 阳明病证："洒洒振寒"，"胫肿而股不收"，"上喘而为水"，"胸痛少气"，"甚则厥，恶人与火，闻木音则惕然而惊"，"欲独闭户牖而处"，"病至则欲乘高而歌，弃衣而走"，"客孙脉则头痛鼻衄腹肿"，"阳明并于上，上者则其孙脉太阴也，故头痛鼻衄腹肿也"。（《古今图书集成·医部全录·医经注释》和《素问》都把后面的"孙脉"写成"孙络"，与前面的写法矛盾。这里采用《黄帝内经太素》的写法，前后一致。无论怎样写，关键是阳明和太阴都在头部。）

（1）病证注释

"洒洒振寒"：与《素问·至真要大论》"岁厥阴在泉"一段中"风淫所胜"的症状"洒洒振寒"相同，为外风入侵之象。《素问·玉机真藏论》中说："风者，百病之长也"。

"胫肿"：据《素问·平人气象论》，"足胫肿曰水"。《素问·脉要精微论》中有关脾脉的病证有："其软而散、色不泽者，当病足胻肿，若水状也"。《素问·逆调论》中又说："肾者，水也"，"肾者水藏，主津液"。所以这里的阳明除了与心有关，也与脾、肾有关。

"股不收"：据《中国医学大辞典》，"股不能屈伸也"，"故胫肿而股不收也"。

"上喘而为水，胸痛少气"，反映了心肺之间的关系和水液潴留的一种表现。"喘"和"少气"为肾证。

"甚则厥"：《灵枢·本神》中说："肾气虚则厥"。

"恶人与火，闻木音惕然而惊"：恶火表明病人已有高热，恶人表明病人心情烦躁。至于畏惧木音，注家用五行学说的土恶木来解释。其实，木能生火，在高热的情况下听到木音自然会吃惊的。如前所注，惊为心证。

"欲独闭户牖而处"：据《素问·疟论》，足少阴疟的病证中有"欲闭户牖而处"。因此这个症状可以是肾证。

"病至则欲乘高而歌，弃衣而走"：与《素问·阳明脉解》描述的神明紊乱或心证是一致的。《素问·脉解》的太阴证中提到"阳明络属心"。

"头痛"：此证表明阳明与肝、脑的相通。

"鼻衄"：阳明与鼻相关。（在厥逆六经中，阳明有"衄"。）

"腹肿"：表明腹内有大量水液的潴留。《灵枢·本神》中说："肾气实则胀"。

"阳明并于上。上者则其孙脉太阴也"：这句话证实了太阴在头。其位置可能高于阳明，与阳明同在头部。（据《汉语大字典》，"上"可解为高处或物体的上端。《灵枢·口问》中说："上气不足，脑为之不满，耳为之苦鸣，头为之苦倾，目为之眩"。所以这里的"上"可以理解为"头"。）

（2）病证特点：

①《素问·脉解》的阳明确定了它与头、脑、肺、肝、肾、心（胃）有广泛的联系，彰显了阳明的重要地位和作用。阳明与鼻的相关在"十二经脉"中有重要意义。

②它告诉我们太阴曾位于阳明的上方，与"头痛、鼻衄"有关。这一记载与《素问·玉机真藏论》中所说孤藏脾的病证"九窍不通"和《素问·太阴阳明论》中所说"脾藏者，常著胃土之精也"，"故上下至头足"是一致的。

4. 太阴病证："病胀""上走心为噫""食则呕""得后与气则快然如衰"。后一句在《灵枢·经脉》脾足太阴之脉中写为"得后出（史本无'出'）余气则快然如衰"。据《汉语大字典》，"后"可解为肛门；"与"可解为发出。

这里的太阴病证只有胃肠症状，与《灵枢·根结》所载"太阴根于隐白，结于太仓"的说法一致，似乎与脑髓无关。不过前面的阳明中提到"阳明并于上。上者则其孙脉太阴也""头痛""鼻衄",表明太阴与脑髓之间是有联系的。(注:在《素问·阴阳应象大论》的五藏理论中,春气在头的肝"在地为化,化生五味"。所以头脑与内脏和体内外物质、能量的转化都是有关的。)

5. 少阴病证:"腰痛","少阴者,肾也","呕咳上气喘","色色(《黄帝内经太素》作'邑邑')不能久立、久坐,起则目䀮䀮无所见,少气善怒","善怒者名曰煎(《黄帝内经太素》本作'前')厥","恐如人将捕之","恶闻食臭","面黑如地色","咳则有血"。(据《汉语大字典》,䀮为目不明之意。)

(1)病证注释

"腰痛":《素问·脉要精微论》中说:"腰者,肾之府,转摇不能,肾将惫矣"。"腰"在古代不一定属于肾。在《素问·五藏生成》中,肝痹有"腰痛"证。

"色色":据《汉语大字典》,色,惊惧之意。据《康熙字典》,色,惊貌。"邑邑":据《汉语大字典》,邑通悒,愁闷不乐貌。

"不能久立":《素问·脉要精微论》中说:"骨者髓之府,不能久立,行则振掉,骨将惫矣"。此证为骨病的表现。

"起则目䀮䀮无所见":《灵枢·邪气藏府病形》"五藏之病变"中说,肾脉"微滑为骨痿,坐不能起,起则目无所见"。

"少气":据《中国医学大辞典》,少气可以是脾证、肺证,也可以是肾证。《灵枢·癫狂病》中说:"少气,身漯漯也,言汲汲也","补足少阴"。

"善怒":《素问·阴阳应象大论》中说:"肝在志为怒"。《素问·缪刺论》中说:"邪客于足少阴之络","无故善怒","刺足下中央之脉"。

"煎厥":《中国医学大辞典》解为煎迫气逆之病。《黄帝内经素问译释》说："煎"是形容词；因这种厥的发生不是偶然，而是有其一定的远因，如物之煎熬而然。《灵枢·本神》中说："肾气虚则厥"。

"恐如人将捕之"：《素问·阴阳应象大论》中说："肾在志为恐"。《灵枢·本神》中说："肝气虚则恐，实则怒"。实际上怒、恐也与心有关。《素问·调经论》中说："血有余则怒，不足则恐"。

"呕""恶闻食臭"：《灵枢·热病》中说："不欲饮食，先取涌泉见血"；《素问·厥论》中的厥逆六经："少阴厥逆，虚满呕变"。所以"呕"虽为胃证，但当时古人认为与少阴肾有关。据《汉语大字典》，臭为气味的总称，可指香气，也可指秽恶难闻的气味。

"咳，上气喘"，"咳则有血"：表明肺、肾、心之间的密切关联。

"面黑如地色"：《素问·五藏生成》中说："黑当肾"。

（2）病证特点

①少阴的"目肮肮无所见""善怒""恐如人将捕之"，与《素问·藏气法时论》"五藏病者"中"肝病者"的症状几乎完全相同。这一相同提示少阴肾与厥阴肝之间存在共同的特性。

②在少阴中，肾与肝、脑、肺、心、胃的关系密切。

③这里的少阴虽然于肾相关，但无积水证、小便异常证、膀胱证、阴器证。

**讨论：**

这篇经文确定了少阴与肾相关，也提到了少阴肾与腰的相关。在其他古老的六经理论中，只有"热论"的少阴提到"肾"字；只有这篇经文同时提到了"肾"和"腰痛"。详见后面的讨论。

6.厥阴病证:"㿗疝,妇人少腹肿","㿗疝少腹肿","腰脊痛不可以俛仰","㿗癃疝肤胀"(《黄帝内经太素》作"钉癃肤胀"),"甚则嗌干热中"。

(1)病证注释

"妇人少腹肿":据《中国医学大辞典》,少腹指脐以下的腹部,男性有膀胱在内,亦称小腹。在女性则既有膀胱,也有女子胞等在内。

"㿗疝":据《汉语大字典》,㿗有下坠之意;㿗、癫、癀同。但"癀"也指阴部病,引《诸病源候论·妇人杂病》:"此或因带下,或举重,或因产时用力,损于胞门,损于子藏,肠下乘而成癀"。据《中国医学大辞典》,㿗疝指少腹控卵,肿急绞痛,甚则阴囊肿大,如斗,如栲栳,或顽癫不仁也。据《汉语大字典》,栲栳即笆斗,为用柳条或竹篾编成的圆形盛物器具。这里的病证已涉及阴器。、

"钉癃":据《汉语大字典》,"钉"有紧迫之意。这里指紧迫欲小便而小便不通。

"肤胀":六经的厥阴出现皮肤的胀证仅此一例,令人生疑。《灵枢·水胀》曾提到"水与肤胀、鼓胀、肠覃、石瘕"的鉴别,其中说:"肤胀者,寒气客于皮肤之间,𪔿𪔿然不坚,腹大,身尽肿,皮厚,按其腹,窅而不起,腹色不变,此其候也"。据《汉语大字典》,𪔿,象声词;窅,凹下之意。(注:《黄帝内经太素》"肤胀"作"膚胀"。据《康熙字典》,"肤"与"膚"同,"膚"除解为皮,也可指豕肉。)

《灵枢·根结》中说:"厥阴为枢","枢折即气绝而喜悲"。按照这一说法,厥阴与气有关。但为什么气病发生于皮,仍然费解。从《丹溪心法》所载"十二经见证"中的手少阳三焦经见证我们得知,它表现有"气满。皮肤殼殼然坚而不痛",类似

"脉解六经"厥阴中提到的"肤胀"。因此笔者推测"根结六经"的厥阴与肺气有关，因为它"结于玉英，络与膻中"，而膻中是与气有关的。

不过结合小便不畅的癃证，笔者推测这里的"肤"也有可能为"腹"字之误，也即这里出现的可能是积水证。《素问·脉要精微论》中说，肝病有溢饮证。总之，不管是否与"癃"有关，也不管是气胀，还是水胀，考虑到《素问·阴阳应象大论》中所说的肝"在地为化"，也即肝与运化有关，这里出现"胀"的病证是说得通的。

"嗌干热中"：据《中国医学大辞典》，"嗌干"指食管口干涸也。据《中国医学大辞典》，"热中"有三种解释：风证之因热而中者，火气在腹中，消瘅之别称。这个病证让我们想起"诊要六经"厥阴终者的"中热嗌干"和"逆从六经"厥阴的"热痹"。据《灵枢·厥病》，"厥头痛，头脉痛，心悲善泣，视头动脉反盛者，刺尽去血，後调足厥阴"。按照这个记载，足厥阴与头和心都有关联。足厥阴可视为厥阴。

"腰脊痛不可以俛仰"：厥逆六经的厥阴厥逆有"挛腰痛"。如前所述，肝、肾都与腰有关。

（2）病证特点：

①厥阴主要与少腹的膀胱和内外生殖器官有关（女性为子宫、卵巢等，男性为阴器和睾丸等）。

②与水代谢障碍有关。

③与小便不通有关。

④与膻中或三焦的气有关。

⑤与腰脊痛有关。这里的"腰痛"中夹有"脊"字表明厥阴与肾相关。

⑥与内脏的发热有关。

（注：关于"腰脊痛"和"腰痛"的考证。在《灵枢·经脉》"十二经脉"的肝足厥阴中，"腰痛不可以俯仰"的写法与《黄帝内经太素》本"十二经脉"中"肝足厥阴之脉"内的这几个字写法相同，都没有"脊"字。但在《素问·脉解》，上述经文写为"腰脊痛不可以俯仰"，多了一个"脊"字；《黄帝内经太素》"脉解篇"中的记载与《素问》中的记载完全相同，也有"脊"字。）

可见"十二经脉"中肝足厥阴的"腰痛不可以俯仰"与脉解六经中厥阴的这个病证相比，确实少了一个"脊"字；或者说后者比前者多了一个"脊"字。这个一字之差说明了什么问题？

《黄帝内经太素》卷三十中附有关于"腰痛"的记载。这些记载见于《素问·刺腰痛》中。它一开始先介绍了足六经腰痛的症状和治法，缺足太阴；然后再介绍一些零散的有关腰痛的记载。

我们先看《素问·刺腰痛》中的两条经文：

"足太阳脉令人腰痛，引项脊尻，背如重状，刺其郄中太阳正经出血，春无见血"。

"腰痛侠脊而痛，至头沈沈然，目眈眈欲僵仆，刺足太阳郄中出血"。

上面两条记载都在腰痛的病证中提到"脊"，它们采用的治法完全相同。

值得注意的是，在足六经腰痛中，除了足太阳的腰痛有"脊"，只有足少阴提到"痛引脊内廉"，而其余三条都没提到"脊"字。根据以上情况可知，腰痛涉及脊的主要是足太阳、足少阴。可见"腰痛不可以俯仰"和"腰脊痛不可以俯仰"的区别在于有"脊"者指的是足太阳或足少阴型的腰痛，无"脊"

者指的是其他足经的腰痛。

《素问·玉机真藏论》中说："冬脉者，肾也"，"太过则令人解㑊，脊脉痛而少气，不欲言；其不及则令人心悬如病饥，䏚中清，脊中痛，少腹满，小便变"。这一记载也可以证明"脊脉痛"和"脊中痛"中"脊"字的含义。

因此"腰脊痛不可以俛仰"与"腰痛不可以俛仰"相比，前者只是强调腰痛属于足太阳型或足少阴型而已。所以脉解六经厥阴的"腰痛"中保留了"脊"字就是强调了这里的厥阴与肾有关。

## 二、以阳明为首的六经

六经以阳明为首显然是由于阳明多血多气的缘故。由于阳明主心，而心与胃在古代经常混同在一起，所以《内经》有如下记载。例如《素问·阳明脉解》中说："阳明者，胃脉也"。《素问·痿论》中说："阳明者，五藏六府之海"。《素问·太阴阳明论》中说："阳明者"，"五藏六府之海也"。《灵枢·动输》中说："胃为五藏六府之海"。《灵枢·经水》中说："足阳明，五藏六府之海也"。在《内经》中这条脉有时称为冲脉。《灵枢·逆顺肥瘦》中说："冲脉者，五藏六府之海也"。

《灵枢·寒热病》说："足阳明有挟鼻入于面者，名曰悬颅，属口对入，系目本。""诊要六经"的阳明终者有"口目动作、妄言、不仁"，可见阳明与脑是相通的。

《内经》中有一种以足阳明、太阴为首的十二经，见于《灵枢·九针论》和《黄帝内经太素》"知形志所宜"："足阳明太阴为表里，少阳厥阴为表里，太阳少阴为表里，是谓足之阴阳也；手阳明太阴为表里，少阳心主为表里，太阳少阴为表里，是谓手之阴阳也"。（凡治病必先去其血，去其所苦，伺之所欲，然后写有余，补不足。)

（注：《内经》中还有一种以足太阳、少阴为首的十二经，见于《素问·血气形志》："足太阳、少阴为表里，少阳与厥阴为表里，阳明与太阴为表里，是为足阴阳也；手太阳与少阴为表里，少阳与心主为表里，阳明与太阴为表里，是为手之阴阳也。今知手足阴阳所苦，凡治病必先去其血，乃去其所苦，伺之所欲，然后写有余，补不足"。)

这两种阴阳配对的手足十二经看起来都以阳经开头，经脉的配对都是阳经在前、阴经在后，内容并无差别，只是它们的排列方式不同。显然前者来源于以太阳为首的六经：太阳、少阳、阳明，太阴、少阴、厥阴；后者来源于以阳明为首的六经，估计为：阳明、太阴，太阳，少阴、少阳、心主（这种阴阳配对的六经不见于《内经》）。令人感兴趣的是两者在足经中都有"厥阴"，在手经中都有"心主"。关于为什么一条经会出现两个名字，请见后面的讨论。在这里我们先讨论《内经》中收录的以阳明为首的六经。

以阳明为首的六经见于《素问·皮部论》。该论根据皮部颜色的不同判断病情，例如多青为痛，多黑为痹，黄赤为热，多寒为白等。现摘要如下：

"阳明之阳，名曰害蜚，上下同法。视其部中有浮络者，皆阳明之络也"。

"少阳之阳，名曰枢持，上下同法。视其部中有浮络者，皆少阳之络也"。

"太阳之阳，名曰关枢，上下同法。视其部中有浮络者，皆太阳之络也"。

"少阴之阴，名曰枢儒，上下同法。视其部中有浮络者，皆少阴之络也"。

"心主之阴，名曰害肩，上下同法。视其部中有浮络者，皆心主之络也"。

"太阴之阴，名曰关蛰，上下同法。视其部中有浮络者，皆太阴之络也"。

这种六经没有"厥阴"，把"厥阴"称为"心主"，而且反复强调"上下同法"。可想而知它衍化出来的手足十二经不会出现手厥阴、足厥阴，而出现手心主、足心主。

于是我们可以认为，前面提到的两种手足十二经之所以把"手厥阴"称为"手心主"，显然是受到了这种六经理论的影响。其次，它们的足经有"厥阴"，手经有"心主"，表明它们是由以太阳为首的六经和以阳明为首的六经各自衍化为十二经以后，互相结合而成的。

然而《素问·皮部论》六经的排列方式是三阳在前，三阴在后；当它衍化为手足十二经时只能出现"足阳明、手阳明，足少阳、手少阳，足太阳、手太阳、足少阴、手少阴，足心主、手心主，足太阴、手太阴"，而不会出现阴阳经配对的情况。

因此笔者推测《内经》中还应该有一种以阳明为首的六经。它遵守"上下同法"的规定，其"厥阴"也称为"心主"，不过其六经的排列不是三阳在前、三阴在后，而是阴阳配对的（见上述"阳明、太阴，太阳、少阴，少阳、心主"）。只有存在这样的、以阳明为首的六经，才有可能与以太阳为首的六经各自衍化为十二经以后，互相结合，出现足经有"厥阴"，手经有"心主"的不一致的情况。（注："足心主"改名"足厥阴"表明此经的位置已经从足中趾转移到足大趾。"手心主"的名称不改表明其位置未变，仍在手中指。又，这种以阳明为首、阴阳配对的六经其"少阳"位于"心主"之前。这一特点涉及"十二经脉"中最后四条经脉的安排，详见后。）

### 三、以少阳为首的六经

我们在《内经》中找不到这种以少阳为首的六经的具体论述，关于它的走行分布和病证特点也无从了解。笔者曾怀疑这种理论大概是随着某个诸侯国的灭亡而消失了，也许它们在《内经》缺失的七卷之中。

《素问·六节藏象论》后面突然出现的一段讨论"人迎、寸口"的经文，这段经文提示了以少阳为首的六经的存在。具体内容如下：

"故人迎一盛，病在少阳；二盛，病在太阳；三盛，病在阳明；四盛已上为格阳。寸口一盛，病在厥阴；二盛，病在少阴；三盛，病在太阴；四盛已上为关阴。人迎与寸口俱盛四倍已上为关格，关格之脉羸，不能极于天地之精气，则死矣"。（注：这段经文不见于《黄帝内经太素》专门论述脉诊的卷十四和卷十五。）

若把这段经文中的六经名称提取出来，即可得到：少阳，太阳，阳明，厥阴，少阴，太阴（三阳在前，三阴在后）。

我们相信这种六经的存在，是因为《黄帝内经太素》的人迎脉口诊一节中有两种以足少阳为首的十二经，其经文与《灵枢·终始》和《灵枢·禁服》中的记载完全一致。它们都论述了人迎和脉口、寸口的一盛、二盛、三盛等等。（注：如前所述，医者用自己的人迎和寸口为对照可以分别测得患者人迎、寸口的脉象，加以比较；但脉象的"盛数"或"倍数"怎样测得，难以理解。）

令人遗憾的是，我们在《内经》中既找不到这种六经走行、病证完整的论述，也找不到以足少阳为首的十二经的走行、病证完整的论述。关于《灵枢·终始》和《灵枢·禁服》，详见后面的专题讨论。

《素问·热论》中说："少阳主胆"（《黄帝内经太素》'胆'作"骨"）。以少阳为首的六经理论似乎在古代医学中占有重要地位，与"故伤左角，右足不用"的发现，以及解剖证明脑分左右两半有关。少阳在头部实际上相当于半个太阳。这一发现意义重大。

然而当我们用医学观点来看这种以少阳为首的六经理论时，却发现它在理论上是站不住脚的。

首先，这种六经的三阳把少阳放在首位，置于太阳之前，显然不合理；因为半脑不应大于、高于全脑。再说把少阳置于阳明之前，也不合理，因为"阳明常多气多血"，而"少阳常少血多气"。

其次，这种六经的三阴把厥阴放在首位，出人意料，因为厥阴指的是人体的少腹和阴器部位。我们只在"逆从六经"中看到这条经脉居于首位，它有可能提示着远古人类对生殖器的崇拜。那么这里把它放在三阴首位的做法是否意味着人们在崇拜生殖器呢？仔细想一想，这种可能性是不能除外的。因为若把它的三阳、三阴颠倒为三阴、三阳，它就很像"逆从六经"了；而这样的六经大概比"逆从六经"更为古老。

这种六经的三阴除了把厥阴放在首位，还把少阴放在第二位，太阴放在最末位。据《汉语大字典》，"太"，大也。把大阴放在少阴之后已经不合理了，何况把它放在三阴的最末位。所以三阴的安排不合理。（注：关于以太阴为首的六经，《内经》中有"太阴阳明论"的六经和"厥逆六经"。《素问·太阴阳明论》指出，"太阴阳明为表里，脾胃脉也"，"脾藏者，常著胃土之精也；土者，生万物而法天地，故上下至头足"。因此太阴理应居于三阴的首位。这一点在《素问·阴阳类论》中已经有明确的记载："三阴者，六经之所主也，交于太阴"。）

　　现在看来，这种以少阳为首的六经理论的失传，恐怕不见得是由于经文的缺失，更大的可能是由于它非常古老，又与医学理论相悖，无法令人信服。远古的先民未必有多少医学知识，也不会有成熟的医学理论来验证这种六经的是非曲直，因而当时提出这样的六经，并无不妥。例如对经脉阴阳的区分，就经历了漫长的过程。古人曾提出五藏六府脉是向心流注的理论，后来才知手足十二经的循环。所以当古人具有一定医学知识的时候就不再谈论这种六经了。据此推测，仅凭印象中的这种六经衍化出来的以足少阳为首的十二经，其各经只有名称，而无病证，就不值得奇怪了。

　　《内经》保留下来的有关少阳的记载很少，请参见下文。

## 第六节　少阳主骨的问题

　　关于"少阳主骨"，我们在前面《素问·热论》的讨论中曾提到一种简单的解释方法，即引用《灵枢·本输》的"少阳属肾"。现在我们做进一步的考证。

　　如前所述，《素问·热论》中的少阳主胆；《黄帝内经太素》热论中的少阳主骨。《黄帝内经太素》引全元起注："少阳者，肝之表。肝候筋，筋会于骨，是少阳之气所荣，故言骨"。我们都很熟悉，"肾主骨"。

　　"根结六经"的少阳证有"节缓而不收"，表明少阳与筋骨有关。我们在《内经》中常见"筋骨"一词，列举如下。

　　《素问·生气通天论》中说："暮而收拒，无扰筋骨"。

　　《素问·著至教论》中说："病伤五藏，筋骨以消"。

　　《素问·长刺节论》中说："无伤筋骨，伤筋骨，痈发若变"。

　　《素问·至真要大论》在"阳明司天""病本于肝"一节中提到"筋骨内变"。

《素问·气交变大论》在"岁土不及，风乃大行"一节中提到"筋骨繇复"；在"岁水不及""复则大风暴发"一节中提到"筋骨并辟"。

《灵枢·本藏》中说："筋骨劲强，关节清利"。据《汉语大字典》，"辟"可解为罪、惩罚，又通躄，脚病。

此外，"筋骨"在《素问·四时刺逆从论》中曾经和"络脉""经脉""肌肉"一起，并列为四季的刺治部位，有"春刺筋骨""夏刺筋骨""秋刺筋骨"的提法。

从《素问·灵兰秘典论》肝主谋虑、胆主决断的提法看来，肝胆是难解难分的，而且胆高于肝。在"逆从六经"中，少阳实际上是肝证。已知肝主怒、肝为语，而《灵枢·杂病》中有这样的记载："怒而多言，刺足少阳"。这一记载证明少阳即肝。

关于少阳和髓的相关，《内经》中还有以下例证：

《素问·骨空论》中说："淫泺胫酸，不能久立，治少阳之维"。据《汉语大字典》，"淫"可解为放纵淫欲；"泺"可解为酸痛无力；"维"，络也。这是少阳与髓相关的明确记载。我们记得《素问·刺要》中说过，"刺骨无伤髓，髓伤则销铄胻酸，体解㑊然不去矣"。据《汉语大字典》，销同消；铄，消毁之意。

我们记得在四经理论中，肝为少阳。在"逆从六经"中，少阳实际上是肝证和筋证，在"热论六经"中，少阳主胆或主骨。已知肾主骨。所以这些记载表明肝、胆、骨（肾）、筋之间存在密切的关联。

"少阳主骨"的理念在"十二经脉"中表达为胆足少阳的"是主骨所生病者"。

## 第七节 各种六经理论的回顾

为了简明地回顾六经的情况，分别把三阳和三阴病证列表如下。

## 一、各种六经的三阳病证

### 表2　各种六经理论的三阳病证

| | 太阳 | 阳明 | 少阳 |
|---|---|---|---|
| 厥逆六经 | 僵仆，呕血，善衄 | 喘咳身热，善惊衄呕血 | 机关不利，机关不利者，腰不可以行，项不可以顾，发肠痈不可治，惊者死 |
| 逆从六经 | 骨痹，身重，肾痹，肾风疝，积，善时巅疾 | 脉痹，身时热，心痹，心风疝，积，时善惊 | 筋痹，胁满，肝痹，肝风疝，积，时筋急目痛 |
| 根结六经 | 肉节渎而暴病起矣 | 气无所止息，而痿疾起矣 | 骨繇而不安于地，骨繇者，节缓而不收也 |
| 刺疟六经 | 腰痛头重 | 热去汗出，喜见日月光火气 | 身体解㑊，恶见人，见人心惕惕然 |
| 诊要六经 | 戴眼，反折瘈疭，其色白，绝汗出 | 口目动作，善惊妄言，色黄 | 耳聋，百节皆纵，目系绝 |
| 厥状六经 | 肿首头重，足不能行，发为眴仆 | 癫疾欲走呼，腹满不得卧，面赤而热，妄见而妄言 | 暴聋，颊肿而热，胁痛，胻不可以运 |
| 热论六经 | 头项痛，腰脊强（头项腰脊皆痛） | 身热，目疼而鼻干，不得卧 | 胸胁痛，耳聋 |
| 脉解六经 | 肿腰脽痛，偏虚为跛，强上引背，耳鸣，狂，癫疾，聋，痦，痦俳，厥 | 洒洒振寒，胻肿而股不收，上喘而为水，胸痛少气，甚则厥，恶人与火，闻木音则惕然而惊，欲独闭户牖而处，病重则欲乘高而歌，弃衣而走，客孙脉则头痛，鼻衄，腹肿 | 心胁痛，不可反侧，甚则跃 |

讨论：三阳都与头脑相关而各有特点：

1. 太阳证除了人们熟知的"头项痛、腰脊强"以外，还有戴眼、反折瘛疭、头重、眩仆、足不能行、耳鸣、耳聋、狂、癫疾、跛、瘖、俳等。这些与五藏理论中的肝证（头痛、耳证、目证）有重叠之处。

2. 少阳位于身体的侧面，它的特点是"耳聋、目系绝、百节皆纵、胸胁痛、不可反侧"；此外据《灵枢·厥病》，还有"头半寒痛"。所以它可以表现半脑症状，也可以表现全脑症状。在"逆从六经"中，少阳表现为"肝痹、筋急、胁满、目痛"，完全等同于肝证；在"刺疟六经"中少阳的"身体解㑊"符合髓海不足证；在"热论六经"中，"少阳主骨"。

3. 阳明证的特点是"恶人与火、癫疾欲走呼、妄见、妄言、头痛、目痛、鼻衄、鼻干、口目动作、上喘而为水、腹肿、胫肿而股不收"等。这些表明了阳明直通于脑。

根据以上可知少阳与太阳没有本质上的区别，阳明也与脑相通，太阳和阳明在鼻部相遇。

## 二、各种六经理论的三阴病证

表3　各种六经理论的三阴病证

| | 太阴 | 少阴 | 厥阴 |
|---|---|---|---|
| 厥逆六经 | 骱急挛，心痛引腹 | 虚满呕变，下泄清 | 挛腰痛，虚满前闭，谵言 |
| 逆从六经 | 肉痹，寒中，脾痹，脾风疝，积，心腹时满 | 皮痹，隐轸，肺痹，肺风疝，积，溲血 | 阴痹，热痹，狐风疝，少腹积气 |
| 根结六经 | 仓廪无所输，膈洞 | 脉有所结而不通 | 气绝（或施）而喜悲 |

|        | 太阴 | 少阴 | 厥阴 |
|--------|------|------|------|
| 刺疟六经 | 不乐，好太息，不嗜食，善呕，呕已乃衰 | 呕吐甚，欲闭户牖而处 | 腰痛，少腹满，小便不利，如癃状，非癃也，数小便，意想惧，气不足，腹中怏怏 |
| 诊要六经 | 腹胀闭不得息，善噫，善呕，呕则逆，逆则面赤，不逆则上下不通，不通则面黑，皮毛焦 | 面黑，齿长而垢，腹胀闭，上下不通 | 中热嗌干，喜溺心烦，甚则舌卷，卵上缩 |
| 厥状六经 | 腹满膜胀，后不利，不欲食，食则呕，不得卧 | 舌干，溺赤，腹满心痛 | 少腹肿痛，腹胀，经（或泾）溲不利，好卧屈膝，阴缩肿，骺内热 |
| 热论六经 | 腹满而嗌干 | 口燥舌干而渴 | 烦满而囊缩 |
| 脉解六经 | 胀，上走心为噫，食则呕，得后与气则快然如衰 | 腰痛，呕咳上气喘，不能久立久坐，坐起则目䀮䀮无所见，少气善怒，恐如人将捕之，恶闻食臭，面黑如地色，咳则有血 | 癫疝，妇人少腹肿，腰脊痛不可以俛仰，癃癃疝腹胀，嗌干热中 |

　　讨论：六经的三阴病证比较复杂。

　　1. 在以阴经为首的"厥逆六经"中，太阴居于首位。在以太阳为首的六经中，太阴的地位下降，其病证主要表现在胃肠道。"不乐、不嗜食"提示可能与脾有关；"不通则面黑"提示可能与肾有关；"皮毛焦"提示可能与肺有关。太阴与脾的正式关联见《素问·太阴阳明论》："太阴、阳明为表里，脾胃脉也"。

2. 少阴证很是复杂，主要与胃肠（呕吐、腹胀闭、上下不通），肾（面黑，齿长而垢），肺（咳），肝（善怒、恐），心（咳则有血、溺赤、心痛、口燥舌干），以及目、舌相关。少阴与肾的正式关联见"脉解六经"，"少阴者，肾也"。

3. 厥阴证也很复杂，主要与腰、小便、阴器有关。"舌卷""屈膝""阴缩"可视为筋证；"心烦""嗌干热中""骱内热"可视为心证（与根结六经厥阴的"络于膻中"相对应，膻中相当于心包）。厥阴与肝的正式关联见"厥逆六经"。

此外，从以上有关六经厥阴的记载中，特别是从"厥逆六经"中"厥阴厥逆"的表现（"挛腰痛，虚满前闭，谵言"）我们得知，"挛"为筋证，肝主筋；"谵言"符合"肝为语"；"前闭"即小便不通，为肝证。由于这些都是肝证，我们找到了厥阴与肝的重合点。

看来《灵枢·经脉》所说"厥阴者，肝脉也"是有根据的。（注：《素问·藏气法时论》中治疗"肝病者"所取的厥阴很可能是古老的、以太阴为首的六经的厥阴。）

### 三、少阴（肾）与厥阴（肝）的纠结

鉴于少阴和厥阴病症的相互纠结，我们再把"腰痛""小便异常""阴器病证"三项单独加以分析。

（1）"腰痛"：八条六经的少阴中，只有"脉解六经"的少阴出现"腰痛"。在八条六经的厥阴中，三条出现腰痛，见于"厥逆六经""刺疟六经""脉解六经"。

后世中医公认"腰者，肾之府"。《内经》中的上述现象提示，"腰痛"是从厥阴（肝）转移到少阴（肾）来的。

（2）"小便异常"：八条六经的少阴均与小便异常无关；而八条六经的厥阴中，五条与小便异常有关，见于"厥逆六经"

"刺疟六经""诊要六经""脉解六经""厥状六经"。

可想而知，在六经时代与"小便异常"有关的不是少阴（肾），而是厥阴（肝）；尽管《素问·玉机真藏论》的肾藏提到"少腹满，小便变"。

（3）"阴器病证"：八条六经的少阴均与阴器病证无关；而八条六经的厥阴中，五条与阴器有关，见于"逆从六经""诊要六经""脉解六经""厥状六经""热论六经"。

《内经》中的这一现象表明，在那个时代与阴器病证有关的是厥阴（与《灵枢·经筋》中的记载一致）。

以上情况对于我们了解"十二经脉"的特点是有帮助的。


### 六经理论的结语

不同类型的六经反映着不同的文化背景。

以太阳或巨阳为首的六经象征着对太阳的崇拜，万物生长靠太阳。农作物的生长是从下向上、从阴到阳的。《素问·阴阳离合论》中的"万物方生，未出地者，命曰阴处，名曰阴中之阴；则出地者，命曰阴中之阳"说明了这一特点；《灵枢·根结》的六经都起于足，也说明了这一特点。这些是中原地区农耕文化的反映。这种以阳经为首的六经三阳在前，三阴在后；三阳、三阴之间存在开、阖、枢的关系。

关于以阴经为首的六经，我们讨论过以厥阴为首的"逆从六经"，它反映了原始人类的生殖器崇拜；以太阴为首的"厥逆六经"则反映了母系社会对阴（土）的推崇。此外如前所述，还应该有一种以太阴为首的六经，它反映的是对月亮的崇拜。月相周期与潮汐的涨退有关，这些变化都有循环不已的特点。所以笔者认为它反映了中国沿海地带的渔业文化。

# 第十一章　从刺脉到刺穴

人们一般认为金属针具出现以后才有穴位的发现，其实在远古的石器时代通过按摩体表或用尖端钝圆砭石按压也是可以发现某些穴位的。锋利的砭石既可穿刺，又可切割。所以刺灸理论的出现很可能早于青铜时代。

《内经》中有刺脉治病的案例，有刺脉合并刺穴治病的案例，这些在《内经》中占大多数。单独刺穴治病的案例较少。刺脉合并刺穴显然反映了从刺脉到刺穴的过渡。现举例如下：

《灵枢·五邪》："肝病者"，"取之行间以引胁下，补三里以温胃中，取血脉以散恶血，取耳间青脉以去其掣(《黄帝内经太素》'掣'作'痹')"；"邪在肾"，"取之涌泉，视有血者，尽取之"。

《灵枢·五乱》："气在于臂足，取之先去血脉，后取其阳明、少阳之荥输。"

《灵枢·卫气》："气在腹者，止之背输与冲脉于脐左右之动脉者。"

《灵枢·热病》："热病而汗且出，及脉顺可汗者，取之鱼际、大渊、大都、大白，写之则热去"。

《内经》中的记载告诉我们，通过皮肉筋骨脉的多种刺法，古人已经发现了人体的许多穴位。例如《素问·气穴论》中说："气穴三百六十五，以应一岁"；"谿谷三百六十五穴会，亦应一岁"；"孙络三百六十五穴会，亦以应一岁"。

《灵枢·寿夭刚柔》中说："刺有三变"，"刺营者出血，刺卫者出气，刺寒痹者内热"。所谓"内热"，指用燔针或药熨治病，当然也包括灸法在内。

《灵枢·营卫生会》中说："血之与气，异名同类焉"。这一说法不仅指血液中有肺气存在，也统一了刺营和刺卫。古人在这篇经文中，对营气、卫气的性质和它们的循环做了以下简要的陈述：

"人受气于谷"，"五藏六府皆以受气。其清者为营，浊者为卫。营在脉中，卫在脉外。营周不休，五十而大会，阴阳相贯，如环无端。卫气行于阴二十五度，行于阳二十五度，分为昼夜。故气至阳而起，至阴而止"。

（注：古人把一昼夜分成五十度。这里说的是脉内的营气昼夜不停地循环，脉外的卫气则白天循行于阳，夜晚循行于阴；这也意味着卫气与卫外有关，也与知觉和感觉有关。《素问·风论》中说："卫气有所凝而不行，故其肉有不仁也"；《素问·逆调论》中说："营气虚则不仁，卫气虚则不用。营卫俱虚，则不仁且不用"）。

# 第十二章　卫气理论

《素问·生气通天论》中说："阳气者，若天与日"，"是故阳因而上，卫外者也"；"阳气者，精则养神，柔则养筋，开阖不得，寒气从之，乃生大偻"；"阳者。卫外而为固也"。可见卫气与阳气是同义的。这些就是卫气理论的特点和根据。此外，关于卫气《内经》中还有以下记载：

《灵枢·卫气》："其浮气之不能循经者为卫气。"

《灵枢·本藏》："卫气者，所以温分肉、充皮肤、肥腠理、司关阖者也。"（注：关于"司关阖者也"，其写法与《黄帝内经太素》相同，但《古今图书集成·医部全录·医经注释》作"司开阖者也"。据《汉语大字典》，"关"可解为门闩；"阖"可解为门扇。）

## 第一节　卫气循环

《灵枢·邪客》中说："卫气者，出其悍气之慓疾，而先行于四末分肉之间而不休者也。昼日行于阳，夜行于阴。常从足少阴之分间，行于五藏六府"。

《灵枢·大惑论》提到了卫气与人的清醒和睡眠有关。经文说："卫气者，昼日常行于阳，夜行于阴。故阳气尽则卧，阴气尽则寤"。《灵枢·卫气行》对卫气的循行做了进一步的陈述："天有二十八宿而一面有七星"，"房至毕为阳，昴至尾为阴。阳主昼，阴主夜。故卫气之行，一日一夜五十周于身。昼日行于阳

二十五周，夜行于阴二十五周，周于五藏"；"是故平旦阴尽，
阳气出于目，目张则气上行于头，循项下足太阳，循背下至小指
之端；其散者，别于目锐眦，下手太阳，下至手小指之间外侧；
其散者，别于目锐眦，下足少阳，注小指大指之间，以上循手少
阳之分，侧下至小指之间，别者以上至耳前，合于颔脉，注足阳
明，以下行，至跗上，入五指之间；其散者，从耳下下手阳明，
入大指之间，入掌中。其至于足也，入足心，出内踝，下行阴
分，复合于目，故为一周"；"阳尽于阴，阴受气矣。其始入于
阴，常从足少阴注于肾，肾注于心，心注于肺，肺注于肝，肝注
于脾，脾复注于肾为周"。

　　根据以上经文可知古人说的是：在天亮人醒睁眼时，卫气由
脑走到目、耳（即人有视觉、听觉）时，从目、耳沿手足六阳
循行，每次到达足部卫气都"入足心，出内踝，下行阴分，复
合于目，故为一周"（这是人白天保持清醒的依据）。天黑时，
卫气常从足少阴入肾，夜间睡眠时卫气循行于五藏，最后到肾
（即脑。这是人入眠后感觉迟钝和做梦的原因）。待次日平旦，
再进行这样的循环。至于卫气白天在六阳经循环一周需要多长时
间等等，与子午流注的刺法有关，这里就不讨论了。

　　在卫气循环中提到了手足六阳经脉的名称。需要注意的是卫
气的特点是行于脉外，这里不要与脉内营气的循环混为一谈。
《灵枢·胀论》中提到："卫气之在身也，常然并脉，循分肉，
行有逆顺，阴阳相随，乃得天和"。

## 第二节　刺卫疗法

　　如前所述，谿谷三百五十四穴的发现与刺卫有关，三百五十
四是阴历一年的日数，看来刺卫疗法诞生于中国的沿海地带。刺

卫自然能治多种疾病，这里只举两个例子。

## 一、刺卫治气病

《素问·调经论》中说："病在气，调之卫"；又"刺微奈何"，对曰："取分肉间，无中其经，无伤其络，卫气得复，邪气乃索"。

《素问·痹论》指出，卫气"水谷之悍气也。其气慓疾滑利，不能入于脉，故循皮肤之内，分肉之间，熏于肓膜，散于胸腹。逆其气则病，从其气则愈"。

《灵枢·寿夭刚柔》："卫之生病也，气痛时来时去，怫忾贲响，风寒客于肠胃之中。"据《汉语大字典》，"怫"为悒郁、郁结之意；"忾"为叹息或气满胸臆之意。

## 二、刺卫治疟病

众所周知，疟疾是用药物杀灭疟原虫治疗的，古人用刺法治疟疾似乎是异想天开。不过在无药可治的情况下，医家总要想出办法来控制病情。《素问·疟论》中说：疟疾的发作是由于"阴阳上下交争，虚实更作，阴阳相移也。阳并与阴，则阴实而阳虚。阳明虚则寒栗鼓颔也。巨阳虚则腰背头项痛。三阳俱虚则阴气胜，阴气胜则骨寒而痛，寒生于内，故中外皆寒。阳盛则外热，阴虚则内热，外内皆热"。根据这样的判断，古人选用刺法对证施治。古人明白，这种办法只适用于疟疾未发之前，"夫疟之未发也，阴未并阳，阳未并阴，因而调之，真气得安，邪气乃亡。故工不能治其已发，为其气逆也"。详见《素问·疟论》。

古人发现疟疾的发作有特殊的周期性和定时性，于是用卫气循行的规律来解释。对于疟疾发作时间的提前、错后，古人在《素问·疟论》中提出了这样的解释："邪气客于风府，循膂而下。卫气一日一夜大会于风府。其明日日下一节，故其作也晏，此先客于脊背也。每至于风府则腠理开，腠理开则邪气入，邪入则病作，以此日作稍益晏者也。其出于风府，日下一节，二十五日下至骶骨。二十六日入于脊内，注伏膂之脉，其气上行九日，出于缺盆之中，其气日高，故作日益早"。

疟疾除了每日发作，还有间日发作、不当风府而日作等等情况。古人都用"卫气之所在，与邪气相合，则病作"的理论来解释，"故风无常府，卫气之所发，必开其腠理，邪气之所合，则其府也"。对于这些问题这里就不讨论了。

## 第三节　与卫气有关的刺穴理论

《素问·五藏生成》说："人有大谷十二分，小谿三百五十四名"，"此皆卫气之所留止，邪气之所客也，针石缘而去之"。据《汉语大字典》，"谷"常与谿并称。谷亦称"大谷"，谿亦称"小谿"，均指肢体肌肉之间相互接触的缝隙或凹陷部位，为经络气血输注出入的处所。

《内经》中只说卫气行于脉外，关于手足六阳经卫气穴位的具体位置和走行情况没有说明。笔者推测这种刺法的理论也许就是《灵枢·卫气失常》中提到的早期针灸理论的"肉柱"。

《素问·气府论》介绍了手足六阳脉的气府。它们也许介绍的是卫气走行的路线。其摘要如下：

"足太阳脉气所发者，七十八穴，两眉头各一，入髪至项三寸半，傍五，相去三寸，其浮气在皮中者，凡五行，行五，五五二十五；项中大筋两傍各一，风府两傍各一，侠脊以下至尻尾二十一节，十五间各一，五藏之俞各五，六府之俞各六，委中以下至足小指傍各六俞"。

"足少阳脉气所发者六十二穴，两角上各二，直目上髪际内各五，耳前角上各一，耳前角下各一，锐髪下各一，客主人各一，耳后陷中各一，下关各一，耳下牙车之后各一，缺盆各一，腋下三寸，胁下至胠八间各一，髀枢中傍各一，膝以下至足小指次指各六俞"。

"足阳明脉气所发者六十八穴，额颅髪际傍各三，面鼽骨空各一，大迎之骨空各一，人迎各一，缺盆外骨空各一，膺中骨间各一，侠鸠尾之外，当乳下三寸，侠胃脘各五，侠齐（即脐）广三寸各三，下齐二寸侠之各三，气街动脉各一，伏菟上各一，三里以下至足中指各八俞，分之所在穴空"。

"手太阳脉气所发者三十六穴，目内眦各一，目外各一，鼽骨下各一，耳郭上各一，耳中各一，巨骨穴各一，曲掖上骨穴各一，柱骨上陷者各一，上天窗四寸各一，肩解下三寸各一，肘以下至手小指本各六俞"。

"手阳明脉气所发者二十二穴，鼻空外廉、项上各二，大迎骨空各一，柱骨之会各一，髃骨之会各一，肘以下之手大指、次指本各六俞"。

"手少阳脉气所发者三十二穴，鼽骨下各一，眉后各一，角上各一，下完骨后各一，项中足太阳之前各一，侠扶突各一，肩贞各一，肩贞下三分间各一，肘以下至手小指、次指本各六俞"。

（据《汉语大字典》，"本"指草木的根，或茎、干。）

**讨论：**

手足六阳脉的穴位全都从头部开始，向下走行至手足末端，符合卫气的走行方向。这种走行显然与《灵枢·本输》六阳的向心流注不同，它们的起止点也不同。

（1）足太阳止于足小指傍。《灵枢·本输》的膀胱出于"足小指之端"。

（2）足少阳止于足小指次指。《灵枢·本输》的胆出于"足小指次指之端"。

（3）足阳明止于足中指。《灵枢·本输》的胃出于"足大指内次指之端"。

（4）手太阳止于手小指本。《灵枢·本输》的小肠出于"小指之端"。

（5）手阳明止于手大指、次指本。《灵枢·本输》的大肠出于"大指次指之端"。

（6）手少阳止于手小指、次指本。《灵枢·本输》的三焦出于"手小指次指之间"。

这篇经文还列举了督脉二十八穴（起于项中央，止于骶下）和任脉二十八穴（起于喉中央，止于会阴）。这两条穴位连线的走行也是自上而下的，与《素问·骨空论》所说的督脉与任脉组成的循环不同。《灵枢·营气》曾提到这一循环，但文字简略。

（注：《灵枢·根结》中收录了一段孤立的有关手足六阳穴位"根""溜""注""入"的记载，没有涉及手足六阴。现引证如下：

"足太阳根于至阴，溜于京骨，注于昆崙，入于天柱、飞扬也"。

"足少阳根于窍阴，溜于丘墟，注于阳辅，入于天容、光明也"。

"足阳明根于厉兑，溜于冲阳，注于下陵，入于人迎、丰隆也"。

"手太阳根于少泽，溜于阳谷，注于少海，入于天窗、支正也"。

"手少阳根于关冲，溜于阳池，注于支沟，入于天髎、外关也"。

"手阳明根于商阳，溜于合谷，注于阳谿，入于扶突、偏历也"。

这里的手足六阳都向心流注，很像《灵枢·本输》中六府脉的走行，但它们"根""溜""注""入"的提法与《灵枢·本输》中的提法不同。它们也许是另一种"本输"理论，缺失了手足六阴。不过考虑到"气之与血，异名同类"，它们也有可能是卫气返回的路线。）

# 第十三章　营气与营气循环

　　占人对脉内营气循环的情况进行了细致的观察和推测，写出了"营气篇"。原文如下：

　　"营气之道，内穀为宝。穀入于胃，乃传之肺，流溢于中，布散于外。精专者行于经隧，常营无已，终而復始，是谓天地之纪。故气从太阴出，注手阳明，上行（《黄帝内经太素》接'至面'），注足阳明，下行至跗上，注大指间，与太阴合，上行抵髀（《黄帝内经太素》'髀'作'脾'），从脾注心中，循手少阴出腋下臂，注小指（《黄帝内经太素》接'之端'），合手太阳，上行乘腋出𩑣，内注目内眥，上巅下项，合足太阳，循脊下尻下行，注小指之端，循足心，注足少阴，上行注肾，从肾注心，外散于胸中，循心主（《黄帝内经太素》'主'作'注'）脉，出腋下臂，出（《黄帝内经太素》'出'作'入'）两筋之间，入掌中，出中指之端，还注小指次指之端，合手少阳，上行注膻中，散于三焦，从三焦注胆，出胁注足少阳，下行至跗上，复从跗注大指间，合足厥阴，上行至肝，从肝上注肺，上循喉咙，入颃颡之窍，究于畜门。其支别者，上额，循巅，下项中，循脊入骶，是督脉也，络阴器上，过毛中，入脐中，上循腹裏入缺盆，下注肺中，复出太阴，此营气之所行也，逆顺之常也"。（据《汉语大字典》，"究"可解为到达、遍及。据《中国医学大辞典》，"畜门"指鼻之外窍；"颃颡"指上腭内二孔，司口内津液之分泌者。）

　　这篇经文为《灵枢·经脉》"十二经脉"提供了循行的路

线。我们不能期望春秋战国时代的古人把血液循环的途径描绘得像现代医学一样，但血液循环的发现是我国古代医家的重大贡献。

关于营气的功能，《素问·五藏生成》中有具体的陈述："肝受血而能视，足受血而能步，掌受血而能握，指受血而能摄"。所以营气与人的感觉和动作都有关系。

至于"营气篇"与"十二经脉"的关系，这里就不做进一步的讨论了。

# 第十四章　手足十二经

　　手足十二经无疑来自六经的分化。从《内经》中的记载看，早期的手足同名经在所治病证上有同一性，同名经具有相同或相似的治疗作用。以后则手足虽然同名，它们的治疗作用却发生了较大的差别。最后手足十二经各有各的作用。这种变化反映了医学的进步。

　　《内经》中手足十二经常常是阴阳配对使用的。在使用十二经治疗五藏病证时，古人往往采用其中的五对，而不提剩下的手厥阴、少阳一对。

## 第一节　手足同名经

　　六经分化为十二经时，最简单的命名方式是手足同名，例如手太阳、足太阳，足厥阴、手厥阴等。（由于受到以阳明为首的"皮部论""厥阴"改称"心主"的影响，手厥阴常改称手心主。）

　　手足同名经有治疗相同或相似病证的记载：

### 一、足太阳与手太阳

　　《素问·厥论》中说："手太阳厥逆，耳聋，泣出，项不可以顾，腰不可以俛仰，治主病者"。这里手太阳的病证都与足太阳有关。请看下面引证的足太阳：

　　《素问·脉解》太阳证："浮为聋"。

《灵枢·口问》："泣出，补天柱经侠颈。"(《灵枢·寒热》中说："足太阳也，名曰天柱"。)

《灵枢·杂病》："项痛不可俛仰，刺足太阳；不可以顾，刺手太阳也。"

《素问·刺腰痛》："足太阳令人腰痛，引项脊尻背如重状，刺其郄中太阳正经出血。"

此外，《灵枢·杂病》还提到，"衄而不止，衃血流，取足太阳；衃血，取手太阳"。据《汉语大字典》，"衃"指赤黑色的瘀血；又"衃"同"胚"。

### 二、足阳明与手阳明

《灵枢·杂病》："喉痹不能言，取足阳明；能言，取手阳明"；"疟不渴，间日而作，取足阳明；渴而日作，取手阳明"；"齿痛不恶清饮，取足阳明；恶清饮，取手阳明"。

《素问·厥论》："阳明厥逆，喘咳身热"；《素问·缪刺论》："邪客于手阳明之络，令人气满，胸中喘息而支胠，胸中热"。(注：阳明即足阳明。)

《灵枢·杂病》："聋而痛者，取手阳明"；《素问·缪刺论》："足阳明与手足少阴太阴五络，皆会于耳中"，可见足阳明也与耳有关。

### 三、足少阳与手少阳

《灵枢·厥病》："耳聋，取手小指次指爪甲上与肉交者。先取手，后取足。"

### 四、足太阴与手太阴

《灵枢·刺节真邪》："外热内热相搏"，"腠理闭塞则汗不出"，"补足手太阴以出（史本'出'作'去'）其汗"。

《灵枢·热病》："热病而汗且出，及脉顺可汗者，取之鱼际、太渊、大都、太白。写之则热去，补之则汗出。"（注：鱼际、太渊为手太阴穴，大都、太白为足太阴穴。）

《灵枢·寒热病》："振寒洒洒鼓颔，不得汗出，腹胀烦悗，取手太阴"（注：手太阴兼治肠胃证）；《灵枢·热病》："气满胸中，喘息，取足太阴大指之端，去爪甲如薤叶。"（注：足太阴兼治肺证。）

### 五、足少阴与手少阴

《灵枢·厥病》："厥头痛，贞贞头重而痛，写头上五行行五，先取手少阴，后取足少阴"。

《素问·缪刺论》："足阳明与手足少阴太阴五络，皆会于耳中。"（注：手足少阴都与耳相关。）

### 六、足中指与手心主

《灵枢·厥病》："耳鸣，取手（《黄帝内经太素》'手'后有'足'）中指爪甲上，左取右，右取左；先取手，后取足。"（注：据《灵枢·邪客》，"心主之脉，出于中指之端"。）

### 七、复合的手足同名经共用

《灵枢·厥病》："头半寒痛"，"先取手少阳、阳明，后取足少阳、阳明"。

《素问·刺疟》："疟方欲寒，刺手阳明、太阴，足阳明、太阴"。

《灵枢·癫狂病》："狂始生"，"治之取手太阴、阳明，血变而止；后取足太阴、阳明"；"狂者多食"，"治之取足太阴、太阳、阳明，后取手太阴、太阳、阳明"。

## 第二节　手足十二经的阴阳配对

《内经》中有两种手足十二经的阴阳配对，分别见于《素问·血气形志》和《灵枢·九针论》。

《素问·血气形志》："足太阳与少阴为表里，少阳与厥阴为表里，阳明与太阴为表里，是为足阴阳也；手太阳与少阴为表里，少阳与心主为表里，阳明与太阴为表里，是为手之阴阳也。今知手足阴阳所苦。凡治病必先去其血，乃去其所苦，伺之所欲，然后写有余，补不足。"

《灵枢·九针论》："足阳明、太阴为表里，少阳、厥阴为表里，太阳、少阴为表里，是谓足之阴阳也；手阳明、太阴为表里，少阳、心主为表里，太阳、少阴为表里，是谓手之阴阳也。"

前者显然由以太阳为首的六经衍化而来，后者由以阳明为首的六经衍化而来。（注：在《内经》中，我们没有看到以少阳为首的六经这样的衍化。以少阳为首的六经衍化的手足十二经独具特色。详见后。）

从《素问·血气形志》所载"刺阳明，出血气；刺太阳，出血恶气；刺少阳，出气恶血；刺太阴，出气恶血；刺少阴，出气恶血；刺厥阴，出血恶气也"，以足阳明为首的手足十二经也与出血疗法有关。据《汉语大字典》，"恶"可解为罪过，又通"亚"，次也，在后之意。

在《素问·五藏生成》的"五决为纪"、《素问·藏气法时论》的"五藏病者"和《素问·刺热》中的记载看来，它们对五藏病证采用了手足十二经阴阳配对中的五对，而全都未用手厥阴、少阳一对。不过在《素问·五常政大论》中，我们发现了手厥阴、少阳这一对，它们叠加在手少阴、太阳一对上，共同治疗心病。

"五决为纪"、"五藏病者"、《素问·刺热》和《素问·五常政大论》都属于以肝为首的五藏理论。根据以上情况可知手厥阴、少阳这一对经脉可以与心相关，当时尚并无特定的治疗对象。

《灵枢·经别》中有这样的记载：

"手少阳之正，指天别于巅，入缺盆，下走三焦，散于胸中也"；"手心主之正，别下渊腋三寸，入胸中，别属三焦，出循喉咙，出耳后，合少阳完骨之下，此为五合也"。

根据以上经文，可知这时手少阳与三焦发生了联系，手心主（厥阴）与胸中发生了联系。

这些记载反映了医学前进的步伐。

## 第三节　以足少阳为首的十二经

如前所述，以少阳为首的六经以人迎寸口诊为特点。以足少阳为首的十二经是从以少阳为首的六经衍化而来的。《灵枢·终始》和《灵枢·禁服》记载了这种特殊的人迎寸口脉诊方法。这两篇经文见于《黄帝内经太素》卷十四的人迎脉口诊一节。

《灵枢·本输》："一次任脉侧之动脉，足阳明也，名曰人迎。"据《中国医学大辞典》，寸口即气口或脉口。

### 一、《灵枢·终始》

现引证其摘要如下：

"终始者，经脉为纪。持其脉口人迎，以治阴阳有余不足"；

"平人者，不病。不病者，脉口人迎应四时也。上下相应而俱往来也"；"脉口人迎俱少而不称尺寸也，如是则阴阳俱不足，补阳则阴竭，写阴则阳脱。如是者可将以甘药，不可饮以至剂"。

"人迎一盛，病在足少阳；一盛而躁，病在手少阳。

人迎二盛，病在足太阳，二盛而躁，病在手太阳。

人迎三盛，病在足阳明，三盛而躁，病在手阳明。

人迎四盛，且大且数，名曰溢阳，溢阳为外格。

脉口一盛，病在足厥阴。厥阴一盛而躁，在手心主。

脉口二盛，病在足少阴，二盛而躁，在手少阴。

脉口三盛，病在足太阴，三盛而躁，在手太阴。

脉口四盛，且大且数者，名曰溢阴。溢阴为内关。内关不通，死不治。

人迎与太阴脉口俱盛四倍以上，命曰关格。关格者，与之短期"。

（注：此后的经文详细介绍了相应的针灸治疗方案，但对各经的病证表现没有具体的描述。只是对人迎、脉口的四盛和人迎与脉口俱盛三倍以上的病情做了总结式的点评："人迎四盛，且大且数，名曰溢阳，溢阳为外格"，"脉口四盛，且大且数，名曰溢阴，溢阴为内关，内关不通，死不治"；"人迎与脉口俱盛三倍以上，命曰阴阳俱溢。如是者，不开则血脉闭塞，气无所行，流淫于中，五藏内伤。如是者，因而灸之，则变易为他病矣"。）

**小结：**

（1）这种手足十二经是以少阳为首的六经的展开，六阳在前，六阴在后；足经在前，手经在后。

（2）这里只有十二条足、手同名经的名称，但缺乏各经病证表现的具体陈述，只有最后笼统的陈述。

（3）对于足、手同名经之间的病证有何差别，脉象的"躁"与"不躁"凭什么指标判定没有说明。

（4）本篇的开头已经指出，"脉口人迎""上下相应而俱往来也"。可见"脉口"的脉象与"人迎"的脉象是一致的。在这种情况下，怎样测定它们"盛"的倍数呢？这就需要正常对照了。按照《内经》"以我知彼"的原则，可知医者需要以自己为"平人"来判定病情。换句话说，人迎的情况是医者人迎与患者人迎对比的结果，脉口的情况是医者脉口与患者脉口对比的结果。为了进行这种脉诊，医者必须两手并用，进行两次测定。笔者推测当时可能是这样：医者先用自己一手测自己的人迎，同时另一手测患者的人迎，得出结果后再用同法测得患者脉口的情况。（注：寸部除了手太阴，还有手少阴、手厥阴。由于手太阴的搏动最为显著，所以"寸口"往往为首选，但不一定非得在"寸口"。这里用"脉口"而未用"寸口"，可能当地医家持有这样的观点，但也可能当地医家认为"脉口"即"寸口"。）

人迎脉口诊其人迎和脉口是分别测定的，在操作上应该没有困难。但"盛"的倍数怎样测得，没有说明；什么是"躁"象，也没有说明。

## 二、《灵枢·禁服》

现引证其摘要如下：

"寸口主中，人迎主外。两者相应，俱往俱来若引绳，大小齐等"。

"人迎大一倍于寸口，病在足少阳；一倍而躁，在手少阳"。

"人迎二倍，病在足太阳；二倍而躁，病在手太阳"。

"人迎三倍，病在足阳明；三倍而躁，病在手阳明。盛则为热，虚则为寒，紧则为痛，代则乍甚乍间。盛则写之，虚则补之，紧痛则取之分肉，代则取血络且饮药，陷下则灸之，不盛不虚，以经取之，名曰经刺。人迎四倍者，且大且数，名曰溢阳"，"死不治"。

"寸口大于人迎一倍，病在足厥阴；一倍而躁，在手心主"。

"寸口二倍，病在足少阴；二倍而躁，在手少阴"。

"寸口三倍，病在足太阴；三倍而躁，在手太阴"。

（注：此后经文接"盛则胀满寒中，食不化；虚则热中出糜，少气，溺色变；紧则痛痹；代则乍痛乍止。盛则写之，虚则补之，紧则先刺而后灸之，代则取血络而后调之，陷下则徒灸之"，"不盛不虚，以经取之。寸口四倍者，名曰内关"，"死不治"。据《汉语大字典》，糜可解为碎烂；又同靡，可解为"散"。）

**小结：**

（1）如同《灵枢·终始》那样，这里只有十二条足、手同名经的名称，缺乏各经病证表现的具体陈述；没有说明足、手同名经之间的病证有何差别，也没有脉象的"躁"与"不躁"凭什么指标判定。

（2）与《灵枢·终始》不同的是，这里脉象的差别不用"盛"而直接用"倍"来表示。

（3）本篇在开头已经指出，"寸口、人迎""两者相应，俱往俱来若引绳，大小齐等"。所以情况与《灵枢·终始》类似，其"寸口""人迎"异常的倍数是用医者的两手分别测得的。

（4）这篇经文在"人迎三倍"和"寸口三倍"的论述后面都离开了主题，笼统地谈论脉"盛"如何，脉"虚"如何，脉"紧"如何，脉"代"如何，脉"陷下"如何，脉"不盛不虚"如何。这些论述看来与人迎寸口诊无关，另有来源，而我们期待的、与脉象相应的藏府病证却无从寻觅。

**注评：**

（1）《灵枢》中的这两篇以足少阳为首的十二经人迎寸口诊对脉象的差别，有时说"盛"，有时说"倍"。人们通常把"倍"理解为数学上的"增加跟原数相等的数"，但脉象成倍的说法难以理解。据《说文解字》，"倍"，反也。据《康熙字典》，"倍"可解为益。据《汉语大字典》，"倍"可解为"增强"。所以"倍"的意思可以与"盛"相通。

（2）笔者推测，在通常的人迎脉口或寸口的脉诊中，医生大概是两手共用以分别获得患者这两条脉的情况，以推测病情内外、阴阳的大致情况。

（3）《素问·血气形志》中有以足太阳、少阴为首的手足十二经相表里，《灵枢·九针论》中有以足阳明、太阴为首的手足十二经相表里。但是我们在《内经》中没有看到以足少阳、厥阴（或心主）为首的手足十二经相表里。加上以少阳为首的六经在理论上十分可疑，因此对于以足少阳为首的十二经的实际应用要持慎重的保留态度。

# 第十五章 《灵枢·经脉》中的"十二经脉"

通过前面对各种五藏理论和六经理论的分析，可知我国古代医学百家争鸣、异彩纷呈的情况。伴随着春秋战国合纵连横的形势，不同的医学派别之间也在互相交流，取长补短。其中诞生了一篇极为奇特的、珍贵的医学文献，即《灵枢》中的"十二经脉"。

## 第一节 "十二经脉"的特点

"十二经脉"出自一位主张六经以太阴为首，五藏以肺为首的医家。作者创造性地整合了五藏理论和六经理论，提出了脑髓主宰五藏六府的理论，并总结了当时的临床经验。"十二经脉"是我国古代罕见的医学专论，具有极其重要的理论价值。这篇经文诞生于春秋战国时代，具有以下特点：

### 一、多种医学理论并存的时代背景

当时各种五藏理论和六经理论互不相让，甚至连什么是藏、什么是府也没有一致的意见。这里以代心受邪的"藏"的命名为例，说明当时医学理论的混乱、复杂情况：

《素问·遗篇刺法论》中说："膻中者，臣使之官，喜乐出焉，可刺心包络所流"。这里把膻中和心包络联系起来，似乎膻中即心主。《中国医学大辞典》中的注解说："膻中即心包络"。

（1）《灵枢·胀论》中说："膻中者，心主之宫城也"。按照这个写法，膻中相当于心包。

（2）《灵枢·海论》中说："膻中者，为气之海"，"气海有余者，气满胸中"。所以"膻中"又是"气海"，而"膻中"似乎等同于"胸中"。

（3）《灵枢·邪客》中说："宗气积于胸中，出于喉咙，以贯心肺（《灵枢》和《古今图书集成·医部全录·医经注释》中'肺'作'脉'）而行呼吸焉"。看来有人主张"胸中"与心、肺都相通，有人主张"胸中"只与心相通。

（4）《灵枢·邪客》中说："少阴，心脉也。心脉，五藏六府之大主也，精神之所舍也"，"神去则死矣。故诸邪之在于心者，皆在于心之包络。包络者，心主之脉也"。这里把"心之包络"或"包络"当作代心受邪的"藏"；而"心主之脉也"又在提示这个藏的名称也叫"心主"。

（5）在《灵枢》和《古今图书集成·医部全录·医经注释》的"十二经脉"中，心主手厥阴写作"心主手厥阴心包络之脉"；在《黄帝内经太素》中写作"心主手厥阴心包之脉"。

以上种种情况表明当时古人对"心主""心包""包络""胸中""膻中"的定义没有统一的认识，而"十二经脉"中出现累赘的"心主手厥阴心包络之脉"的命名就不值得奇怪了。显然这是作者做了妥协的结果，也是在无法达成协议下唯一的选择。

## 二、"十二经脉"的独创性改革

### 1. 经脉命名

"十二经脉"采用了藏、府与经脉结合在一起的命名方式。这样的命名方式在《内经》中是空前的，也是绝后的。其实，"经脉"二字也是组合而成的。六经有"经"，五藏有"脉"。

所以"十二经脉"从"经脉"二字看就是不同医学理论的组合。它的十二经脉的全称更是如此,例如"肺手太阴之脉""大肠手阳明之脉",等等。这样的命名完全是为了满足整合五藏理论和六经理论的需要。

人们往往以为"十二经脉"中的病证就是经脉名称前所冠的六藏病,实际上"十二经脉"中的病证也包括了六经的病证在内,例如胃足阳明中有阳明证,肾足少阴中有少阴证等(详见后)。

2. 太阴在"厥逆六经"和"太阴阳明论"中居于首位。肺在四经理论中属于太阴,但它在六经中的归属未定。在"诊要六经"中肺与太阳有关,因为太阳终者"其色白",白为肺色;在"脉解六经"中它的"上喘而为水"和"咳上气喘"表明肺与阳明心和少阴肾有关。不过现在肺为藏之长,与天之阳气相通。我们再看脾。脾的身份和地位极不稳定。如今把它与肺相配,估计是考虑到脾"常著胃土之精","上下至头足"。看来肺和脾能平等地相配是作者借助了临床经验而实现的。据《素问·痿论》,"脾痿者,四肢懈惰,发咳呕汁",表明脾与肺有关。此外,《灵枢·热病》中说:"气满胸中,喘息,取足太阴大指之端",表明足太阴可治肺证;而手太阴除了治肺证,也可治脾证,例如《灵枢·寒热病》中说:"振寒洒洒鼓颔,不得汗出,腹胀烦悗,取手太阴"。于是作者把手太阴给了肺,把足太阴给了脾,使肺、脾统一在太阴名下。

3. 为了对应六经,增加了"代心受邪"的心主和心主脉。然而阳明既主心,又主胃。在此情况下怎样对待六经阳明的心和五藏理论的心和心主又是一个问题。作者为胃足阳明在足部设计了两条止于足中指的分支,一条代表阳明心(高热和狂躁),一条代表阳明胃;并把心手少阴所主的"血脉"剥离出来,"血"

分给了胃足阳明的所生病者，"脉"分给了心主手厥阴心包之脉的所生病者。

4. 尽管六府是客观存在的实体，但当时六府的病证还没有完全从五藏中独立出来，只有胃和胆的病证比较明确。难以处置的是膀胱和三焦。就膀胱证而言，"厥逆六经"认为前闭与厥阴有关，五藏理论认为肝与小便异常有关，于是膀胱证归入肝足厥阴。至于三焦在当时是"孤之府"，是否直属于肾，看来尚未确定。

笔者推测，既然胃的病证比较明确，则大肠、小肠的病证也很可能是比较明确的，但与肺相表里的大肠无大肠证，其所生病者在"津"；与心相表里的小肠无小肠证，其所生病者在"液"。这样的安排表明作者对大肠手阳明意在表明肺与皮的相关（出汗）或肺与水代谢的相关，对小肠手太阳则意在强调它的"太阳"一面，而不是"小肠"。手太阳的作用不是为了"泄糟粕"，它所生的"液"是为了滋养脑髓。

5. 太阳证的脑部病症与肝的头部病证重合。根据五藏理论，肝主筋。在六经理论中，太阳有显著的筋证（反折瘛疭）。作者把肝所主的筋移入膀胱足太阳，变成了足太阳的所生病者，使筋的含义从肌腱、韧带转化为神经。在以肝为首的五藏理论中，肝证与肾证实际上组成了太阳证；在以太阳为首的六经理论中，太阳与少阴组成了人体的中轴。不过《素问·阴阳类论》已经告诉我们，肾本来就与脑、筋有关（"病在肾，骂詈妄行，巅疾为狂"）。

6. 《内经》中收录的六经，无论以阴经为首还是以阳经为首，其排列有一个共同的特点，即三阴和三阳各为一组，或者是三阴在前，三阳在后，或者是三阳在前，三阴在后；所谓的"开""阖""枢"只存在三阴和三阳之内。"十二经脉"中的六经则是阴阳交替排列的。如果把它还原，我们就会看到它们原来是：太阴、阳明，少阴、太阳，厥阴、少阳。这样的排列方式使我们联想到《素问·太阴阳明论》。这篇虽然重点讲的是"太阴、阳明为表里"，但经文同时提到"阴气从足上行至头，而下行循臂至指端；阳气从手上行至头，而下行至足"，提示着六经阴阳配对是一种经气循环的理论。看来"十二经脉"是这种循环的六经理论的展开。

7. "十二经脉"六经的最后一对"少阳、厥阴"有次序颠倒的嫌疑。笔者过去曾推测这一颠倒是为了突出少阳的地位，便于胆足少阳直接与三焦手少阳相合，以彰显少阳与骨（髓）和耳目的相关。现在看来，这样的安排恐怕主要是由于作者尊重六经理论的传统，把"厥阴"这个少腹和阴器的部位放在六经最后的缘故；同时以肺为首的五藏理论推崇胆的重要地位和功能也起到了积极的作用。自然，这样的安排在客观上也带来了突出少阳的效果。

以上几个例子可以说明"十二经脉"创作的艰难，以及作者构想的奇妙和大胆。具体细节请见下文。

## 第二节　"十二经脉"中的脉诊

"十二经脉"中提到了两种脉诊，一种与"是动则病"有关，一种是"人迎寸口脉诊"。"十二经脉"中还提到了"所生病者"。明朝杨继洲在《针灸大成》中把"十二经脉"的病证分为"是动病"和"所生病"两类，后来的针灸界也沿袭了这一分类的方法。但"十二经脉"原文写的是"是动则病""是某所生病者"，没有明确地讲"是动病"和"所生病"。对于这个问题笔者是这样考虑的：

1. "是动则病"：这是开场白。据《汉语大字典》，"是"此也。所以"是脉动"即"此脉动"之意。脉有"动"象即此脉有病。

据《说文解字》，"动"，作也；据《汉语大字典》，可解为"发动""感应""动摇、震撼"，或改变事物原来的位置或状态，与"静"相对。因此古人所说脉的"动"含义复杂，不等于"动"的脉就是现代医学所说的"动脉"。

如前所述，古代的脉诊种类繁多，脉象的表现极为复杂，许多操作上的细节和脉象所代表的意义现在只能推测，其真相已无从了解。例如：

《素问·离合真邪论》中说："虚邪因而入客，亦如经水之得风也。经之动脉，其至也亦时陇起。其行于脉中，循循然，其至于寸口中也，时大时小，大则邪至，小则平。其行无常处"，"三部九候，卒然逢之，早遏其路"。这种"脉动"是突然出现的，好像无法预测。

《灵枢·经脉》中说："脉之卒然动者，皆邪气居之，留于本末。不动则热，不坚则陷且空，不与众同，是以知其何脉之动也"。按照这里的说法，虽然脉不动，但有"热"或"不坚则陷且空，不与众同"也可以视为脉的病象。

古人还发明了一种操作手法用来观测脉动。例如《灵枢·刺节真邪》中说："用针者，必先察其经络之虚实，切而循之，按而弹之，视其应动者，乃后取之而下之"。

这种按弹的方法可能不止一种，上下肢体的经络都需要检查。《素问·三部九候论》中记载（按吴崑写法）了一种标准的按弹方法："以左手于病者足上上去踝五寸按之，庶（《甲乙经》'庶'作'以'）右手足（《甲乙经》无'足'）当踝而弹之，其应过五寸以上，蠕蠕然者，不病；其应疾，中手浑浑然者，病；中手徐徐然者，病；其应上不能至五寸，弹之不应者死"。

我们无法知道"十二经脉"中的"是动则病"采用的哪一种或哪几种测定脉动的方法。

2. "是主某所生病者"："十二经脉"中的"所生病者"除了五藏脉病在本藏，六府脉病在"津""液""血""筋""气""骨"。这种说法有些出人意料，但《素问·调经论》中说："人有精、气、津、液、四支、九窍、五藏、十六部、三百六十五节，乃生百病"。可见古人认为"气""津""液"可以是生病的部位。

于是"十二经脉"各条经脉出现的两组类似的病证可以这样理解：前面的是脉动所表现的症状（五藏脉动，病在本藏），后面的是脉动时"津""液""血""筋""气""骨"所表现的症状。后面的这些"所生病"分别写在相应的"府"的下面，但当时考虑到照顾个方面的因素，有的"所生病"与府名一致，有的不一致。

3. 人迎寸口脉诊

这种脉诊涉及复杂的问题，见于"十二经脉"每条经脉的最后一句。详细情况请参见"以少阳为首的六经理论""以足少阳为首的十二经"和后面"十二经脉"中的人迎寸口诊。

笔者认为，这种脉诊难以理解，其经文很可能为后人所加。如果"十二经脉"必须写出脉诊脉象，则应该分别写出手太阴、手阳明、足阳明、足太阴、手少阴、手太阳、足太阳、足少阴、手厥阴、手少阳、足少阳、足厥阴的脉诊脉象。这个问题好像是很复杂、很难做到的，其实古人已经把它们写出来、写清楚了。它们全都是相同的三个字："此脉动"。至于具体是怎样的"动"就有很大的灵活性了。

## 第三节　"眥"还是"眥"?

### 一、"眼眶"还是"眼角"?

《灵枢·癫狂病》开篇就出现了与癫狂病毫不相关的文字："目眥外决于面者为锐眥，在内近鼻者为内眥。上为外眥，下为内眥"。

据《说文解字》和《汉语大字典》，"眥"，目匡也，即眼眶之意。《康熙字典》则未提"目匡"，而解"眥"为目匡、目際，并引《灵枢·癫狂病》的经文为证（"目眥决于面者为锐眥，在内近鼻者为内眥"）。

"眥"为目匡的解释见于清朝桂馥所撰《说文解字义证》。引证的也是《灵枢·癫狂病》的经文，并说："眥为睛外之眼角也"。显而易见，用自己的观点证明自己的正确性，不足为凭。可见对"眥"是"眼眶"还是"眼角"的问题有不同的理解。

我们再看《黄帝内经太素》中的有关记载。《黄帝内经太素》卷三十的"癫疾"和"驚狂"两项中都没有提到关于"眥"的论述。这些经文见于《黄帝内经太素》卷三十的"目痛"项下，原文为："目眥外决于面者为兑眥，在内近鼻者，上为外眥，下为内眥"。这种说法与现在的解释一致。但经文下的注文提到"人之目眥有三。外决为兑眥，内角上为外眥，下为内眥"。据《汉语大字典》，"决"同"决"，通"缺"。所以从注文看，"眥"指的是眼眶。看来《黄帝内经太素》注对"眥"为眼角一说持有异议。

《灵枢·热病》中提到："目眥青，索肉于脾，不得，索之木；木者，肝也"。这里的"眥"肯定不是眼眶，很可能是眼角周围。

《灵枢·五色》在谈到"庭者，首面也。阙上者，咽喉也。阙中者，肺也。下极者，心也"等以后，提到"目内眦上者，膺乳也"。这里的"目内眦"可以指内眼角，也可指眼眶内侧。

在《素问·气府论》中有"手太阳脉气所发""目内眦各一"的说法。这里的"眦"指眼角还是眼眶呢？

笔者考虑，眼角也好，眼眶也好，重要的是它们都不在眼球上，眼球上是不能扎针的。对于针灸医师来说，眼角和眼眶才是进针的地点；但是从中医理论看来，这种解释有违"诸脉者皆属于目"的论断。所以笔者推测，"十二经脉"中"目内眦""目兑（锐）眦"的原文应该是"目"，其他的"眦"等字样是古代针灸师后来改写的。

## 二、"眦"还是"胔"？

笔者在影印本《黄帝内经太素》第十卷"督脉"和第十一卷"骨空"中看到，"眦"写作"胔"。据《汉语大字典》，"胔"同"胔"，可解为"肉"，如兽肉、果肉。果真如此，则"目内眦"为目内肉，"目外眦"为目外肉。由于"锐"（原作"兑"）可解为"孔穴"。这样一来，"目锐眦"就相当于控制瞳孔大小的虹膜肌。

综合以上情况，笔者认为最低限度，"经筋篇"中的"目外眦"解为目外肉比较合理，经筋通过肌肉才能指挥眼球的转动，控制瞳孔的大小。至于"十二经脉"中"目内眦""目锐眦"的"眦"，我们把它们理解为"目肉"也是说得通的。

总之，《内经》中"眦"的含义值得深思、斟酌。希望能从古代的竹简或帛书中找到有力的证据。

## 第四节　"十二经脉"的病证

"十二经脉"可分为三组：手足太阴、阳明，手足少阴、太阳，手足少阳、厥阴。

它们又分为六对，六对经脉之间互相属络。肺手太阴（属肺、络大肠），大肠手阳明（属大肠、络肺）；胃足阳明（属胃、络脾），脾足太阴（属脾、络胃）；心手少阴（属心、络小肠），小肠手太阳（属小肠、络心）；膀胱足太阳（属膀胱、络肾），肾足少阴（属肾、络膀胱）；心主手厥阴心包（属心包、络三焦），三焦手少阳（属三焦、络心包）；胆足少阳（属胆、络肝），肝足厥阴（属肝、络胆）。

这种成对的、表里阴阳相互属络的经脉又可分为四条一组的三组，它们分别是太阴、阳明，少阴、太阳，和厥阴、少阳的展开。

"十二经脉"每条经脉的病证都分为"是动则病"和"是主某所生病者"两类。两类病证大同小异，前者来自脉动特点的诊断，后者来自不同的医学理论（藏病在藏，府病在津、血、液、筋、气、骨）。明朝《针灸大成》中把这两类病证称为"是动病"和"所生病"，沿用至今。

（注：在以下有关病证的讨论中，一般不涉及经脉的走行和四肢的病证，只在必要时提及，以求简明。另外，在提供《素问·至真要大论》等论述中的五藏病证时，请注意，按照五运六气理论，太阳为寒水，阳明为燥金，少阳为相火，太阴为湿土，少阴为君火，厥阴为风木。）

### 一、肺手太阴之脉

"是动则病肺胀满，膨膨然（史本无'然'）而喘咳，缺盆中痛，甚则交两手而瞀，此为臂厥，是主肺所生病者，咳，上气，喘，渴，烦心，胸满，臑臂内前廉痛厥，掌中热，气盛有余则肩背痛，风寒汗出，中风不浹（史本和《古今图书集成·医部全录·医经注释》'不浹'作'小便'）数（史本接'而'）欠；气虚则肩背痛寒，少气不足以息，溺色变"。

1. 病证分析

据《素问·痿论》，"肺为藏之长，为心之盖也"，所以肺病能引起全身其他藏府的病证，其影响广泛而复杂。

（1）"肺胀满、膨膨然而喘咳、缺盆中痛"和"咳、上气、喘、胸满、臑臂内前廉痛厥、肩背痛、肩背痛寒"：据《素问·藏气法时论》的"五藏病者"，"咳、喘、逆气、肩背痛"为肺证。

（2）"风寒汗出"为皮证。

（3）"中风不浹"：若此"风"为外风，则此证为皮证。据《汉语大字典》，浹可解为透彻或遍及。

（4）若"中风"为内风，则可表现为卒然昏仆，不省人事，痰涎壅盛，语言蹇涩，半身不遂，属脑证。于是接下来的"数欠"为肾证，"肾为欠"。

（5）若"不浹"为"小便"，则"数而欠"指小便频而尿量少。据《素问·痿论》，"（肺）悲哀太甚"可引起"数溲血"。又据"逆从六经"，"少阴不足，病肺痹"，"涩则病溲血"。所以肺与小便有关。此外，已知肝、肾也与小便有关。

（6）"喘，少气不足以息"为肾证。

（7）"烦心，掌中热，渴"为心证。

（8）"溺色变"：这个'变'有多种可能。变黄为热象，变红为血证，变白为寒证或虚证。详见后面的讨论。

（9）"交两手而瞀"：关于"瞀"字，有不同的解读。详见下面的讨论。据《汉语大字典》，瞀可解为眼睛昏花；又通"闷"。

（10）"溺色变"：详见下面的讨论。

2. 讨论

（1）肺手太阴病证与五藏理论中肺证的比较

无论经文中的"不浃"是否为"小便"，肺手太阴之脉的病证除了肺证和相关的皮证，还包括了脑证、肾证、心证、肝证。与五藏中的肺证相比，主要缺鼻证（见下面的大肠手阳明）。

鉴于"十二经脉"中"是动"病证与《素问·至真要大论》的五藏病证的密切关联，我们有必要查看《素问·至真要大论》中的相关记载。

（2）《素问·至真要大论》中的肺证

在五运六气学说中，少阴为君火，少阳为相火；火克金。所以《素问·至真要大论》中有关火克金所致的肺证比其他藏的病证多一倍。现将其中"病本于肺"者摘要列举如下：

"少阴司天，热淫所胜"，"民病胸中烦热，嗌干，右胠满，皮肤痛，寒热咳喘，唾血血泄，鼽衄嚏呕，溺色变，甚则疮疡胕肿，肩背臂臑及缺盆中痛，心痛肺䐜，腹大满，膨膨而喘咳"。

"少阳司天，火淫所胜"，"民病头痛，发热恶寒而疟，热上皮肤痛，色变黄赤，传而为水，身面胕肿，腹满仰息，泄注赤白，疮疡，咳唾血，烦心，胸中热，甚则鼽衄"。

"少阴之复，燠热内作，烦躁鼽嚏，少腹绞痛"，"咳，皮肤痛，暴瘖心痛，郁冒不知人，洒洒渐恶寒，振栗谵妄"，"渴而欲饮，少气骨痿，隔肠不便，外为浮肿，哕噫"，"病痱胗疮疡，痈疽痤痔，甚则入肺，咳而鼻渊"。

"少阳之复"，"惊瘛咳衄，心热烦躁，便数憎风"，"面如浮埃，目乃瞤，瘛"，"口糜呕逆，血溢血泄，发而为疟，恶寒鼓栗，寒极反热，嗌络焦槁，渴饮水浆，色变黄赤，少气脉萎，化而为水，传为胕肿，甚则入肺，咳而血泄"。

显而易见，这些经文涉及病证的面非常广，足以表明肺为五藏之长的特点。从这些病证中我们看到了手太阴肺证除了肺证（肺膜、咳）、皮证（皮肤痛、痹胗疮疡）、鼻证（衄衊、鼻渊）以外，还有下列病证：

脑证（头痛、郁冒不知人、瘛）；

心证（烦心、心痛、渴而欲饮、谵妄、血溢，脉萎）；

肝证（头痛、烦躁、少腹绞痛）；

肾证（嚏，少气，骨痿）；

脾和胃肠证（腹大满、呕、哕噫，隔肠不便、注泄赤白、血泄）；

积水证（传而为水、身面胕肿）；

目证（目乃瞤）；

疟疾（发热恶寒而疟）；

溺色变：根据《素问·至真要大论》中肺所涉及的种种病证，可知肺手太阴出现"溺色变"是必然的。

（3）其他几个问题

① "交两手而瞀"：这个病证在《内经》中仅见于肺手太阴之脉。据《康熙字典》，"瞀"为目不明貌，又通冒。据《汉语大字典》，"瞀"指眼睛昏花，或昏暗，又通"闷"。所以"交两手而瞀"描写的应该是病人视力昏暗，两手交替摸索前行的情景。但《类经》张景岳注为"瞀，不痛不仁也"，看来是接受了王冰"瞀，闷也"的解释。

明清两代的《内经》注家不可能忽视《说文解字》和《义证》对"瞀"的注释。他们舍弃此字与目有关的释义也许与肺手太阴"从藏走手"，没有机会上头的说法有关。其实我们在前面已经考证过了，肺与头是有关的。《素问·至真要大论》中的肺证已经明确记载了它有目证"郁冒不知人"和"目乃𥄧瘃"。

②肺手太阴之脉"下络大肠"，但病证中没有大肠证。大肠证的"泄"很可能在脾足太阴中。

③关于肺手太阴的积水证，请参见后面的讨论。

④肺手太阴在体表的走行中有"下循臑内，行少阴、心主之前"的说法，似乎在暗示该脉与少阴、心主两脉有某种关联，类似《灵枢·邪客》中所说"手太阴之脉""与手少阴心主诸络"的"数脉并注"。遗憾的是肺手太阴中没有"诸络会于鱼际"的记载。不过需要指出的是，肺手太阴的走向是从藏走手，而《灵枢·邪客》中这条经脉的走向是从手走藏。这里的"少阴、心主"前不提"手"字，模糊了这个矛盾。

## 二、大肠手阳明之脉

"是动则病齿痛颈（《黄帝内经太素》'颈'作'颔'）肿，是主津（史本和《古今图书集成·医部全录·医经注释》'津'后有'液'）所生病者，目黄，口干，鼽衄，喉痹"。据《汉语大字典》，"颔"指颧骨。

（注：齿、颈〔颔〕、口、鼻、喉为本经脉所过部位。大肠手阳明上颈后的走行为"贯颊，入下齿中，还出挟口交人中，左之右，右之左，上挟鼻孔"。）

1. 病证

"齿痛"：《灵枢·杂病》中说："齿痛，恶清饮，取手阳明"。

"目黄"：大肠手阳明的走行并不到目。此证与胃足阳明的"疟""温淫"有关。

"鼽衄"：据《中国医学大辞典》，"鼽，鼻中出水也"；

"衄，鼻中出血也"。

2. 讨论：

（1）从"上挟鼻孔"和"鼽衄"可知，大肠手阳明满足了"肺开窍于鼻"的理论。古人认为鼻与脑是相通的。《素问·气厥论》中说："胆移热于脑，则辛頞鼻渊"，"传为衄衊、瞑目"。手阳明的"目黄"也间接地佐证了肺与目不是无关的。

（2）大肠手阳明没有大肠府证。它的"所生病者"在"津"（史本"津"作"津液"）。据《灵枢·决气》，"腠理发泄，汗出溱溱，是谓津"；"穀入气满，淖泽注于骨，骨属屈伸，洩泽补益脑髓，皮肤润泽，是谓液"。所以"液"与"津"不同。若"津"指汗，则体现着肺与皮的关联。不过据《汉语大字典》，"津"也可解为水。

（3）"目黄"：据《灵枢·杂病》，手阳明能治"渴而日作"的疟病。"目黄"除了见于温淫（其中包括黄疸），也可见于疟病（疟疾发作时，疟原虫破坏大量红细胞，血清胆红素升高，可出现一过性黄疸症状）。

（4）据《灵枢·杂病》，手阳明还能治"聋而痛"的耳证。《素问·缪刺论》："邪客于手足少阴太阴足阳明之络，此五络者皆会于耳中"。加上《灵枢·杂病》的记载，手足少阴太阴阳明六络都与耳相通。由于大肠手阳明和肺手太阴互相属络，可见肺与鼻、目、耳都相通。

（5）手阳明也能治肺证，见《素问·缪刺论》中"邪客于手阳明之络，令人气满，胸中喘息，而支胠胸中热，刺手大指次指爪甲上，去端如韭叶"。手阳明与手太阴的相配不是偶然的。

（6）"是主津（液）所生病者"：不论这里的经文是"津"，还是"津液"，都与水有关。"至真要大论"中肺证有"传而为水，传为胕肿"的说法。关于肺与水代谢的关系我们在五藏理论中已经讨论过了。详见《素问·经脉别论》。

### 三、胃足阳明之脉

"是动则病洒洒振寒，善伸（史本'伸'作'呻'）数欠，颜黑，病至则恶人与火，闻木音声则惕然而惊，心欲动，欲独闭户塞牖而处，甚则欲上高而歌，弃衣而走，贲响腹胀，是为骭厥，是主血所生病者，狂，疟，温淫，汗出，鼽衄，口喎，唇胗，颈肿，喉痹，大腹水肿"，"气盛则身以前皆热，其有余于胃，则消谷善饥，溺色变（史本'变'作'黄'），气不足则身以前皆寒栗，胃中寒则胀满"。据《汉语大字典》，骭可解为胫骨或小腿。

1. 病证

（1）"洒洒振寒，善呻数欠"：在《素问·至真要大论》"岁厥阴在泉，风淫所胜"一段中，此八字作"洒洒振寒，善伸数欠"。《素问·骨空论》中说："风从外入，令人振寒"。据《汉语大字典》，洒，寒貌。据《素问·玉机真藏论》中说："风者，百病之长也"。

据《中国医学大辞典》，"欠"指"倦而伸腰，张口努力舒气，俗称呵欠也"，"肾主欠"。此外《中国医学大辞典》并引《灵枢·口问》："卫气昼日行于阳，夜半则行于阴，阴者主夜，夜者卧"，"阴阳相引，故数欠"。所以把"善伸数欠"解为肾证更为恰当，也与下面的"颜黑"一致。

（2）"颜黑"为肾证。已知阳明的狂躁、妄言、妄见为脑证，脑髓与肾关系密切。所以这里出现肾证"颜黑"是可以理解的。

（3）"恶人与火，闻木音则惕然而惊，心欲动，欲独闭户牖而处，甚则欲上高而歌，弃衣而走"：这些经文使我们想起《素问·阳明脉解》和《素问·脉解》中的阳明证。如前所述，它提示着心证和肾证，因为《素问·刺疟》中有这样的记载："足少阴疟"，"欲闭户牖而处"。

（4）"狂"：《灵枢·刺节真邪》中说："狂而妄见妄闻妄言，视足阳明及大络取之"。

（5）"疟"：寒战后高热。

（6）"温淫"：据《中国医学大辞典》，温淫，温邪重也。《汉语大字典》，温指热病；淫，久也，通"深"；又可解为放纵。

（7）"鼽衄"：《中国医学大辞典》的注释见上（大肠手阳明）。

（8）"口㖞"：胃足阳明"挟口环唇，下交承浆"。口㖞证显然与筋也有关系。《灵枢·经筋》中的足阳明之筋有"口卒噼"。

（9）"大腹水肿"：《素问·脉解》阳明证中有"胫肿""上喘而为水"和"腹肿"，为肾证。

（10）"贲响腹胀"：据《汉语大字典》，贲除解为虢外，也有"大"的含义，通"奔""奋"。所以贲响指的是响亮、亢进的肠鸣。《灵枢·百病始生》中说："虚邪之中人也"，"舍于肠胃之时，贲响腹胀"。《灵枢·杂病》中说："厥而腹响响然，多寒气"，"取足太阴"。

（11）"其有余于胃，则消谷善饥，溺色变（史本'变'作'黄'）。气不足则身以前皆寒栗，胃中寒则胀满"：这些论述与《灵枢·师传》中的记载一致。后者说："胃中热则消谷，令人悬心善饥"，"胃中寒则腹胀"，"肠中寒则肠鸣飧泄"。

（12）"溺色变"（史本'变'作"黄"）：疟疾和温淫都可以引起尿色的改变。

2. 讨论

（1）胃足阳明在鼻部"旁纳太阳之脉"表明了此脉与头脑的相关。在"厥逆六经"中，阳明有"善衄"，太阳也有"善衄"。

（2）"善伸数欠""颜黑""大腹水肿"都是肾证。《素问·脉解》中的阳明就提到"上喘而为水"和"腹肿"。

（3）胃足阳明中既有心证，也有胃证。于是我们看到在此脉足部的走行上有三条分支。其中一条"入大指间，出其端"，显然是与脾足太阴衔接用的。另外两条不像针灸学教材中所讲的那样止于足大趾次趾之端的历兑，而是止于足的中趾；一条入其内间，一条入其外间。这样的安排看来正是为了照顾阳明既主心又主胃的两重性。

如前所述，六经理论中有以阳明为首的一类，它没有厥阴，厥阴改称心主；而且它在三阳、三阴每个皮部中都提出了"上下同法"。可以推断，其十二经中没有手厥阴和足厥阴，只有手心主和足心主。已知手心主在手的中指。《灵枢·邪客》中说："心主之脉出于中指之端"。所以我们有理由推定足中趾也有一条足心主的经脉。

据《素问·气府论》，足阳明脉气所发"至足中指"。而从《灵枢·根结》中有关六条阳经的记载看来，足阳明"根于历兑"，也即根于足大指的次指。《灵枢·本输》也说："胃出于历兑，历兑者，足大指内次指之端也"。因此可知刺脉疗法时的足阳明与刺穴疗法时的足阳明在走行上是有区别的。

（4）胃足阳明的所生病者在"血"，不在胃，表明作者认为这条经脉是"心主血脉"理论的一个部分。至于它的"脉"的部分作者交给了心主手厥阴的"所生病者"。

（5）"鼽衄"：经文在一开始就说："胃足阳明起于鼻之交頞

中，旁纳太阳之脉"。在"厥逆六经"中，阳明与太阳都有"善
衄"。鼻部是阳明和太阳的交会处。

（6）关于"溺色变"（史本"变"作"黄"）：参见本书后
面的讨论。

### 四、脾足太阴之脉

"是动则病舌本强，食则呕，胃脘痛，腹胀善噫，得后出
（史本无'出'）与气则快然如衰，身体皆重，是主脾所生病者，
舌本痛，体不能动摇，食不下，烦心，心下急痛，溏瘕泄，水
闭，黄疸，不能卧，强，欠（史本和《古今图书集成·医部全
录·医经注释》'欠'作'立'）"。

1. 病证

如前所述，古人对脾的功能在认识上有很大的差别，这里论
述的脾牵涉的脏器较多。

"舌本强"：据《素问·金匮真言论》，"中央黄色，入通于
脾，开窍于口"，"故病在舌本"。"强"据《汉语大字典》，为
僵硬之意，提示与筋的痉挛有关。

"食则呕，胃脘痛""食不下"：胃证。

"心下急痛"：《中国医学大辞典》无注释。可能是《灵枢·
邪气藏府病形》中所说的"胃脘当心而痛"，或《灵枢·热病》
所说的"心疝暴痛，取足太阴厥阴"。

"腹胀善噫，得后出（史本无'出'）与气则快然如衰"：
胃肠证。

"烦心"：心证。《灵枢·五乱》中说："气乱于心，则烦心、
密默"。

"身体皆重"：《素问·玉机真藏论》的脾病中有"重"，
《素问·藏气法时论》的脾病有"身重"，《素问·气交变大论》

的"岁木太过""脾土受邪"一段中提到"体重"。这些"重"看来与积水或肾的骨病有关。

"体不能动摇"：此证可能与脾主四肢有关。

"水闭"：据《中国医学大辞典》，指"水不宣泄而闭于皮肤间也"。一般认为属肾证。但据《素问·经脉别论》，脾也参加水的代谢。

"溏瘕泄"：据《中国医学大辞典》，为"腹有癥瘕，致脾气不和而溏泄也"。据《汉语大字典》，癥指积聚之有形可徵者；瘕，血凝病也；按："腹中积块坚者曰癥，或聚或散，无有常准者曰瘕"。又据《汉语大字典》，溏指像糊状的、半流动的。据《中国医学大辞典》，溏泄指泄下稠黏垢秽也。

"黄瘅（疸）"：可能与胃足阳明的"疟"或"温淫"（心）有关。（脾足太阴有黄疸，但胃足阳明中无目黄证，"目黄"见于大肠手阳明。）

"不能卧"：《下经》曰："胃不和则卧不安"。

"强"：据《汉语大字典》引王冰注："强，谓中气强固以镇守也"；又，作僵硬解时表明此证与脑或筋有关。

"欠"：肾为欠。

"立"：《中国医学大辞典》解为"全体直立也。腿足前后诸筋，一齐收缩"等。若"强"作勉强解，则"强立"为勉强直立的意思，也即四肢无力的表现。《素问·六元正纪大论》中说："太阳所至为刚固，为坚芒，为立；令行之常也"。按照这一记载，"强立"与太阳有关。

2. 讨论

（1）我们曾指出了脾与头脑或肾关系密切，所以脾病出现"身体皆重""水闭""强欠"（或"立"）的肾证不足为怪；"体不能动摇"相当于四肢不用。另外，脾与胃难解难分，太阴和阳明也纠结在一起。另外，以太阳为首的六经的太阴"结于太仓（胃）"；加上"大肠、小肠皆属于胃"，这些都能解释脾足太阴的肠胃病证。

（2）脾足太阴与胃足阳明相表里。借助于心、胃的混同，《素问·脉解》的太阴证有"上走心为噫"，脾足太阴的心证（"烦心"）与胃足阳明的心、胃病证相呼应。

（3）脾足太阴的"是动则病"与《素问·至真要大论》"厥阴司天"和"岁厥阴在泉"中的病证非常相似。前者说："胃脘当心而痛，上支两胁，鬲咽不通，饮食不下，舌本强，食则呕，冷泄腹胀，溏泄瘕，水闭，病本于脾"。后者说："洒洒振寒，善伸数欠，心痛支胁，两胁里急，饮食不下，鬲咽不通，食则呕，腹胀善噫，得后与气则快然如衰，身体皆重"。

（4）黄瘅（疸）：与胃足阳明的"疟、温淫"相呼应。请注意，脾足太阴有黄疸，但胃足阳明中无目黄证，而有"溺色黄"（《黄帝内经太素》'黄'作"变"）。关于黄疸、目黄等问题将来一并讨论。

**手足太阴和手足阳明四条经脉的小结：**

（1）"肺为藏之长"，脾则"上下至头足"，加上胃足阳明中有疟和温淫，所以这四条经脉涉及的脏器较多，病情复杂。

（2）肺手太阴起于中焦，脾足太阴属脾络胃。已知中焦即脾胃。作者以这样的方式表达了肺与脾的相通。"十二经脉"中肺手太阴"下络大肠，还循胃口，上膈属肺"和大肠手阳明"络肺下膈属大肠"等等描述，都是古人理论上的推测和想象。我们应该把这些经脉走行的线条看作古人的写意画，若看作解剖图谱就无法理解了。

（3）胃足阳明中大量引证了《素问·阳明脉解》的经文，表明这篇论著当时影响很大。它的高热和心证（狂）加上"疟"

"温淫"促生了"黄疸"和溺色变（或"黄"）。关于"目黄"
和"黄疸"在"十二经脉"中的分布，以及手足阳明没有分支
到目等问题，我们留到最后再集中讨论。

（4）大肠手阳明的"是主津所生病者"指出了肺与水代谢
的相关；而胃足阳明的"大腹水肿"和脾足太阴的"身体皆重"
"水闭"透露了"十二经脉"作者对积水证机理的看法。

（5）从手足太阴和手足阳明四条经脉中我们看到了表里经
之间的互补，例如大肠手阳明补充了肺手太阴所缺的皮证和鼻
证；也看到了同名经之间的互通，例如"疟、温淫"在胃足阳
明，而"目黄"出现在大肠手阳明等。

（6）手足太阴和手足阳明四条经脉的病证严重而复杂，肺
手太阴和胃足阳明都出现了溺色的变化。

### 五、心手少阴之脉

"是动则病嗌干，心痛，渴而欲饮，是为臂厥，是主心所生
病者，目黄胁痛，臑臂内后廉痛厥，掌中热痛。"

1. 病证

"心痛"：这是心病的典型症状，加上"胁痛，臑臂内后廉
痛"很像《素问·藏气法时论》"五藏病者"中"心病者"的
症状。

"嗌干，渴而欲饮"，"掌中热痛"：热证所致，心主火热。

"臂厥"：据《中国医学大辞典》按，此证两手指挛急，屈
伸不得，爪甲枯厥。看来与筋或肝有关。

"目黄"：见黄疸成因的讨论。

心手少阴的病证如"心痛""嗌干""渴而欲饮""目黄"，
均见于《素问·至真要大论》的"太阳司天""病本于心"一
节。

《灵枢·邪客》中说："邪之在于心者，皆在于心之包络，包络者，心主之脉也"，关于心证的详细情况将在心主手厥阴心包（络）之脉中讨论。

2. 讨论：

（1）心与目的关系

心手少阴"其直者复从心系却上肺"，其支者"繫目系"。前者表明了心肺之间的关联，后者表明了心与目系或脑的关联。作者在这里不说"心在窍为舌"，而提出心藏系目系，是有临床根据的（已知目系与脑相连）。

《灵枢·邪气藏府病形》"五藏之病变"中说，心脉微大时，有"善泪出"症。据《中国医学大辞典》，泪，目之液。

《灵枢·五邪》中说："邪在心，则病心痛。喜悲，时眩仆"。"眩"透露了心与目的关联。

《灵枢·大惑论》中说："目者，心使也"。

此外，更多的心病出现目症的证据集中在王冰补入《素问》的七篇大论中。

《素问·气交变大论》"岁火不及"的心病中有"矇昧"证。据《汉语大字典》，矇，指目失明；昧，冥也，昏暗之意。

《素问·五常政大论》升明之纪中"其藏心"病证中有"瞤瘈"；赫曦之纪"邪伤心也"中有"目赤"。

《素问·至真要大论》"岁少阴在泉"中有"目瞑"；"太阳司天"，"病本于心"的症状中有"时眩仆"；"少阳之胜"中心痛后有"目赤"；"太阳之胜，内生心痛"后有"目如脱"；"少阳之复"心热后有"目乃瞤瘈"，太阳之复中心痛后有"时眩仆"。据《说文解字》，瞤，目动也。

（2）心与太阳的关系

一般认为在六经理论中，心与阳明相关。其实心与太阳也有联系。

在以阴经为首的"厥逆六经"中，太阳的病证为"僵仆，呕血善衄"；其中的血证提示了心的存在。

《素问·脉解》的太阳证中有"狂、巅疾"。据《灵枢·邪气藏府病形》"五藏之病变"，"狂、巅疾"属心病。

《素问·至真要人论》的"太阳之胜"中提到"寒厥入胃，内生心痛"，"热反上行，头项囟顶脑户中痛，目如脱"。"头项囟顶脑户中痛，目如脱"属太阳证。

《素问·至真要大论》"太阳之复，厥气上行"一节中说："心胃生寒，胸膈不利，心痛否满，头痛善悲，时眩仆，食减，腰脽反痛，屈伸不变"，"少腹控睾，引腰脊，上冲心，唾出清水，及为哕噫，甚则入心，善忘善悲，神门绝，死不治"。

我们若把上述经文中与胃相关的症状（胸膈不利，心痛否满，食减，哕噫）和小肠疝气的症状（少腹控睾，引腰脊，上冲心，唾出清水）除去，剩下的"头痛、善悲，时眩仆，腰脽反痛，屈伸不便，善忘、善悲"。这里"头痛，眩仆，腰脽反痛，屈伸不便"也是太阳证。

可见太阳证中有心，心证中有太阳。

（3）《内经》中一些心证实际上是脑证

除了上述经文提到的心证的"善忘""善悲"，在《素问·五常政大论》"赫曦之纪"的"邪伤心"中有"笑"和"狂妄"；"伏明之纪"的"邪伤心"中有"其病昏惑悲忘"。据《汉语大字典》，昏同昏，可解为昏迷；惑可解为迷乱或头眼昏眩。

《素问·至真要大论》"少阳之胜"中提到"谵妄"，"少阴之复"中提到"郁冒不知人"。在五运六气学说中，少阳为相火、少阴为君火，它们都与心的神明有关。

现在有人用"思"字的结构来解释中医的心与脑有联系。不过"心"上是"田"，不是"囟"。这个问题只要看一看《内经》，就知道古人对此早已明言在先，解释得很清楚了。

（4）"臂厥"可用心与筋的相通来解释。《素问·玉机真藏论》中说"肾传之心，病筋脉相引而急"。这也证实了心与肝或脑的相通。

（5）心手少阴在走行中，"循臑内后廉，行太阴心主之后下肘内"。这种情况与肺手太阴的"行少阴心主之前"相呼应，但并没有提起这三条脉在鱼际的相会。对手三阴走行的这种描述在"十二经脉"中暗示着心、肺之间复杂的相互关联。

## 六、小肠手太阳之脉

"是动则病嗌痛，颔肿，不可以顾，肩似拔，臑似折，是主液所生病者，耳聋，目黄，颊肿。"

### 1. 走行

这条经脉"起于小指之端"，"上循臑外后廉，出肩解，绕肩胛，交肩上，入缺盆，络心，循咽下膈"，"属小肠"以后，"其支者，从缺盆循颈上颊，至目兑眥，却入耳中"，"其支者""抵鼻，至目内眥"。所以小肠手太阳之脉直通于脑。

### 2. 病证

这条经脉无小肠府证。其"是动病"（嗌痛，颔肿，不可以顾，肩似拔，臑似折）和"所生病"（耳聋，目黄，颊肿）都发生在小肠手太阳走行所过的部位。

### 3. 讨论

（1）据《灵枢·营气》，手太阳是注目内眥后"上巅下项，合足太阳"的。所以项部是手太阳与足太阳的结合部。

（2）小肠手太阳的许多病证很像是《素问·厥论》中"手

太阳厥逆"的病证。后者有"聋，泣出，项不可以顾"。

（3）此脉"抵鼻"，但未提鼻证（鼻证在后面的膀胱足太阳中）。

（4）小肠手太阳没有小肠府证。它的所生病在"液"。这个提法乍看有些出人意料。不过据《灵枢·决气》，"液"指的是颅脊腔内补益脑髓的液体，或脑脊液。可见"小肠手太阳"这条经脉的重点不在小肠，而在太阳（脑）。《灵枢·决气》中说："液脱者，骨属屈伸不利，色夭，脑髓消，胫痠，耳数鸣"。

## 七、膀胱足太阳之脉

"是动则病冲头痛，目似脱，项如拔，脊痛，腰似折，髀不可以曲，腘如结，踹如裂，是为踝厥，是主筋所生病者，痔，疟，狂，癫疾，头囟（或颞）项背腰尻痛，目黄，泪出，鼽衄，项背腰尻腘踹脚皆痛。"

### 1. 经脉走行

这条经脉的特点是不穿过横膈而在背脊行走。它"起于目内眦，上额交巅。其支者，从巅至耳上（《黄帝内经太素》'上'后有'角'），循其直者，从巅入络脑，还出别下项，循肩髆，内挟脊，抵腰中，入循膂，络肾，属膀胱。其支者，从腰中下挟脊，贯臀，入腘中。其支者，从髆内左右别下贯胛（《黄帝内经太素》'胛'作'胂'），挟脊内，过髀枢，循髀外，从后廉下，合腘中，以下贯腨内出外踝之后，循京骨至小指外侧"。

### 2. 病证分析

（1）这条经脉的"是动病"（"冲头痛，目似脱，项如拔，脊痛，腰似折，髀不可以曲，腘如结，踹如裂"）与《素问·至真要大论》中"岁太阴在泉"一节经文的后半部几乎全同。现引证该段经文的全文如下：

"岁太阴在泉，草乃早荣，湿淫所胜，则埃昏岩谷，黄反见黑，至阴之交。民病饮积，心痛，耳聋，浑浑焞焞，嗌肿喉痹，阴病血见，少腹痛肿，不得小便，病冲头痛，目似脱，项似拔，腰似折，髀不可以回，腘如结，踹如别"。（注：《素问·至真要大论》在回答"岁主奈何"的问题时说过："太阴在泉为甘化，司气为黅化"。据《汉语大字典》，黅，黄色。已知黄为脾色，黑为肾色，太阴为湿土。又据《汉语大字典》，"昏"同昏；"冲"可解为刺、突起貌、或猛烈。又据《中国医学大辞典》，冲头痛指脑后及眉间痛也。）

上述经文的解释如下：在岁太阴在泉时，"草乃早荣"；由于太阴为湿土，所以"湿淫所胜"；由于"湿淫"，土的颜色发生改变，"黄反见黑"（本来是脾的黄色，反而变为肾的黑色）；"至阴之交"说的是脾这个至阴和肾的至阴发生了交替。（脾在五藏理论中属于至阴，见《素问·六节藏象论》和《灵枢·阴阳系日月》；又据《素问·水热穴论》，"肾者，至阴也"。）

根据以上分析，可知上述"岁太阴在泉"一段经文描述的病证确为肾证。这里介绍的肾证涉及：

"饮积"：肾主水。

"心痛、血见"：肾与心相关，所谓"心肾相交"。参见《素问·藏气法时论》"五藏病者"。

"耳聋，浑浑焞焞，嗌肿喉痹"：与三焦手少阳的"是动病"相同。肾开窍于耳。

"阴病"：阴器病证，与"太阴司天""病本与肾"中的"阴气不用"一致。《素问·五藏生成》中的肾痹提到，"有积气在少腹与阴"。

"少腹痛肿，不得小便"：此证相当于《素问·玉机真藏论》中"冬脉者肾"的"少腹满，小便变"。

这段经文的后半段"冲头痛，目似脱，项似拔，腰似折，髀不可以回，腘如结，腨如别"即膀胱足太阳的"是主筋所生病者"。

所以《素问·至真要大论》中"岁太阴在泉"一节经文告诉我们的是肾病中有太阳的筋证。换句话说，肾除了与脑有关（冲头痛），也与筋有关。肾与肝更贴近了一步。

（2）这条病证的"所生病"为："痔，疟，狂，癫疾，头囟项背腰尻痛，目黄，泪出，鼽衄，项背腰尻腘踹脚皆痛"。

"头囟项背腰尻痛""项背腰尻腘踹脚皆痛"：相当于六经的太阳证。

"狂、癫疾"：据《灵枢·邪气藏府病形》"五藏之病变"，为心证；据《素问·阳明脉解》，也可视为阳明证。

"泪出"：目证。"根结六经"的太阳结于命门（目）。

"目黄"：与本经的疟和足少阴的黄疸有关。

"鼽衄"：小肠手太阳"抵鼻"。"脉解六经"的阳明"鼻鼽"，"厥逆六经"的太阳"善衄"。

"痔"：据《素问·生气通天论》，"因而饱食，筋脉横解，肠澼为痔"。在此归入足太阳也许与经脉的走行所过有关。

"疟"：详见后面的讨论。

3. 讨论

《素问·至真要大论》中"岁太阴在泉"一节经文告诉我们的是肾病中有太阳的脑证和筋证。而《素问·脉解》的太阳证告诉我们的是太阳中有肾。这些记载提示了太阳（脑髓、筋）与肾的相关。

## 八、肾足少阴之脉

"是动则病饥不欲食，面黑如地色（史本五字作'面如漆柴'),咳唾则有血,喝喝而喘,坐而欲起,目䀮䀮如无所见,心如悬,若饥状,气不足则善恐,心惕惕如人将捕之,是为骨厥,是主肾所生病者,口热舌干,咽肿,上气,嗌干及痛,烦心,心痛,黄疸,肠澼,脊股内后廉痛,痿厥,嗜卧,足下热而痛。"

此经脉的走行在"贯脊属肾、络膀胱"以后,其直者"入肺中,循喉咙,挟舌本",其支者"从肺出络心,注胸中"。

1. 病证

"饥不欲食":《灵枢·大惑论》中说:"人之善饥而不嗜食者,精气并于脾,热气留于胃,胃热则消谷,谷消则善饥;胃气逆上,则胃脘寒,故不嗜食也"。这里说的是脾胃证。

"面黑如地色(或面如漆柴)":黑为肾色。

"心如悬,若饥状":心证,见于《素问·玉机真藏论》的"冬脉者肾"。

"咳、上气、喝喝而喘":肺证。

"唾、气不足":肾证。

"咳唾则有血、烦心、心痛、口热舌干、足下热":为心证。

"目䀮䀮如无所见、少气、善恐、心惕惕如人将捕之、面黑如地色、咳则有血":这些病证与《素问·脉解》的少阴证极为相似。在这篇经文中明确写道:"少阴者,肾也"。

"痿厥":据《中国医学大辞典》,为痿病与厥病杂合之证也。

"足下热而痛":据《素问·厥论》,"阴脉者,集于足下。故阳气胜则足下热"。这里是肾的热厥证。

"嗜卧":据《灵枢·海论》,髓海不足则"懈怠安卧"。

"肠澼":据《汉语大字典》,澼指肠间水。据《中国医学大辞典》,肠澼"即痢疾也"。《素问·通评虚实论》中说:"肠澼下白沫，何如?""肠澼下脓血，何如?"。笔者认为参照《素问·至真要大论》中的记载，此证涉及的病种可能不止痢疾一种。

"黄疸"：见"十二经脉"最后的讨论。

2. 讨论

（1）肾足少阴的部分肾证与《素问·藏气法时论》"五藏病者"中"肝病者"的肝证（目𥉹𥉹无所见、善恐、如人将捕之）极为相似。

（2）"是为骨厥"的提法使人想到肾与骨或肾与脑髓的关联。

（3）肾足少阴的肾证与脑证（嗜卧）、肺证（咳）、心证（心痛、若饥状）密切相关。

（4）肾足少阴的少阴证保留了六经少阴的特点，即其主要病证表现在胃肠，而不涉及积水证、小便异常证和阴器病证。

（5）肾足少阴"挟舌本"。已知脾足太阴"连舌本，散舌下"，所以肾足少阴和脾足太阴是相通的。

（注：我们记得在《灵枢·邪气藏府病形》"五藏之病变"中，肾证有瘖、石水和阴痿。从《素问·至真要大论》"岁太阴在泉"有关肾病的记载看，其中有"饮积"，"少腹痛肿，不得小便"；在同篇"太阴司天""病本于肾"中，又提到了"阴气不用"。然而肾足少阴却未涉及水证、小便异常和阴器病证。这一情况不由得使我们想到"十二经脉"出现的时间可能早于"五藏之病变"和《素问·至真要大论》。）

**手足少阴与手足太阳四条经脉的小结**

（1）小肠手太阳和膀胱足太阳本来是完整的一条太阳经，它们的分界在项部。脑髓和筋受到小肠手太阳"液"的滋养。

小肠手太阳无小肠府证，体现了"十二经脉"的主题。

（2）心手少阴"繫目系"，与脑和太阳相关；肾足少阴的"目䀮䀮如无所见，善恐，心惕惕如人将捕"与《素问·藏气法时论》的"肝病者"病证相同，也即与头脑有关。所以心、肾、肝直通于脑。

（3）从《素问·至真要大论》"岁太阴在泉"的记载可知，肾病其实是包括膀胱足太阳证的。换句话说，肾与太阳（脑髓和筋）是统一的。

（4）肾与膀胱相表里，少阴与太阳相表里。这四条经脉的头、脑、脊、髓、肾、心紧密地抱在一起的，形成了"十二经脉"的中轴。

至于这四条经脉中的"疟""黄疸""目黄"，请参见"十二经脉"最后的讨论。

## 九、心主手厥阴心包（络）之脉

"是动则病手心热，臂肘挛急，腋肿，甚则胸胁支满，心中憺憺火（《黄帝内经太素》'火'作'大'）动，面赤，目黄，喜笑不休，是主（《黄帝内经太素》'主'前有'心'）脉所生病者，烦心，心痛，掌中热。"

史崧本与《黄帝内经太素》本的差别：

（1）"心中憺憺火动"与"心憺憺大动"无原则性区别。但后者与《素问·至真要大论》"太阳司天""病本于心"中的记载完全一致。

（2）"是主脉所生"和"是心主脉所生"有原则性区别，后者错加了"心"字。因为"心主血脉"的"血"已经分给了胃足阳明的所生病，剩下的只有"脉"了。

1. 病证

《灵枢·邪客》："诸邪之在于心者，皆在于心之包络。包络者，心主之脉也"。我们先看《素问·至真要大论》"太阳司天""病本于心"中记载的摘要：

"厥心痛，呕血血泄，鼽衄，善悲，时眩仆，胸腹满，手热肘挛，腋肿，心澹澹大动，胸胁胃脘不安，面赤目黄，善噫，嗌干，甚则色炲，渴而欲饮"。

这段经文前面的"心痛、渴而欲饮、目黄、胁痛、掌中热痛"与心手少阴的病证一致。

心主手厥阴心包（络）的病证："手心热、臂肘挛急、腋肿、胸胁支满、心中憺憺大动、面赤目黄、烦心、心痛、掌中热"与《素问·至真要大论》中的这些记载一致。

可见这两条经脉病证与《素问·至真要大论》中的心病症状关系极为密切。

2. 讨论

（1）"喜笑不休"：《素问·调经论》中说："神有余则笑不休"。据我们在前面的考证，"笑"也可解为"骂"。所以"喜笑不休"是病证，"喜骂不休"也是病证。

（2）心主手厥阴心包（络）在上肢的走行为"抵腋下，循臑内，行太阴、少阴之间，入肘中下臂，行两筋之间入掌中，循中指出其端。其支者，别掌中，循小指次指出其端"。

这里值得注意的是这条经脉"行太阴、少阴之间"，而不说"行手太阴、手少阴之间"。

（注："十二经脉"中描述了手三阴在上肢走行过程中的前、中、后的关系，表明作者支持《灵枢·邪客》中所说手太阴之脉与其他两条阴脉的诸络会于鱼际后，"数脉并注"，最后"内屈走肺"的观点。请注意，按照《灵枢·邪客》中所写手太阴之脉和心主之脉的走行方向，它们是从手走藏；而在"十二经脉"中，它们是从藏走手；两者流注的方向相反。笔者推测，

可能是为了模糊这个循行方向的差别，作者在描述手三阴的走行时，才一律不写出"手"字，而笼统地用六经的名称代替。）

（3）这条经脉止于两个手指，一个是中指之端，一个是小指次指之端。"手中指之端"相当于胃足阳明的"足中指之端"（足心主），而"小指次指之端"为三焦手少阳的起点（心手少阴"循小指之内出其端"）。

（4）"目黄"：见"十二经脉"最后的讨论。

### 十、三焦手少阳之脉

"是动则病耳聋浑浑淳淳（史本'淳淳'作'焞焞'），嗌肿喉痹，是主气所生病者，汗出，目锐眦痛，颊痛"。据《汉语大字典》，浑，水溃涌声；又浑浑同"滚滚"，水流不绝貌。淳，浇灌之意。焞焞，盛貌。

1. 经脉走行

"三焦手少阳之脉起于小指次指之端"，"上肩而交出足少阳之后，入缺盆，布膻中，散络（史本'络'作'落'）心包，下膈，循（《黄帝内经太素》'循'作'徧'）属三焦"，"其支者，从耳后入耳中"，"至目兑眦"。这条经脉最大的特点是其走行与胆足少阳在大迎（"臂阳明入頄遍齿者"）相合。

2. 病证

"耳聋浑浑淳淳，嗌肿喉痹"：这些描述病证的经文与《素问·至真要大论》"岁太阴在泉"中对肾证的陈述完全相同，可以认定为肾证。

"汗出"：为皮证，与肺相关。

"目锐眦痛"：可能为肝证或肾证。

3. 讨论

（1）"耳聋"和"目锐眦痛"表明此脉与耳、目相关，也即脑相关。它与耳、目相关的走行方式与胆足少阳几乎完全相同（"从耳后入耳中，出走耳前"，"至目锐眦"）。

（2）"汗出"：皮证，肺主皮。人们习惯于把三焦理解为下焦，因为它经常和膀胱联系在一起。但是这里三焦手少阳的三焦重点在上焦，这从三焦手少阳的走行、"是主气所生病者"和"汗出"证得到证实。

（3）三焦手少阳"入缺盆，布膻中，散络心包，下膈，循属三焦"；而心主手厥阴心包"起于胸中，出属心包，下膈，历络三焦"。对比这两条经脉下膈以前的走行，我们发现"膻中"似乎相当于"胸中"。

如前所述，在古代中医采用手足治疗五藏病证时，常常不提手厥阴、少阳这一对手经。我们只在《素问·五常政大论》中看见它们叠加在手少阴、太阳上，一起治疗心病。此后我们看到手少阳与三焦相连，手心主与"胸中"相连，见《灵枢·经别》（"手心主之正"入于胸中，别属三焦；手少阳之正"下走三焦，散于胸中"）。这时的"胸中"似乎相当于"心主"。关于"膻中""胸中""心包"这一类命名上的混乱我们在前面已经讨论过了。

## 十一、胆足少阳之脉

"是动则病口苦，善太息，心胁痛不能反（史本'反'作'转'）侧，甚则面（史本接'微有'）尘，体无膏泽，足外反热，是为阳厥，是主骨所生病者，头（《黄帝内经太素》'头'后有'角'）痛，颔（史本作'颌'）痛，目锐眦痛，缺盆中肿痛，腋下肿，马刀侠婴，汗出振寒，疟"。（据《汉语大字典》，颔为骨名，指口车骨上抵颅骨以下者；颌指下巴。）

1. 经脉走行

这条经脉走行的主要特点为"下大迎，合于手少阳"。

2. 病证

"口苦"：《素问·痿论》中说："肝气热，则胆泄口苦"。

"善太息"：《灵枢·口问》中说："人之太息者，何气使然"，对曰："忧思则心系急，心系急则气道约，约则不利，故太系以伸出之"。

"心胁痛不能反侧"：《素问·脉解》的少阳证为"心胁痛，不可反侧"。《素问·至真要大论》"岁阳明在泉"一节的开始说："民病喜呕，呕有苦，善太息，心胁痛不能反侧"；接下去又说"甚则嗌干面尘，身无膏泽，足外反热"。在五运六气学说中，阳明为燥金，金克木。

"阳厥"：对于阳厥，注家有各种解释。不过最好的注解在《素问·病能论》中。经文说："有病怒狂者，此病安生"；对曰"生于阳也"，"阳气者，因暴折而难决，故善怒也，病名曰阳厥"。《黄帝内经太素》相当于"解精微论"的经文指出，"脑者阳也"。所以阳厥在胆足少阳中相当于脑厥。

"头痛"：脑证。（"头角痛"则指半脑痛，一侧或双侧。）

"目锐眦痛"：目与脑相连。

"缺盆中肿痛，腋下肿，马刀侠婴"：据《灵枢·寒热》，"寒热瘰疬在于颈腋者"，"此皆鼠瘘寒热之毒气也"。又据《灵枢·痈疽》，"其痈坚而不溃者，为马刀挟瘿"。

"汗出振寒，疟"：见"十二经脉"最后的讨论。


**讨论**

（1）胆在藏府理论中曾居于高位。《素问·六节藏象论》指出，"凡十一藏，取决于胆也"。《素问·热论》中指出，"少阳主骨（或胆）"。又据《灵枢·本输》："肝合胆，胆者，中精之府"。所以这条经脉提出"是主骨所生病者"，表明此经脉与髓相通。

（2）胆足少阳"从耳后入耳中，出走耳前，至目锐眦"，但它只有目证"目锐眦痛"，没有耳证；耳证体现在三焦手少阳的"耳聋浑浑淳淳"。所以它与耳、目或脑都是直通的。（注：在《灵枢·寒热病》中我们看到，"暴聋气蒙，耳目不明，取天牖"，"天牖，足少阳脉也"。所以足少阳不仅与耳相关，与目也是相关的。）

（3）手足少阳与耳、目的相连与小肠手太阳相似。后者"至目锐眦，却入耳中"。可见在"十二经脉"中，少阳的地位不亚于太阳。

（4）胆足少阳中有胆府证。

### 十二、肝足厥阴之脉

"是动则病腰痛不可以俛仰，丈夫㿉疝（史本作'癀疝'），妇人少腹肿，甚则嗌干面尘（史本接'脱色'），是肝所生病者，胸满，呕逆，飧泄，狐疝，遗溺，闭癃。"

1. 经脉走行

"肝足厥阴之脉起于大指丛毛之际"，"循股阴入毛中，过阴器，抵少腹，挟胃，属肝，络胆，上贯膈，布胁肋，循喉咙之后，上入颃颡，连目系，上出额，与督脉会于巅"。

2. 病证

"腰痛不可以俛仰"：据《素问·五藏生成》，肝痹有"腰痛"症。据《素问·脉解》，厥阴证有"腰脊痛不可以俛仰"。据"厥逆六经"，厥阴厥逆有"挛腰痛"。

"嗌干"：提示有热象。

"脱色"：据《汉语大字典》，"脱"可解为消瘦、离开、逃脱。所以此证可指面色的苍白，也可指逃离女色，类似"时憎女子"。（参见附录三"十二经见证"足厥阴肝经见证的"善洁"。）

"丈夫㿗疝，妇人少腹肿，甚则嗌干面尘"：这些病证和"腰痛"一起见于《素问·至真要大论》的"阳明司天""病本于肝"一段。原文为："民病左胠胁痛，寒清于中，感而疟，咳，腹中鸣，注泄鹜溏，心胁暴痛，不可反侧，嗌干面尘，腰痛，丈夫㿗疝，妇人少腹痛，目眜疡疮痤痈"。（注：据《中国医学大辞典》，左胁属肝、属血。"心胁暴痛，不可反侧"则为少阳胆证。"目眜"为目证。"腹中鸣，注泄鹜溏"参见下面"呕逆，飧泄"的注解。）

"胸满"：据《灵枢·根结》，"厥阴根于大敦，结于玉英，络于膻中"。膻中为气之海，也许可以解释胸满。

"呕逆，飧泄"：据《黄帝内经太素》注，此脉抵少腹挟胃，故生飧泄也。《素问·气交变大论》中说："岁木太过"，"脾土受邪，民病飧泄"，"肠鸣"。我们不应忘记《素问·阴阳应象大论》所说肝与"化"的相关。

"狐疝"：据《中国医学大辞典》，谓睾丸偏有大小，时上时下也。在《灵枢·本藏》中见于肾病；在"逆从六经"中见于厥阴证。

"遗溺，闭癃"：在五藏理论中属肝证，在六经理论中属厥阴证。

3. 讨论

（1）从肝足厥阴的走行看，它"连目系，上出额，与督脉会于巅"；但是它缺少头证、目证和耳证。实际上肝的头证、目证和耳证反映在胆足少阳中。看来作者为了强调六经中少阳和藏府中胆的作用而简化了厥阴肝病证的陈述。

（2）此经脉"是动则病"的"丈夫㿉疝，妇人少腹肿，甚则嗌干"见于《素问·脉解》的厥阴证。其"所生病者"则散见于《内经》中有关肝病的记载。

（3）肝足厥阴"嗌干"的热象可追踪到"逆从六经"厥阴的"热痹"，"诊要六经"厥阴的"中热嗌干"，"脉解六经"厥阴的"嗌干热中"。据"根结六经"，厥阴"络与膻中"。"膻中"相当于心包。

（4）此经脉"过（《黄帝内经太素》'过'作'环'）阴器"，但这条经脉未明确说到阴器病证，只含糊地说"脱色"。关于这方面的问题，请参见《丹溪心法》中"十二经见证"有关足厥阴的讨论。

### 手足厥阴和手足少阳四条经脉的小结

（1）在"十二经脉"最后的四条经脉中，肝、胆无疑是主角；三焦隶属于肾，心主隶属于心。

（2）肝足厥阴"连目系""与督脉会于巅"表明它直通于脑。

（3）胆名义上是肝藏的府，不过在古代胆的地位不亚于肝，甚至可以高于肝。已知少阳和太阳没有本质上的区别。在"十二经脉"中，胆足少阳的"是主骨所生病者""合手少阳"，变成了能够与肝足厥阴和膀胱足太阳相抗衡的力量。

（4）心主手厥阴心包与肝足厥阴是同名经。但它实际上更靠近心手少阴。

（5）"十二经脉"最后四条经脉之间的阴阳、表里关系与前面不同。胆足少阳合三焦手少阳，两者合而为一。心主手厥阴心包与心手少阴关系密切，而与肝足厥阴并无直接联系。这四条经脉的关系引起我们许多的思考。

# 第五节 "十二经脉"中几个有关问题的讨论

## 一、"十二经脉"中的六经理论

我们若把"十二经脉"还原为六经，则它的顺序为太阴、阳明，少阴、太阳，少阳、厥阴。关于少阳和厥阴为什么次序颠倒的问题，前面已经讨论过了。看来以太阴为首的六经理论除了"厥逆六经"三阴在前、三阳在后的形式，还有阴阳交错排列的形式。它们都属于《素问·阴阳别论》中提到的"三阴者，六经之所主也，交于太阴"的那一种。

"十二经脉"中的六经，三阴在前，太阴为首，少阴居中，厥阴位于六经的最后；三阳在后而阳明为首，太阳居中，少阳紧随太阳之后。可见"十二经脉"的六经，其阴经突出了太阴，其阳经突出了阳明。太阳虽与头脑相通，但排在阳明（心胃）之后。厥阴与少阳的先后次序显然颠倒。

## 二、"十二经脉"中的五藏理论

"十二经脉"中五藏的出场次序为：肺、脾、心、肾、肝。五藏中肺为首（通过目、鼻与脑相通），肾在肝前（通过骨、髓、目与脑相通），肝在末位（通过"连目系"与脑相通）。看来心的地位较低，它"繫目系"，与五藏最末肝的"连目系"相仿，还差一步未能直达脑部。脾的地位更低，它只"注心中"，没有目系向上联络。

以上两项分析引起我们以下的思考：

（1）在"十二经脉"的六经中，太阳、少阳位于阳明之后，这是由于阳明与太阴相配，站在前面的缘故。不过"厥逆六经"

已经提到阳明与太阳在鼻部的相遇，"十二经脉"中胃足阳明在鼻部"旁纳太阳之脉"，所以太阳在后并不影响太阳（脑）的地位。

（2）"厥逆六经"的太阴证有"骭急挛"，"骭"可指脊后骨。所以这种以太阴为首的六经是把脊柱（髓）列在首位的。可见"十二经脉"的以（手）太阴为首并不完全是出于对月亮的崇拜，作者是有医学理论根据的。

（3）"逆从六经"的厥阴指人的少腹和阴器部位。"厥逆六经"的厥阴证除"谵言"的肝证外，其"挛腰痛，前闭"也表明症状发生在腰和前阴。所以在以阴经为首的六经理论中，厥阴居于最后的位置是恰当的；若把它放在其他经的前面却不恰当了。在五藏理论中，"开窍于二阴"的肾藏也是排在最后的。

（4）在"逆从六经"中，少阳是名副其实的肝证，经文写出了"肝痹""肝风疝""筋痹胁满""筋急目痛"。所以少阳位于厥阴之前，名正言顺。这里已经透露出"春气在头"的气息。

（5）在《内经》的五藏理论中，以肺为首的《素问·痿论》第一次提到了胆的存在。在以肺为首的《灵枢·本输》藏与府相合的论述中，胆为"中精之府"。在以肺手太阴为首的"十二经脉"中，胆足少阳的所生病者在骨，并合手少阳，上头，体现了古代医家对胆和少阳的尊重。胆高于肝，胆在肝前，符合以肺为首的医学理论；此外，厥阴为三阴的殿后，符合多数六经理论的传统（"逆从六经""离合六经""根结六经"例外）。笔者曾推测，"十二经脉"六经最后一对少阳和厥阴的"颠倒"，是作者故意把少阳提前，使它能与太阳并肩而立。现在看来这一推测并无必要。

（6）于是我们可以明白为什么肝足厥阴的肝把头证、目证让给了胆足少阳，只留下"连目系"三个字。它的"腰痛不可以俛仰"和"丈夫㿉疝，妇人少腹肿"等表现了六经的厥阴证。

（7）既然"十二经脉"六经最后一对的"颠倒"不成立，则我们可以设想它的前两对是颠倒的；何况从《灵枢·九针论》我们看到了以足阳明太阴为首的十二经。所以古代完全可以存在以阳明为首的六经："阳明、太阴，太阳、少阴，少阳、心主"。于是在它衍化为手足十二经时，就会出现手心主和足心主。据"十二经脉"的胃足阳明，它的两个分支都止于足中指。所以我们可以推断手心主在手中指，足心主在足中指。

（8）《黄帝内经太素》第十九卷"知形志所宜"一节中有这样的记载："足阳明、太阴为表里，少阳、厥阴为表里，太阳、少阴为表里，是谓足之阴阳也；手阳明、太阴为表里，少阳、心主为表里，太阳、少阴为表里，是谓手之阴阳也。凡治病必先去其血，去其所苦，伺之所欲，然后写有余，补不足"。（注：《灵枢·九针论》也有这一段经文，但缺"凡治病必先去其血"及以后的文字。）这里的情况与以足太阳为首的十二经相同，其足经有"厥阴"而手经有"心主"。据"根结六经"，"厥阴起于大敦"。据《灵枢·本输》，"肝出于大敦。大敦者，足大指之端及三毛之中也"。所以"足心主"改称"足厥阴"不是简单的名称的改变，而是刺灸部位的改变。相比之下，上肢的"手心主"仍在手中指，位置未变。看来这是以太阳为首的六经衍化的十二经和以阳明为首的六经衍化的十二经互相融合的结果。这大概是后来以足太阳和以足阳明为首的十二经都取消了"足心主"的原因。

### 三、"十二经脉"中的几个特定病证

1. 小便异常与膀胱证

五藏理论认为与小便异常和膀胱有关的藏除了肝，还有肾。

例如《素问·玉机真藏论》的肾证有"少腹满，小便变"；《素问·至真要大论》中"岁太阴在泉"肾病中也有"少腹痛肿，不得小便"，《灵枢》"五藏之病变"中的肾有"不得前"，但六经理论认为与小便有关的主要是厥阴，而不是少阴。作者在"十二经脉"中把膀胱证（遗溺、闭癃）归入了肝足厥阴，而膀胱足太阳中无膀胱证（可能当时太阳与小便异常和膀胱的关系尚未确定。《素问·刺腰痛论》中曾提到"解脉令人腰痛"，"时遗溲"。《黄帝内经素问译释》注："解脉属足太阳之脉"。后人注为足太阳之脉，当时的人未必这样理解。又，《素问》说："淫气遗溺，痹聚在肾"，可见肾病除了"不得小便"，也可以有遗溺证。）

2. 积水证

在四经理论中肾就主水。五藏理论中肝、肾、肺、脾都与水代谢障碍有关。其中"肾风之状，面庞然浮肿"引人注目，而肾足少阴无积水证。"十二经脉"中的积水证出现在胃足阳明和脾足太阴，与"津"有关的是肺；可见作者采用的是《素问·经脉别论》中水代谢与肺、脾有关的理论。从这里可以看出"十二经脉"引证的五藏病证比较古老，估计在"五藏之病变"问世以前。

3. 阴器病证

五藏理论中肝、肾都与阴器病证有关。在《素问·五常政大论》的"太阴司天""肾气上从"中有"阴痿"，"阳明司天""肝气上从"中有"筋痿"。在《素问·至真要大论》中"太阴司天""病本于肾"中有"阴气不用"，"阳明司天""病本于肝"中有"㿉疝"。但"十二经脉"中肝足厥阴只提到"过阴器"，却没有提到阴器病证。这一现象也许是由于阴器病证属于筋病，不在经脉病证的范围内。不过还有一种可能性，即《素问·五常政大论》和《素问·至真要大论》中的理论主要与药物疗法有关，而五藏理论与针灸关系密切，导致出现这样的差异。

## 四、"十二经脉"中对"目黄""黄疸""疟""温淫"的安排

《内经》中关于"目黄"和"黄疸"有以下记载：

《素问·平人气象论》中说："溺黄赤，安卧者，黄疸"；"目黄者，曰黄疸"。《素问·风论》中说："其人肥，则风气不得外泄，则为热中而目黄"。

《素问·六元正纪大论》中说："溽暑湿热相薄"，"民病黄瘅而为胕肿"；"太阳司天之政，初之气"，"气乃大温"，"民乃厉，温病乃作"。据《中国医学大辞典》，"温"病名；据《汉语大字典》，"温"，中医用语，热病。据《汉语大字典》，"瘅"通"胆"，又病也。

《素问·至真要大论》中说："病本于心"时出现"目黄"。《素问·五常政大论》中说："赫曦之纪"，"炎暑施化"，"其象夏"，"邪伤心"的病证有"疟"。

根据以上记载可知古人认为温淫、热中（心热病）和疟疾可以引起黄疸和目黄。

现代医学告诉我们，只要出现黄疸，则眼睛，甚至全身皮肤都会发黄。黄疸的病因很复杂，有溶血性的，有肝细胞性的，也有胆管阻塞性的。

按照营气循环的原则，十二经脉中有黄疸者应该出现目黄，也即凡有"黄疸""疟""温淫"和"热中心病"的经脉应该出现"目黄"。我们且看"十二经脉"中"目黄"等的安排：

"目黄"：共出现五次，见于心手少阴、心主手厥阴、大肠手阳明、小肠手太阳、膀胱足太阳。

"黄疸"：出现两次，见于脾足太阴、肾足少阴。

"疟"：出现三次，见于胃足阳明、膀胱足太阳、胆足少阳。

"温淫"：仅见于胃足阳明。

**讨论：**

如前所述，"十二经脉"可分三组，每组四条经脉。它们实际上是六经的展开，即太阴、阳明衍化为手足太阴、阳明；少阴、太阳衍化为手足少阴、太阳；厥阴、少阳衍化为手足厥阴、少阳。

1. 在第一组的手足太阴、阳明中，提到了"黄疸""疟"和"温淫"，但是只在大肠手阳明中出现了"目黄"。而在这四条经脉的走行中，无一字提到"目"；胃足阳明提到"旁纳太阳之脉"，只是暗示与目相连。关于胃足阳明与目的关系，详见下文。胃足阳明的"目黄"出现在同名经的大肠手阳明；此外胃足阳明的表里经脾足太阴有"黄疸"。

笔者推测这一局面的出现可能与两个因素有关：其一是作者在突出"鼻"，也即突出"肺"；因而淡化了"目"。其二是这一组的病情极其复杂，肺手太阴出现"溺色变"，胃足阳明出现"溺色黄（或'变'）"。详见此后的讨论。

2. 第二组的手足少阴、太阳中，心手少阴理所当然有"目黄"；膀胱足太阳有"疟"，小肠手太阳和膀胱足太阳都有"目黄"；肾足少阴有"黄疸"。可见膀胱足太阳的"目黄"有本身"疟"的作用，也有其表里经肾足少阴的作用。膀胱足太阳还有明显的目证"目似脱"。所以这一组突出的是"目"。

3. 第三组的手足厥阴、少阳中，心主手厥阴理所当然有"目黄"，胆足少阳也有"疟"，但是三焦手少阳、胆足少阳和肝足厥阴中都没有"目黄"，原因何在？

按胃足阳明、膀胱足太阳、胆足少阳都有"疟",也即足阳明、足太阳、足少阳都与"疟"有关。现在手阳明、手太阳、足太阳都有"目黄",唯独足少阳没有,令人奇怪。难道胆足少阳有什么特殊之处吗?

胆足少阳"是主骨所生病者"(肾主骨),与手少阳相合,直通三焦手少阳,而三焦手少阳的主要病证体现为肾的开窍于"耳"。结合在"十二经脉"中少阳的地位不低于太阳,肾足少阴有"黄疸",所以胆足少阳没有缺少"目黄"的理由。

笔者认为造成这种结果可能有两种原因:一是三焦手少阳或胆足少阴原文的病证中缺失了"目黄"二字;二是此二字受到了后人的删除。因为细看《素问·至真要大论》我们发现,与肝胆有关的"岁阳明在泉""阳明司天""阳明之胜""阳明之复",以及最后"客主之胜复"中,都没有提到"目黄"。也许是由于这个缘故,后世医家把它删除了。

"十二经脉"第三组突出的五官是耳。

4."温淫"仅见于胃足阳明表明"温淫"与心相关。

肺手太阴在病证的最后提出"溺色变"。这是由于肺为藏之长,可以引起多种不同的尿色的变化。胃足阳明的"溺色黄(或'变')"出现在"气盛则身以前皆热,其有余于胃则消谷善饥"的热证以后。此后胃足阳明转入"气不足则身以前皆寒栗,胃中寒则胀满",这种安排表明在虚寒的情况下不会再有尿色的变化。从此可见"十二经脉"的撰写是非常严谨的。

## 五、为什么手足阳明中没有到目的分支?

在"十二经脉"中,手、足太阳和手、足少阳在它们的走行中都有分支到目,而且都有目证。但手、足阳明似乎没有明确地写出这一点。根据"诊要六经"的说法,阳明终者有"口目动作"证。此外,"厥状六经"的阳明有"妄见";"热论六经"的阳明脉"络于目"。这些记载肯定了阳明与目是有关联的。但是为什么手、足阳明不正面说明它们与目的关系呢?现分析如下:

1. 虽然"诊要六经""厥状六经"和"热论六经"都指出了阳明与目有关,但是其他六经理论则强调了阳明与鼻的关联。例如在"厥逆六经"中,阳明有"善衄";在"脉解六经"中阳明有"鼻衄"。"热论六经"的阳明在"络于目"的同时也"侠鼻",有"鼻干"证。(其他六经没有涉及阳明络目,还是络鼻的问题。)

2. 手、足阳明本为一体,它们的走行路线是连续不断的。大肠手阳明有"目黄",已经提示了阳明与目有关;胃足阳明"起于鼻之交頞中,旁纳太阳之脉",据"根结六经",太阳"结于命门,命门者,目也"。所以"十二经脉"中的写法在强调了手足阳明与鼻有关联的同时,间接地提到了目的相通。手、足阳明实际上是既到鼻、又到目的,只是在写法上不够清晰而已。

## 六、"十二经脉"中的人迎寸口诊

"十二经脉"每一条经脉最后都提到人迎寸口大小的比例。看来这种诊法是用来判断病情盛、虚和盛、虚的程度的。关于人迎寸口脉诊我们在前面已经进行过讨论。"十二经脉"采用的是《灵枢·禁服》中的写法,"人迎寸口诊"。

如前所述,估计这种诊法是从以少阳为首的六经理论衍化而来的。"十二经脉"中人迎寸口脉诊的具体情况如下:

三焦手少阳和胆足少阳同样为:"盛者人迎大一倍与寸口,虚者人迎反小于寸口也"。

小肠手太阳和膀胱足太阳同样为:"盛者人迎大再倍与寸

口,虚者人迎反小于寸口也"。

大肠手阳明和胃足阳明同样为:"盛者人迎大三倍于寸口,虚者人迎反小于寸口也"。

心主手厥阴和肝足厥阴同样为:"盛者寸口大一倍于人迎,虚者寸口反小于人迎也"。

心手少阴和肾足少阴同样为:"盛者寸口大再倍于人迎,虚者寸口反小于人迎也"。

肺手太阴和脾足太阴同样为:"盛者寸口大三倍于人迎,虚者寸口反小于人迎也"。

上述脉象有一些令人惊异的地方。现列举如下:

(1)这里名义上采用的是"人迎寸口诊",但脉诊脉象既不像来自《灵枢·禁服》的脉诊,也不像来自《灵枢·终始》的脉诊。它讲的不是人迎大多少倍,寸口大多少倍,而是人迎与寸口直接对比相差的倍数。此外,它们的盛、虚之间没有"躁"象的区别。从上述经文的记载看,这种脉诊实际上已经还原到以少阳为首的六经的脉诊去了。

(2)乍看它的人迎寸口诊很像《灵枢·禁服》中的脉诊,但与《灵枢·禁服》相比,内容几乎扩展了一倍。《灵枢·禁服》每条经的脉象只有"十二经脉"上述经文的前一句,没有后一句。"十二经脉"的脉诊超过了《灵枢·禁服》脉诊的范围。

(3)十二条手足同名经人迎寸口脉象的陈述在字数上是相同的;手足三阳和手足三阴同名经脉象的表达在格式上是一致的,"盛者"在前,"虚者"在后,后者的结果与前者一律相反,不问倍数。这种陈述其文字结构整齐而对称,属于程式化的表达,给人以华而不实的感觉。

(4)这里的人迎寸口诊要求同时测得人迎和寸口大小相差

的倍数。这种要求显然不合理，而且这种脉诊没有意义；因为《灵枢·禁服》已经说过："寸口主中，人迎主外。两者相应，俱往俱来若引绳，大小齐等"。既然两者一致到"若引绳"的地步，哪里会有差别？所以若想同时测得人迎和寸口的情况，必须同时测定人迎的情况（医者用自己的两手）和寸口的情况（医者用自己的两手）。医者没有分身术，怎能完成这样的脉诊？现在又加上"虚者"如何如何的六项脉诊，令人莫名其妙。

（5）按照经文的写法，"十二经脉"实际上只有六种脉诊结果。但是"十二经脉"已经明确地分化为病证不同的十二条，退回六经时代的脉诊已经不合时宜。如果手足同名经脉象相同，势必其病证相同或基本相同，这就要推翻十二经脉原来的病证分类，不可想象。

（6）以足少阳为首的十二经六阳在前、六阴证后，它是按"足少阳、手少阳"，"足太阳、手太阳"等的格式排列的；而"十二经脉"的十二经脉是按"手太阴、手阳明"，"足阳明、足太阴"等的格式排列的。两者本不属一个理论体系。我们在前面已经指出，以少阳为首的六经存在许多与医学理论相矛盾的地方。它衍化出来的以足少阳为首的十二经只有名称，缺乏病证的支持，它的实用性可疑。面临以上种种问题，笔者不得不怀疑"十二经脉"中出现的这种脉诊是否掺杂了巫术的表达在内。无论如何，这种脉诊不可信。

笔者推测，"十二经脉"是一篇极富挑战性和独创性的文献，估计作者不会在每段经文的最后采用这种程式化的、累赘的脉象去限制自己对医学理论的创新性的发挥；画蛇添足只会给自己制造麻烦。何况考虑到"十二经脉"中少阳与厥阴的颠倒未必是出于作者强调少阳六经的故意，而是尊重以肺为首的六经理论和厥阴为六经殿军的传统的结果。以太阴为首的六经理论衍化出来的十二经脉的脉诊本来应该在以足太阴、阳明为首的十二经脉上进行，而不应该在以足少阳、手少阳为首十二经脉上进行。

所以笔者认为，"十二经脉"中的人迎寸口脉诊多半是后人添加的，不像是原文。它不可信，也没有实际意义。

### 七、督脉

在"十二经脉"的肝足厥阴之脉中，还提到第十三条经脉，督脉。但除"督脉"两字外，对它的走行路线和病证无任何描述。原文为"上出额，与督脉会于巅"。据《汉语大字典》，督可解为"中"或"中央"。

我们在《灵枢·营气》中看到一些关于督脉的记载，经文说在营气"合足厥阴，上行至肝，从肝上注肺，上循喉咙入颃颡之窍，究于畜门"以后，"其支别者上额、循巅，下项中，循脊入骶，是督脉也。络阴器，上过毛中，入脐中，上循腹裏入缺盆，下注肺中，复出太阴，此营气之行，逆顺之常也"。（据《中国医学大辞典》，颃颡指上腭内二孔，司口内津液之分泌者；畜门指鼻之外窍。据《汉语大字典》，究，达也。）

根据这个记载，督脉是足厥阴上行入肺后，继续上行到鼻孔以后的一个分支。这个分支"上额循巅，下项中，循脊入骶，络阴器"，然后"上过毛中，入脐中，上循腹裏入缺盆"。我们在前面五藏六经的讨论中已经知道，肝与厥阴相连，肾与少阴相连；肝证与太阳证重叠，太阳中有肾，肾中有太阳。所以，营气篇所说的"督脉"主要是由肝、肾、太阳、少阴组成的。

为什么"十二经脉"中会多出一条督脉呢？笔者推测这是由于"十二经脉"严格遵守阴历一年十二个月的原则，撰写了十二段结构相同的经文。但是阴历的一年只有354天，与阳历相比，每年都缺少若干天数，因而有闰月的方案出现。"十二经脉"只点出了督脉的名称，推测可能是为了解释闰月的问题。

除了维持人体生命的后背的中轴，古人也注意到延续生命的腹部的任脉。

在《素问·气府论》中我们看到了有关督脉和任脉气府的记载，它们的走行都是自上而下。任脉的气府从"目下""下唇""龈交""喉中""膺中骨陷中""鸠尾""胃脘"一直下降到"横骨""下阴"（会阴穴）。据《汉语大字典》，任后作"妊"。

我们在《素问·骨空论》中还看到一段关于督脉全程走行和病证的详细记载：

"督脉者起于少腹以下骨中央，女子入系庭（《素问》'庭'作'廷'）孔，其孔，溺孔之端。其络循阴器合篡间，绕篡后，别绕臀至少阴，与巨阳中络者，合少阴上股内后廉，贯脊属肾，与太阳起于目内眦（《素问》'眦'作'眥'），上额交巅，上入络脑，还出别下项，循肩髆内侠脊抵腰中，入循膂络肾。其男子循茎下至篡，与女子等。其少腹直上者，贯脐中央，上贯心入喉，上颐环唇，上系两目之下中央。此生病从少腹上冲心而痛，不得前后，为冲疝；其女子不字（《素问》'字'作'孕'），癃痔遗溺，嗌干"。（据《汉语大字典》，庭通"廷"；篡，与会阴穴部位相当；字，怀孕之意。）

这段经文强调了督脉与少阴和太阳的相合，强调了它的"贯脊属肾"，"上入络脑"，"侠脊抵腰中，入循膂络肾而止"。可知督脉本来不是背中行二十七穴的连线，而是由厥阴、少阴和太阳组成的，贯行脑和脊柱内外的经脉的组合。它在颅腔内络脑，在椎管内贯脊髓并属肾；它与少阴、太阳关系密切，并按照足太阳的下行路线在椎管外"循膂络肾"，最后沿躯体前中线（任脉）返回"两目之下中央"。自然，这些都是后话。

## 第六节　"十二经脉"的小结

1. "十二经脉"是我国春秋战国时代的一篇极为重要的医学论著。作者面对争论不休的各种五藏理论和六经理论，仅凭有限的资料，发挥了惊人的想象力和创新精神，综合了各种医学理论和临床的诊疗经验，完成了中国医学第一次全面的大总结，并在其中提出了脑髓和筋统领全身的理论。这一大总结的前提是五藏论者承认了头脑在人体的首要地位。没有这个前提为基础，谈不到两种理论的相合。

2. 后世针灸家试图用"十二经脉"解释针灸穴位治病的原理，但忽略了这一理论的核心和重心。结果十二经脉变成了神秘的、无脑的虚线。

3. 由于时代的限制，"十二经脉"也存在以下弱点：

（1）它全篇太阴论的色彩过于浓厚。为了顺应一年十二个月的十二个月相周期，不惜在每一段经文后重复十二次治则和脉诊。串联全身内外的十二经脉营气循环理论也是阴性的。营气属阴。

（2）在以阴经为首的六经理论中，虽然像以阳经为首的六经一样，其太阳与脑髓相关，但脑髓的地位不够突出。"十二经脉"的膀胱足太阳一开始就讲此经脉"从巅入络脑"，可惜脑位于膀胱的名下。所以如果不仔细分析、全面了解"十二经脉"的构成，就会抓不住全篇的重心。

（3）作者原来的设计是把六藏、六府、手足十二经脉按照先阴后阳、阴阳交错的次序排列，以体现太阴、阳明，少阴、太阳，厥阴、少阳的六经理论。但这个模式不适用于最后的四条经脉，以致前后的体制矛盾。

（4）就三阳而言，它们的手经和足经本为一体，同名经之间接连顺畅。然而三阴涉及六藏，其手经和足经的同名相配就有困难了。如前所述，把肺、脾合并在太阴名下就需要解释，把心主和肝合并在厥阴名下困难就更大了。"十二经脉"中同名阳经是连续的；同名阴经却是断续的，它们当中被阳经隔开。所以藏府手足十二经相表里的程式化设计与临床的实际情况之间是存在着很大的差距的。（注：这种情况也提示"十二经脉"每条经脉最后的人迎寸口脉诊与该经脉的病证会出现矛盾。）

（5）限于当时的医学水平，能够提供的藏府和六经的病证有限，并且相互之间有的重叠，有的矛盾；所以只有凭借开阔的想象力和灵巧的设计才能把如此混乱不堪的医学理论组合在一起。估计正是由于这个缘故，经文中虚拟、假想的成分很多，留下了一些顾此失彼，不够协调的现象。例如膀胱证不见于膀胱足太阳和肾足少阴，大肠证不见于大肠手阳明等。

笔者推测，"十二经脉"多半是春秋战国中期写成的。写成以后，针灸家曾把经脉走行所过的"目"改成了眼角。现在看来，其中的脉诊也很有可能为后人所加。不管怎样，"十二经脉"确实是古代中医理论的一篇杰作，它集春秋战国早期医学理论的大成，以广阔的包容性、大胆的创新性和精心的设计为我们留下了一笔珍贵的遗产。

# 第十六章　筋

《内经》中提到各式各样的"筋"。除了肌腱、韧带，有的篇章把强直的肌束也称为筋，例如《灵枢·寒热病》中说："人迎，足阳明也，在婴筋之前。婴筋之后，手阳明也"。据《中国医学大辞典》，婴筋，颈之竖筋也。在现代医学看来，它指的是胸锁乳突肌。有的把皮肤表层扩张的静脉也称为筋，《灵枢·水胀》中说："腹胀身皆大，大与肤胀等也，色苍黄，腹筋起，此其候也"。这里的"腹筋"自然指的是腹壁浅层扩张的静脉。也有的把阴茎称为"宗筋"。

直到古人发现"伤左角，右足不用"，"伤右角，左足不用"，才明确地知道脑有维筋存在，而且筋与运动有关；在古人发现弹击肘内锐骨之后手小指发麻时，才明确地知道筋与感觉有关。于是古人注意到人体有一种特殊的筋存在。

## 第一节　两种不同的筋

《素问·阴阳应象大论》中说："东方生风，风生木，木生酸，酸生肝，肝生筋，筋生心"。《素问·生气通天论》中说："味过于辛，筋脉沮弛，精神乃央"（据《汉语大字典》，"沮"有阻止、坏败之意；"央"同殃）。可见筋与肝、心关系密切，是人体一种重要的物质结构。这篇经文又提出，"阳气者，精则养神，柔则养筋"。从语法结构看，"筋"的地位相当于"神"。此外，这篇大论还提出"阳气者，卫外而为固也"的论断，阳气可理解为卫气。据《灵枢·卫气行》，"平旦阴尽，阳气出于目"（"目系上属于脑"）。《素问·解精微论》（《黄帝内经太素》本）中说："脑者，阳也"。《素问·四时刺逆从论》中说："阳气竭绝，令人善忘"。《素问·长刺节论》中说："病在诸阳脉"，"名曰狂"。《素问·诊要经终论》中说："太阳之脉，其终也，戴眼，反折瘛疭"。这些记载都表明筋与脑和阳气相关。

这种筋显然不是指肌腱、韧带而言。据《汉语大字典》，"央"同殃。

人们往往把《内经》中的筋理解为与骨关节和骨骼相关的韧带或肌肉的腱。但根据以上记载，《内经》中实际上讲了两种不同的"筋"。《素问·五藏生成》中说："诸筋者，皆属于肝"，而在《黄帝内经太素》中这句话写作"诸筋者，皆属于节"。出现"属肝"和"属节"的不同写法不是偶然的。"肝"的概念里含头脑在内。

一般认为"诸筋者，皆属于节"所说的"节"指四肢的关节，"诸筋"指的是肌腱、韧带。但我们也可以设想这里的"节"指的是脊椎骨的关节，"诸筋"指的是从脊髓发出的神经。因为根据《素问·骨空论》，"髓"是有"空"（同"孔"）的，"髓空在脑后三分，在颅际锐骨之下"，"一在项后中复骨下，一在脊骨上空在风府上，脊骨下空在尻骨下空"。（据《黄帝内经素问译释》，"复骨"指六椎以上的椎骨不甚显著，故称复骨。）据《素问·疟论》，"其出于风府，日下一节，二十五日下至骶骨"，可见古人对脊柱的分节是计算过的。据《灵枢·痈疽》，"热气淳盛，下陷肌肤，筋髓枯，内连五脏"，可见古人已经发现髓通过筋与五藏相连。由于古代医学文献许多已经失传，"筋度篇"没有保留下来，"骨度篇"也过于陈旧，所以有关人体骨骼系统和神经系统的记载不全。

## 第二节 与肝有关的筋

《素问·金匮真言论》中说："春气在头""其病在筋"。与肝有关实际上就是与脑有关。

我们在前面曾提到筋与骨的密切相关，提到"筋骨"一词的来历。在《内经》中我们还不时看到"筋脉"一词，提示筋与脉也有密切的关联。这可能与古人发现这种特殊的筋常常与血管并行有关。

除了上面所说的"筋脉沮弛，精神乃央"，我们再引证以下例证：

《素问·生气通天论》："筋脉和同""筋脉横解"。

《素问·阴阳应象大论》："其次，治筋脉。"

《素问·五常政大论》："筋脉不利。"

《灵枢·寿夭刚柔》："风伤筋脉，筋脉乃应。"

《灵枢·口问》："诸脉虚则筋脉懈惰，筋脉懈惰则行阴用力。"

众所周知，肌腱和韧带处几乎没有可见的血管。这里频频与脉相伴的筋很可能指的是与血管并行的神经。我们知道，神经与脑髓是相连的，神经与感觉和运动有关。此外，《素问·经脉别论》还告诉我们，"食气入胃，散精于肝，淫气于筋"。这句经文既表明了肝与筋的关系，也表明了古人认为筋内是有气在运行的。

这种筋既然位于脉外，就应该属于卫气的系统。《素问·风论》中说过，"卫气有所凝而不行，故其肉有不仁也"。看来卫气的有所凝而不行，实际上指的是这种筋气的凝而不行。《黄帝内经太素》相当于"九针论"的经文中说："筋脉不通，病生与不仁"（《素问》"筋脉"作"经络"）。

《素问·生气通天论》说："有伤于筋，纵，其若不容。"据《汉语大字典》，"纵"可解为松缓。《黄帝内经素问译释》对这句经文的解释是："筋伤后，出现痿废，肢体不受意志支配"。这篇经文又说："圣人陈阴阳，筋脉和同，骨髓坚固，血气皆从，如是则内外调和，邪不能害，耳目聪明，气立如故"。据《汉语大字典》，"陈"可解为布阵、排列、施展、呈现等意。

从上述经文可知，古人对筋的重视不亚于脉。"筋脉和同"是保证人体健康的重要条件。

总之，古人已经认识到这种与肝相连的筋与感觉和运动都有关，并且与人的精神健康有关。

## 第三节　筋与内脏的相关

《灵枢·百病始生》中说：邪"著于缓筋也，似阳明之积，饱食则痛，饥则安"。关于"阳明之积"，经文是这样描述的："挟脐而居，饱食则益大，饥则益小"。《黄帝内经太素》的注文为："缓筋，足阳明之筋也。邪客缓筋是足阳明从下上腹，侠齐而布，似足阳明经脉之积"。据《汉语大字典》，"缓"为疏松、柔和之意。（注：《黄帝内经太素》注文所说"缓筋是足阳明从下上腹"，仅供参考。）

《素问·奇病论》有这样的记载："人有尺脉数甚，筋急而见，此为何病"。对曰："此所谓疹筋，是人腹必急，白色，黑色见则病甚"。《中国医学大辞典》解"疹"为麻疹的简称，不过据《汉语大字典》，"疹"也可解为"病"，同疢（热病）。"腹急"表明有内脏病变，"白色"提示病在肺，肺主皮，故出现白色。"黑色"为肾色，病情入肾表明病情加重。

《内经》的上述记载证实，古人已经发现了分布于内脏的松散的筋（神经），以及这种筋可以引起内脏的疾病。这个记载验证了《灵枢·百病始生》中的说法："虚邪之中人也"，"或著于膂筋，或著于肠胃之募原，上连于缓筋"。

《素问·皮部论》中说："皮有分部，脉有经纪，筋有结络"。有结、有络的筋不像肌腱和韧带。

《灵枢·九宫八风》中说："风从东方来"，"内舍于肝"，"外在于筋纽"。据《汉语大字典》，"纽"可解为"绦"，纬十缕为绦，绦也可解为"束"。

以上记载表明古人已经发现了神经结和神经结的分支。

筋除了有结、有络、有绦，据《素问·痿论》，筋也可呈膜状（"肝主身之筋膜"）。《灵枢·百病始生》中还提到了缓筋和膂筋。所以这种特殊的筋有不同的结构形态，与肌腱韧带有别，也与血管系统有别。

## 第四节　筋与脑髓的相关

《灵枢·痈疽》中说："热气淳盛，下陷肌肤，筋髓枯，内连五藏，血气竭"。在这句经文中，"筋"和"髓"字连在一起，透露了筋与髓的相连；其后的"内连五藏"又提示了筋髓与五藏的相连。

我们再看《素问·生气通天论》的那句"阳气者，精则养神，柔则养筋"。已知除了心主神明，肝"在天为玄"，"玄生神"；所以这句经文的"精则养神"不仅可以理解为"精则养心"，更可以解读为"精则养肝"。由于"春气在头"，于是"肝主筋"，也可理解为脑主筋。

"十二经脉"中说，膀胱足太阳之脉"入络脑"，"是主筋所生病者"。

《素问·通评虚实论》中说："形度、骨度、脉度、筋度，何以知其度也"；《素问·方盛衰论》中说："诊有十度，度人脉度、藏度、肉度、筋度、俞度"。可见古代医家对筋是专门进行过度量的，可惜这些记载已经失传。

以上《内经》中收录的经文充分证明，世界上最早发现脑和神经系统的不是西医，而是中医。只是古人没有把神经和筋在文字上分清而已。

## 第五节　后世中医忘掉了与脑髓相连的筋

这个遗忘发生在隋唐之间。我们举《黄帝内经太素》和《素问》中对"然筋血者""内筋"的注释如下：

"然筋血者"：《黄帝内经太素》注为"足少阴经无然筋，当是然谷下筋也"。这里肯定"然筋"是筋。而《素问》注为"然谓然谷，足少阴荣也，在内踝之前，大骨之下陷者中，血络盛则写之"。王冰认为这里说的是血脉的荣。

"内筋"：《黄帝内经太素》注为"内筋在踝大筋前，太阴后，内踝上三寸所。大筋当是足太阴之筋。内筋支筋在足太阳大筋之前，足太阴筋之后，内踝上三寸也"。而《素问》注为"谓大筋之前分肉也。太阴后大筋前，即阴蹻之郗交信穴也"。换句话说，王冰认为这里说的是穴位。

自从晋朝《针灸甲乙经》收录了"经筋篇"以后，针灸著作一般只介绍"十二经脉"。例如唐代的《千金方》，宋代的《铜人腧穴针灸图经》《针灸资生经》，元代的《十四经发挥》，明代的《针灸聚英》《针灸大全》，都按十二经脉介绍穴位，没有"经筋篇"的踪影。直到明朝的《针灸大成》，才开始收录

"经筋篇"。清朝的《针灸集成》仍然不提这篇重要的文献。

这一情况的出现有两方面的原因：一是筋病的刺法"以痛为输"，不讲穴位，似乎没有进行理论探讨的必要；二是《素问》藏府论的影响。于是后世中医对脑和筋都陌生了。（注：《灵枢·卫气失常》中说过："筋部无阴、无阳，无左、无右，候病所在"。）

# 第十七章　经筋篇

"经筋篇"是我国春秋战国时代的一篇医学文献，也是一篇旷古罕见的奇文。它借用了"十二经脉"的命名，凸显了以脑为纲的十二经的理念。它根据解剖所见、生活体验、战伤后果和临床病证，阐明了人体内外感觉和运动的一系列的复杂问题。它不是一篇简单介绍"燔针劫刺、以痛为输"治疗局部疼痛的文章，而是中医神经论和神经病学的杰出代表。它全篇构思缜密，用字严谨；层次分明，内容极为丰富。

## 第一节　引　　言

古代医家在解剖中发现了特殊的筋结构以后，以惊人的智慧和大胆的想象力提出了自己的理论。"经筋篇"的出现意味着古代中医对人体的神经系统有了全新、全面的认识。这一点从足少阳之筋的"维筋相交""故伤左角，右足不用"，和弹击手少阳之筋的"肘内兑骨之后""应于小指之上"（发麻感觉）可以得到证明。古人已经确定这种筋是感觉、运动信息传递的载体。

"经筋篇"中十二经筋是按足三阳、足三阴、手三阳、手三阴的次序排列的，以足太阳为首。由此可见它遵循的是以太阳为首的六经理论。它的手厥阴改称手心主，显然是受到了《素问·皮部论》"上下同法"的影响，用手心主代替了手厥阴。

"经筋篇"在经筋的走行中没有一个字提到脑髓和内脏的名称（唯一的例外是在手少阴之筋的病证中提到了"心"承伏

梁），这也许与一开始筋部"无阴无阳，无左无右，候病所在"的理论有关。既然"无阴无阳"，也就"无内无外"，无须考虑它们的内在联系了。但是通过经筋走行所过部位和出现的病证，特别是十二经筋采用了"十二经脉"的命名，让我们立刻想起脑髓和身体内外各种有关的结构、器官和臟器。从经筋相互的关联中我们也会不时想起古代的中医理论，特别是五藏、六经和"十二经脉"的理论。

"经筋篇"在概念上统一了与脑相连的筋和与肝相连的筋，把全身内外各条经筋联系在一起，置于头脑的统领之下。经筋在走行中有"直者"和"支者"的区别，与经脉理论的"经脉""络脉""孙脉"的系列不同。不过经筋的论述中没有提到"缓筋""筋有结络"和"筋纽"，也许是由于"经筋篇"的出现较早，也许是由于列国间医学信息交流不畅的缘故。

从十二经筋的功能看来，有的与运动有关，有的与感觉有关。它们可分为不同的群落：就肌肉的运动而言，有体腔外和体腔内的区别，又有随意、半随意和自主运动的区别；就感觉而言，五官和体表的感觉清晰，内臟的感觉模糊。

"经筋篇"是一篇精心构思、用字严谨的作品，对它的解读需要十分的仔细。例如在经筋与脊的关系上，足太阳之筋"挟脊"，足少阴之筋"循脊内"。乍看似乎足太阳之筋走行于脊外，没有在脊内上行。但足太阳之筋"结于踵"，足少阴之筋也"结于踵"，所以足太阳之筋和足少阴之筋在脚踵已经结合了，不一定非要等到在枕骨的相合。

又如足阳明之筋"属脊"，手阳明之筋"挟脊"；足太阴之筋"其内者，著于脊"。这里的"属"、"挟"、"著"都有不同的含义。据《汉语大字典》，"属"可解为连接、聚集，又通"注"；"挟"可解为夹持、从旁钳住；"著"可解为"定"，又通"伫"，滞留之意。

我们再看足阳明和足太阴之筋"聚于阴器"，而足少阴和足厥阴之筋"结于阴器"。据《汉语大字典》，"聚"可解为集合、并拢，也即集合的各方保留自己的独立性。至于"结"字的含义，若解为"结合"，则与"聚"就不同了。

十二经筋起点的部位是经过仔细考量的。足太阳之筋起于"足小指（之）上"，手太阳之筋起于"（手）小指之上"，手、足太阳的起点完全相同，完全符合《素问》皮部六经的"上下同法"。再看足阳明之筋起于"（足）中三指"，手阳明之筋起于"（手）大指次指之端"，两者同为阳明，而手足上下经筋起点的写法不同。我们还注意到足少阳之筋起点的"小指次指"在足阳明之筋起点的"中三指"范围之内。看来这些有关经筋起点的写法都是经过反复斟酌，富有深意的。所以对于十二经筋的起止、循行需要认真仔细地察看。

经筋篇中用了很多"结"字。据《汉语大字典》，"结"有双重含义：其一为结束、固结、凝结，另一为连接或交接。换句话说，"经筋篇"中的"结于"某处可理解为经筋终结、固定于某处之意，也可理解为在某处与其他经筋连接或交接之意。如果不同的经筋都"结"于某处，就意味着它们结为一体了。

此外，篇中也用了"合"和"并"字。据《说文解字》，"合"，合口也；又"同也"。看到"合"我们会想到"合而为一"，看到"并"我们会想到"并行不悖"。古文的每一个字都需要我们认真思考它的含义，马虎不得。

## 第二节　评"经筋篇"的注解

很久以来医家很少关注这篇著作。清朝《古今图书集成·

医经注释》中收录了有关经筋篇的注解。这些注解不是搬来《十四经发挥》的穴位，就是随文衍意，对我们帮助不大。

《黄帝内经太素》对经筋有下列注文，概括了中医长期以来对经筋的认识："十二经筋与十二经脉俱禀三阴三阳行于手足，故分为十二。但十二经脉主于血气，内营五藏六府，外营头身四支；十二经筋内行胸腹郭中，不入五藏六府。脉有经脉、络脉，筋有大筋、小筋、膜筋。十二经筋起处与十二经脉流注并起于四末，然所起处有同有别，其有起维筋、缓筋等皆是大筋别名"。

《中医学概论》在"十二经筋"的论述中表达了基本相同的观点，即它们"都是起于四肢末端，盘旋于腕、肘、腋、肩、踝、膝、股、髀等关节处，而布于胸背，终于头身"；又它们"运行于体表肌肉""而不入于内脏"，"足三阳经筋合于頄，足三阴经筋合于阴器，手三阳经筋合于角，手三阴经筋合于贲"。据《中国医学大辞典》，"贲"，鬲也。据《汉语大字典》，"贲"今名膈膜。

以上两项注解都过于简略。

## 第三节　十二经筋的走行和病证

如前所述，十二经筋与人体的感觉和运动有关。它们的病证绝大多数涉及所过肢体部位的痛肿，少数涉及其他部位。前者的出现容易理解，在下面讨论中一般从略，后者则较为复杂，因为一个部位可能与多条经筋有关。所以对于后者我们留待最后集中讨论。十二经筋病证的治法，除足阳明之筋并用膏熨，足厥阴之筋并用熨引、饮药外，一般都是"燔针劫刺。以知为数，以痛为输"。所以关于治法不再重复论述。据《中国医学大辞典》，"燔针"谓烧针而刺之，即火针也；"劫刺"谓一刺即去，有如劫夺，不用迎随出入之法也。据《汉语大字典》，"知"，病愈之意。

由于"经筋篇"中经筋走行所过的部位众多，相互的连接极其复杂，所以下面不厌其烦地反复引证，以加深印象。另外，我们把足手同名经筋连在一起讨论，以便使条理更为清楚。

## 一、六阳经筋的走行

（一）"足太阳之筋。起于足小指（《黄帝内经太素》'指'后有'之'）上结于踝，邪上结于膝。其下（《黄帝内经太素》'下'后有'者'）循足外踝（《黄帝内经太素》'踝'作'侧'），结于踵。上循跟（《黄帝内经太素》'跟'作'根'）。结于腘。其别者，结于腨外。上腘中内廉。与腘中并上结于臀。上挟脊上项。其支者，别入结于舌本。其直者，结于枕骨。上头，下颜，结于鼻。其支者，为目上網（《黄帝内经太素》'網'作'纲'），下结于頄。其支者，从腋后外廉，结于肩髃。其支者，入腋下，上出缺盆，上结于完骨。其支者，出缺盆。邪上出于頄，其病小指支跟肿痛，腘挛，脊反折，项筋急，肩不举。腋支缺盆中纽（《黄帝内经太素》'纽'作'绌'）痛，不可左右摇。治在燔针劫刺，以知为数，以痛为输，名曰仲春痹。"（注：据《汉语大字典》，"廉"，侧边曰廉。据《中国医学大辞典》，"踵"指足底之最后处；"踹"，足跟也；"頄"，颊间骨也。又据《汉语大字典》，"頄"即颧骨。）

1. 足太阳之筋走行所过的主要结点和相互联络的情况如下：

（1）在"踵"与足少阴（其中含有太阳、太阴）之筋相合。

（2）"结于腘""结于腨外"：据《汉语大字典》，"腨"指胫肠，即小腿肚。

此后足少阴与并行的足太阴之筋上行到阴器。

（3）"结于臀"。足少阳之筋"结于尻"。

（4）"挟脊上项"。足阳明之筋"属脊"，足太阴之筋"著于脊"，足少阴之筋"循脊内，挟膂，上至项"，手阳明之筋"挟脊"。

（5）"上项"。据《汉语大字典》，"项"指脖子后部。

（6）"结于舌本"。手少阳之筋合手太阳，"入系舌本"。

（7）"结于枕骨"。足少阴之筋"结于枕骨，与足太阳之筋合"。

（8）"上头"：据《汉语大字典》，"头"指头部有髪部分。

（9）"下颜"：据《汉语大字典》，"颜"也指额头，即髪际以下，眉以上，两额角间的部分。

（10）"结于鼻"。足阳明之筋"结于鼻"。

（11）"为目上網(《黄帝内经太素》'網'作'纲')"。足阳明之筋"上合于太阳，为目下網"(《黄帝内经太素》'網'作'纲')。

足少阴之筋挟膂上行，上至项，结于枕骨，与足太阳之筋相合。从枕骨开始，在头脑分布的足太阳之筋都含有足少阴之筋的成分。足太阳的分支结于舌本，最后止于上眼睑。

（12）"下结于頄"。足少阳之筋"上结于頄"，足阳明之筋"合于頄"，手阳明之筋"结于頄"。也即足太阳、足少阳、足阳明、手阳明之筋在頄部相接。

（13）"结于肩髃"。手阳明之筋"结于髃"，手太阴之筋"结肩前髃"。

（14）"上出缺盆"。此缺盆非足阳明的缺盆，它位于肩胛骨的冈上凹陷处。

（15）"上结于完骨"。手太阳之筋"结于耳后完骨"。

总之，足太阳之筋在头部与足少阴、足少阳、手少阳、手太阳、足阳明、手阳明之筋相接，也即手足三阳和足少阴之筋在头部是相接的。

2. 足太阳之筋的病证

"其病小指支跟肿痛。腘挛。脊反折。项筋急。肩不举。腋支缺盆中纽（《黄帝内经太素》'纽'作'纫'）痛，不可左右摇。治在燔针劫刺。以知为数，以痛为输。名曰仲春痹。"（据《汉语大字典》，"支"可解为派遣、支撑；"纽"用同"扭"，有拧、扭转之意；"纫"有搓绳、捻线之意。）

足太阳经筋的主要病证为"脊反折""项筋急，肩不举"。一般沿经筋走行所过的病证从略。（注：手阳明之筋的病证有"肩不举"。）

（二）手太阳之筋起于小指之上，足太阳之筋起于足小指之上，完全符合同名经的"上下同法"。又手少阴之筋起于小指之内测，相距很近，提示太阳与少阴的相关。

"手太阳之筋，起于小指之上，结（《黄帝内经太素》'结'前有'上'）于腕，上循臂内廉，结于肘内锐（《黄帝内经太素》'锐'作'兑'）骨之后，弹之应（《黄帝内经太素》'应'后有'于'）小指之上，入结于腋下。其支者后走腋后廉，上绕肩胛，循颈（史本'颈'作'胫'，误）出足（史本'足'作'走'）太阳之前，结于耳后完骨。其支者入耳中，直（《黄帝内经太素》'直'前有'其'）者出耳上，下结于颔，上属目外眦。其病小指支（《黄帝内经太素》'支'后有'痛'），肘内锐（《黄帝内经太素》'锐'作'兑'）骨后廉痛。循臂阴入腋下，腋下痛，腋后廉痛，绕肩胛引颈而痛，应耳中鸣，痛引颔，目瞑良久乃得（《黄帝内经太素》'得'作'能'）视。颈筋急则为筋瘘（史本'瘘'作'瘘'），颈肿寒热。在颈者治在燔针劫刺，以知为数，以痛为输。其为肿者，复(《黄帝内经太素》'复'作'伤')而锐(《黄帝内经太素》'锐'作'兑')之。其(《黄帝内经太素》'其'作'本')支者上曲牙(《黄帝内经太素》'牙'作'耳')，循耳前属目外眦，上额（史本'额'作'颔'）结于角。其病（史本'病'作'痛'）当所过者支转筋，治在燔针劫刺，以知为数，以痛为输，名曰仲夏痹也"。

"颛"：据《黄帝内经太素》杨上善注，谓口车骨上抵颅骨以下者，名为颛骨。据《中国医学大辞典》，"颔"指面部下端生鬚处，与上腭相合，可以含物也。"眦"，参见《灵枢·经脉》；"曲牙"，据《中国医学大辞典》曲牙穴即颊车穴。

"复"：据《汉语大字典》，可解为恢复；又通"覆"，覆盖之意。

"锐"：据《汉语大字典》，可解为锐利的兵器。

"兑"：据《汉语大字典》，可解为通达、孔穴，后作"锐"。

根据以上注解，此治法为对"肿者"覆以布，用锐器刺。

1. 手太阳之筋走行所过的主要结点和相互联络的情况如下：

（1）"结于腕"：手少阳之筋"结于腕"，手阳明之筋"结于腕"。即手三阳结于腕，

（2）"结于肘内锐(《黄帝内经太素》'锐'作'兑')骨之后，弹之应小指之上"：据《中国医学大辞典》，"肘"在上支中节上下骨交接处。其上为臑骨，下为臂骨；锐骨即高骨。据《汉语大字典》，"兑"可解为直、突或孔穴。"

（3）"入结于腋下"：足太阳之筋"入腋下"，足少阳之筋"上出腋"，手太阴之筋"入腋下"，手心主之筋"结腋下"，手少阴之筋"上入腋"。即手太阳和手心主之筋结于腋下，足太阳、足少阳、手太阴、手少阴之筋过腋下。请注意，"手太阳和

手心主之筋结于腋下"提示了太阳与心主的相结。

（4）"绕肩胛"：手阳明之筋"绕肩胛"。这项记载表明手经的太阳和阳明是重叠的。

（5）"循颈"：据《汉语大字典》，"颈"指脖子前面部分。（手少阳之筋"走颈"，足、手阳明之筋"上颈"。）

（6）"结于耳后完骨"：足太阳之筋"上结完骨"，即足太阳与手太阳在完骨重叠。

（7）"入耳中"：入耳中者还应该有手少阳在走行中"合手太阳"，所以入耳中者还应该有手少阳之筋。

（8）"属目外眦"：据笔者考证，"眦"应指目外肉，可控制目的转动。

（9）"属目外眦"：无病证。（注：这里应该有眼球姿态或转动的异常。）

（10）"结于角"：足少阳之筋"上额角，交巅上"，手少阳之筋"结于角"，手阳明之筋"上左角，络头，下右颔"。（手三阳与足少阳之筋在头顶和角部相结。）

这条经筋的引人注意之点在于"弹肘内锐（《黄帝内经太素》'锐'作'兑'）骨之后"，"应小指之上"（小指发麻）。这是此筋为神经的明显证据。

2. 手太阳之筋病证的要点是：

（1）"耳中鸣"：手太阳与耳相关。

（2）"目瞑良久乃得视"：手太阳与目相关。

（3）"颈筋急则为筋瘘（史本'瘘'作'瘘'）、颈肿寒热"。

以上记载表明了"耳""目"的感觉与手太阳有关。需要指出的是手太阳之筋的经文中两次提到"目外眦"，其中的一次有"目瞑良久乃得视"的视觉变化，另一次则未提病证。按照筋的功能，应该有眼球转动或戴眼等改变的出现。所以笔者怀疑这里有经文的缺失（详见有关"睊"的讨论）。

**手、足太阳之筋的小结：**

（1）手、足太阳之筋在"完骨""头（角）"相结。

（2）足太阳与足少阴之筋在枕骨相合。

（3）根据手、足太阳之筋的分布，可知它们与头（有髮生长的部位）、耳、目、鼻、舌相关。

（4）足太阳之筋"入腋下"，手太阳之筋"入结于腋下"，表明它们与手太阴、手心主之筋有关。

（5）手、足太阳之筋的主要病证是"耳证""目证""颈筋急""脊反折、项筋急、肩不举"。

（三）足少阳之筋起于小指次指（《黄帝内经太素》接"之上"），手少阳之筋起于小指次指之端。与足少阳之筋相对应。又，足"小指次指"在足阳明之筋的足"中三指"范围内，即足少阳之筋与足阳明之筋有重叠。

"足少阳之筋，起于小指次指，上结外踝，上循胫外廉，结于膝外廉。其支者别（《黄帝内经太素》无'别'）起（《黄帝内经太素》接'于'）外辅骨，上走髀，前者结于伏兔之上，后者结于尻。其直者上乘䏚（《黄帝内经太素》作'上䏚乘'）季胁，上走腋前廉，系于膺乳，结于缺盆。直（《黄帝内经太素》'直'前有'其'）者上出腋，贯缺盆，出太阳之前，循耳后上额角，交巅上，下走颔，上结于頄。支（《黄帝内经太素》'支'前有'其'）者结于目（《黄帝内经太素》'目'后有'外'）眥为外维。其病小指次指支转筋，引膝外转筋，膝不可屈伸，腘（《黄帝内经太素》'腘'后有'中'）筋急，前引髀，后引尻，即（《黄帝内经太素》无'即'）上乘䏚季胁痛，上引缺盆膺乳颈，维筋急，从左之右，右目不开，上过右角，并蹻脉而行。左络于右，故伤左角，右足不用，命曰维筋相交。治在燔针劫刺，以知为数，以痛为输，名曰孟春痹也。"

1. 足少阳之筋走行所过的主要结点和相互联络的情况如下：

（1）"上结外踝，上循胫外廉，结于膝外廉"。

（2）"别起外辅骨"：足阳明之筋也结于"外辅骨"。所以在外辅骨足少阳和足阳明之筋是重叠的。（注：据《中国医学大辞典》，"辅骨，胫骨之后支也；辅骨位于胫之外侧而小，两端与成骨密切而不能运动，其功用专增加胫部之面积，以便筋内之附著"。辅骨在胫骨的外侧，即现代医学所说的腓骨。这里的"外辅骨"指的是辅骨的外侧。足阳明之筋也结于"外辅骨"。这里体现了经筋的阳性。）

（3）"结于尻"：据《中国医学大辞典》，"尻"，臀也；又可解为髋骨，或肛门。已知足太阳之筋"结于臀"，所以在臀部足少阳和足太阳之筋重叠；也即除了足太阳在枕骨与足少阴之筋相合，在臀部或髋骨还有足少阳与足太阳之筋的相接。这一相接虽有"尻"与"臀"写法的不同，但模糊地提示了足太阳与足少阳的相关。

（4）"结于伏兔之上"：据《素问·水热穴论》，"伏兔上各二行行五者，此肾之街也"，可知伏兔指股前部的肌群。（足阳明之筋的病情有"伏兔转筋"。）

（5）"上乘䏚（《黄帝内经太素》作'上䏚乘'）季胁"：据《说文解字》，"乘"，覆也；《汉语大字典》，"乘"有登、上之意。据《中国医学大辞典》，䏚指季胁下夹脊两旁空软处。

（6）"结于缺盆"：此缺盆位于肩胛骨的冈上凹陷处，非足阳明锁骨上凹的缺盆。在此，足少阳与足太阳之筋相接。

（7）"上额角"：据《中国医学大辞典》，"额角"指额颅两旁高棱处。据《中国医学大辞典》，"角"指耳上之旁也；据《汉语大字典》，"角"指男孩头顶两侧留的头发；"额"指眉上髪下之部位，又指额骨。与角有关者还有手太阳（"结于角"）、手少阳（"结于角"）、手阳明（"上左角"）。总之，与角有关的是足少阳和手三阳之筋。

（8）"交巅上"：据《汉语大字典》，"巅"可解为头部或头顶；"交"可解为交叉，或贯通、相并。

（9）"上结于頄"：据《中国医学大辞典》，"頄"指颊间骨；据《汉语大字典》，"頄"指颧骨。与頄相接的还有足太阳、足阳明、手阳明。所以足三阳和手阳明在頄相接。

（10）"结于目（《黄帝内经太素》'目'后有'外'）眦"：这里写"目眦"或"目外眦"牵涉到对"眦"的解读和目的运动（详见下）。与目外眦有关的还有手太阳（"上属目外眦""属目外眦"）、手少阳（"属目外眦"）之筋。由此可知，与视力和眼球运动有关的是足少阳、手少阳、手太阳之筋。

（11）"维筋相交"：据《中国医学大辞典》，"维筋"，阳维之筋也。据《汉语大字典》，"维"，系物的大绳；又连结之意；也可解为网络。

（12）"从左之右"，"左络于右"，"故伤左角，右足不用"。经文省略了"从右之左"，"右络于左"和"故伤右角，左足不用"的陈述。

根据以上经文可知，足少阳之筋与两侧的大脑半球相接，而且由于阳维之筋相交，一侧半脑与对侧的运动有关。

根据以上经文可知足少阳之筋走行的主要特点：一是与足太阳之筋在尻和部、头部相接，二是维筋相交。

在"经筋篇"中，提到"眦"的有足少阳（"结于目眦"或"结于目外眦"）、手太阳（两次"属目外眦"）和手少阳

（合手太阳）之筋的（"属目外眦"）。对此我们做以下分析：

（1）按照"眦"为"眥"之误的推测，则史崧本的足少阳之筋"结于目眦"可理解为它既结于目内肉，也结于目外肉。而《黄帝内经太素》的"结于目外眥"表明此筋只结于目外肉。

（2）在经筋篇中，经筋与运动有关，例如上下眼睑的活动，口的活动，舌的活动，颈的活动，肩的活动，足（下肢）的活动，但是对于极为灵敏的目的活动（包括戴眼，瞳孔放大、缩小的变化）经文却没有提到。所以经文缺失的可能性很大。

（3）手太阳之筋出现两次"属目外眥"，令人奇怪。笔者推测其中的后一次可能为"目内眥"或"目眥"，因为瞳孔的收缩、扩大也需要肌肉的活动，而史崧本足少阳之筋"结于目眦"。由此推测《黄帝内经太素》足少阳之筋的"结于目外眥"中的"外"是误加的字。

（4）手太阳之筋"结于角"，可见手太阳之筋与足少阳之筋是相结的。

（5）足少阳之筋"结"于目眦，手太阳和手少阳之筋都"属"于目外眥。"结"比"属"更为紧密，可能意味着足少阳直接指挥着目的左右转动（包括瞳孔的变化）。不管怎样，手足少阳和手足太阳之筋都能指挥目的各个方向的活动，并调节视力。

2. 足少阳之筋病证的特点：

"维筋急，从左之右，右目不开，上过右角，并蹻脉而行，左络于右，故伤左角，右足不用，命曰维筋相交。"（据《中国医学大辞典》："蹻脉有阴阳；又蹻脉者，少阴之别，起于然骨之后，上内踝之上，直上，循阴股入阴，上循胸裏，入缺盆，上出人迎之前，入頄，属目内眥，合于太阳阳蹻而上行，气并相还，则为濡目，气不荣则目不合"。）

（四）"手少阳之筋。起于小指次指之端，结于腕（《黄帝内经太素》'腕'后有'上'）中，循臂结于肘，上绕臑外廉上肩，走颈合手太阳。其支者当曲颊入系舌本，其支者上曲牙（《黄帝内经太素》'牙'作'耳'），属目外眦，上乘颔（《黄帝内经太素》'颔'作'颌'），结于角。其病当所过者即支转筋，舌卷，治在燔针劫刺，以知为数，以痛为输，名曰季夏痹也。"

"曲颊"：据《中国医学大辞典》，颊骨所钩著处也，其曲如环形，故名。

"曲牙（或曲耳）"：《中国医学大辞典》仅有"曲牙穴"，按即颊车穴。

"颔"：据《中国医学大辞典》，为颌字的别写。

1. 手少阳之筋走行所过的主要结点和相互联络的情况如下：

手少阳之筋起于小指次指之端，足少阳之筋起于小指次指，两者基本符合同名经的"上下同法"。

（1）"结于腕（上）"，"结于肘"。

（2）"走颈，合手太阳"：手少阳与手太阳相合。

（3）"入系舌本"：手少阳合手太阳之筋"系舌本"。已知足太阳（合足少阴之筋，足少阴含足太阴之筋）"结于舌本"，可见手足太阳、手少阳、足少阴、足太阴之筋都与舌的感觉、运动有关。

（4）"属目外眦"：手太阳、手少阳、足少阳之筋都与目的视觉和运动有关。

（5）"结于角"：结于角的还有足少阳（"上额角"）、手太阳（"结于角"）、手阳明（"上左角"）。即与大脑半球相通的是足少阳和手三阳（手少阳、手太阳、手阳明）之筋。

2. 手少阳之筋病证的要点是"舌卷"。

**手、足少阳之筋的小结：**

（1）手、足少阳之筋在"角"相结。

（2）足少阳之筋在"臀（尻）""巅上"、"颃"与足太阳之筋相结。此外，足少阳之筋还可能在"缺盆"，即肩胛骨冈上凹与足太阳之筋重叠。

（3）手少阳之筋（合手太阳）"入系舌本"与"结于舌本"的足太阳之筋相接。

（4）手、足少阳之筋参加维筋相交。

（5）手、足少阳的主要病证是"舌卷""维筋急，从左之右，右目不开；左络于右，故伤左角，右足不用"。"目不开"指眼睑不开。

（五）"足阳明之筋，起于中三指，结于跗上。邪外上加于辅骨，上结于膝外廉，直上结于髀枢，上循胁，属脊。其直者上循骭（《黄帝内经太素》'骭'作'骱'）结于［膝］（史本缺此字。《古今图书集成·医部全录·医经注释》也缺此字。《黄帝内经太素》此字作'膝'），其支者结于外辅骨，合少阳。其直者上循伏兔，上结于髀，聚于阴器，上腹而布，至缺盆而结。上颈，上挟口，合于颃，下结于鼻，上合于太阳。太阳为目上网（《黄帝内经太素》'网'作'纲'），阳明为目下网（《黄帝内经太素》网作'纲'）。其支者从颊结于耳前。其病足中指支胫转筋，脚跳坚，伏兔转筋，髀前肿，㿗（史本'㿗'作'癀'）疝，腹筋急，引缺盆及颊，卒口僻，急者目不合，热则筋纵，目不开，颊筋有寒则急引颊移口，有热则筋弛纵，缓不胜收，故僻。治之以马膏。膏其急者，以白酒和桂以涂其缓者，以桑钩钩之，即以生炭灰置之坎中。高下以（《黄帝内经太素》'以'作'与'）坐等，以膏熨急颊，且饮美酒，啖炙肉，不饮酒者自强也，为之三拊而已。治在燔针劫刺，以知为数，以痛为输，名曰季春痹也。"

"骭"：据《中国医学大辞典》，可指胫骨、小腿或肋骨。据

《汉语大字典》，"骭"同骬。

1. 足阳明之筋走行所过的主要结点和相互联络的情况如下：

"足阳明之筋，起于中三指"："中三指"即除大趾、小趾以外的三个脚趾。已知足少阳之筋起于小指次指，所以足阳明之筋在起点就与足少阳之筋重叠。

（1）"结于跗上"：据《中国医学大辞典》，"跗"，足上也。据《汉语大字典》，指足背。（注：《中国医学大辞典》对"跗骨"的注释为"此骨左右足各五支，联为跗骨，构成足掌。为足五指之本节"。）

（2）"加于辅骨"：这里没有讲辅骨的内、外，应指整个辅骨。据《汉语大字典》，"加"有施加、外加、超过之意。所以通过辅骨，足阳明可以与其他经筋联系。（注：足太阴之筋的走行中有"络（或上结）于膝内辅骨"的记载。足阳明之筋有可能在"辅骨"与足太阴之筋有某种联系。详见后。）

（3）"结于膝外廉"：足少阳之筋也"结于膝外廉"。

（4）"上结于髀"：足太阴之筋也"结于髀"。足少阳之筋"上走髀"。

（5）"循胁"：与"胁"有关的还有足少阳之筋（"上乘眇季胁"）、足太阴之筋（"结于肋或胁"）、手太阴之筋（"抵季胁"）、手心主之筋（"前后挟胁"）。

（6）"属脊"：据《汉语大字典》，"属"有连接、会集之意，又通"注"。

（7）"结于膝"：足太阳之筋也"结于膝"。

（8）"结于外辅骨，合少阳"：前面已经提过，足阳明之筋"加于辅骨"。这里强调足阳明之筋在"外辅骨合足少阳"。（注：在"经筋篇"中，阴性的足三阴之筋与辅骨内侧有关，阳性的足少阳、足阳明之筋与辅骨外侧有关。足太阳之筋与辅骨无关。)

（9）"上结于髀"；足太阴之筋也"结于髀"。此外，足少阳之筋"上走髀"，与足太阴、足阳明之筋有关。（注：足阳明之筋和足太阴之筋都"结于髀"，体现了二者相表里的密切关系。)

（10）"聚于阴器"：与足厥阴之筋在阴器相络。足阳明是与阴器相络的唯一阳性经筋。

（11）"至缺盆而结"：此缺盆指锁骨上凹，与同名经手太阴之筋（"上结缺盆"）相接。

（12）"上挟口"：胃足阳明之脉"挟口环唇"，有口喎证。

（13）"合于頄"：在頄部，与足三阳和手阳明之筋相接。

（14）"下结于鼻"：足阳明在鼻与足太阳之筋相接（符合六经理论太阳与阳明在鼻部的相接）。

（15）"上合于太阳"：足阳明与太阳相合。

（16）"阳明为目下網（《黄帝内经太素》'網'作'纲'）"：足阳明之筋与下眼睑的感觉和运动有关。

这条经筋走行的主要特点是"合少阳""合太阳""聚于阴器""至缺盆而结"（与手太阴之筋相接）。

2. 足阳明之筋的主要病证：

（1）"颓（史本'颓'作'㿉'）疝。腹筋急"：据《中国医学大辞典》，颓疝指少腹控卵，肿急绞痛，甚则阴囊肿大，如斗，入栲栳，或顽颓不仁也。又据《中国医学大辞典》按，"㿉疝"称之为㿉者，以其必裹脓血，甚则下脓血也。

（2）"卒口僻，急者目不合，热则筋纵，目不开"，"寒则急引颊移口"。

（六）"手阳明之筋，起于大指次指之端，结于腕上，循臂上结于肘外，上臑结于髃。其支者绕肩胛，挟脊，直者从肩髃上

颈，其支者上颊结于顺，其（《黄帝内经太素》无'其'）直者
上出手太阳之前，上左角，络头，下右额。其病当所过者支痛及
转筋，肩不举，颈不可左右视。治在燔针劫刺，以知为数，以痛
为输，名曰孟夏痹也。"

1. 手阳明之筋走行所过的主要结点和相互联络的情况如下：

"手阳明之筋起于大指次指之端"，足阳明之筋起于中三指，
上下不全对称。

（1）"结于腕"：手太阳、手少阳之筋也"结于腕"。即手
三阳经筋都结于腕。

（2）"结于（肩）髃"：足太阳之筋"结于肩髃"，手太阴
之筋"结肩前髃"。于是手阳明与手太阴、足太阳之筋在"（肩）
髃"相接。这里手阳明与手太阴的结于肩髃，体现了六经理论
太阴与阳明的相表里。

（3）"绕肩胛"：手太阳也"绕肩胛"。手阳明与手太阳在
肩胛重叠。

（4）"挟脊"：足阳明之筋"属脊"，表明手足阳明走行于
脊柱外。而足太阴的"其内者著于脊"。足太阴既然有"其内
者"，则必有"其外者"。所以在脊外手足阳明和足太阴是并行
的。

（5）"结于顺"：结于顺者还有足太阳（"下结于顺"）、足
少阳（"上结于顺"）、足阳明（"合于顺"）之筋。

（6）"上左角。络头。下右额"：表明维筋相交。经文省略
了"上右角，络头，下左额"。

手阳明之筋走行的要点是在脊外与足阳明、足太阴之筋并行，
在顺与足三阳之筋相合，在角与手足少阳相接，参加维筋相交。

2. 手阳明之筋的病证：

主要为"肩不举。颈不可左右视"。

**手、足阳明之筋的小结：**

（1）手阳明和足阳明之筋在脊（柱）外相遇（前者"挟脊"，后者"属脊"）；足阳明之筋"合于頄"，手阳明、足太阳、足少阳之筋也都"结于頄"。

（2）足阳明之筋的联系非常广泛，它一开始就与"上走髀"的足少阳之筋在"髀"有重叠，此后又在外辅骨"合少阳"，"属脊"，"挟口，合于頄，下结于鼻，合于太阳，为目下網（或纲）"，它的"至缺盆而结"与手太阴之筋相接（阳明心与呼吸运动有关），它的"聚于阴器"表明性行为与阳明心有关。它上行到面部后与鼻的嗅觉、口的味觉和动作，以及下眼睑的感觉和运动有关。

（3）手阳明之筋在"肩髃"与手太阳之筋重叠，"上左角，络头"体现着维筋相交。其病证主要是"肩不举。颈不可左右视"。

**讨论：**足三阳经筋上头以前的走行

1. 足太阳之筋在上头以前，其走行的主要之点为：

（1）在"踵"足太阳与足少阴、足太阴之筋有相结的关系。

（2）足太阳之筋"结于臀"，足少阳之筋"结与尻"。所以它们在上头前已经相结。

（3）足太阳之筋"挟脊上项"："脊"指脊柱。这里未提"脊内""脊外"。从足少阴之筋"循脊内"上行，而足少阴之筋"结于踵"，足太阳之筋也"结于踵"的记载看来，足太阳之筋虽然"挟脊"（即在脊外），但脊内也有它的成分。

2. 足少阳之筋在上头以前，其走行的主要之点为：

（1）在"外辅骨"足少阳与足阳明之筋相结。

（2）在"髀"足阳明之筋与足太阴之筋有关。

（3）在"尻"足少阳与足太阳之筋相结。

（4）在肩胛骨上凹的"缺盆"足少阳与足太阳之筋重叠。

（5）在头部，足少阳之筋、太阳之筋、手阳明之筋"结于顑"，足阳明之筋"合于顑"。（注：在顑部足三阳经筋结聚在一起。）

3. 足阳明之筋在上头以前，其走行的主要之点为：

（1）在"中三指"足阳明与足少阳的"小指次指"重叠。也即足阳明之筋在起点就与足少阳之筋重合。

（2）足阳明之筋"结于（膝）"，足太阴之筋"络（或'上结'）膝（内辅骨）"。此外，足太阴之筋"结于膝"，足少阳之筋"结于膝外廉"。在膝部，足三阳经筋与足太阴之筋有某种程度的关联。

（3）足阳明之筋（"结于膝外廉"）与足少阳之筋相合。

（4）足阳明之筋"结于外辅骨，合少阳"，也即足阳明之筋与足少阳之筋相合。

（5）足阳明与足太阴之筋在"髀"相关。

（6）足阳明之筋"聚于阴器"，足厥阴之筋"结于阴器"。

（7）足阳明"循胁，属脊"，"上腹而布"。其"循胁"与"上乘䏚季胁"的足少阳之筋，"结于肋"（《黄帝内经太素》'肋'作'胁'）的足太阴之筋，"抵季胁"的手太阴之筋，"前后挟胁"的手心主之筋有关。其"属脊"与"挟脊"的足太阳和手阳明之筋，"其内者，著于脊"的足太阴之筋，以及"循脊内"的足少阴之筋都有关联。

从以上记载可知足阳明在上头以前，与足少阳、足太阳、足太阴、足少阴、足厥阴之筋都有联系。

总之，足三阳经筋之间互有联系，但足太阳与足少阳的关系更为密切。足阳明不仅与足三阳，与足三阴之筋也有联系。足阳明之筋呈现了心的作用。

## 二、六阳经筋的病证

除经筋所过部位的"痛肿""不用"以外，六阳经筋的主要病证为"脊反折""伤左角，有足不用""目不开""急引颊移口""耳中鸣""目瞑良久乃得视""舌卷""肩不举""颈不可左右视"等。（注：这些病证涉及多条经筋，包括阴性的经筋在内。）

## 三、六阴经筋的走行和病证

"足太阴之筋，起于大指之端内侧。上结于内踝。其支者络（《黄帝内经太素》'络'作'上结'）于膝内辅骨，上循阴股，结于髀，聚于阴器，上腹，结于脐，循腹裹结于肋（《黄帝内经太素》'肋'作'胁'），散于胸中。其内者，著于脊。其病足大指支内踝痛，转筋痛，膝内辅骨痛，阴股引髀而痛，阴器纽（《黄帝内经太素》'纽'作'纫'）痛，上（史本作'下'）引脐（《黄帝内经太素》'脐'后有'与'）两胁痛引膺中，脊内痛。治在燔针劫刺，以知为数，以痛为输，命曰孟秋痹也。"

1. 足太阴之筋走行所过的主要结点和相互联络的情况如下：

"足太阴之筋起于大指之端内侧"：足厥阴之筋起于大指之上，两者的起点距离很近。

（1）"络（或上结）于膝内辅骨"：这句经文的含义比较复杂。除"络""结"的差异外，"膝内辅骨"也有不同的读法。它可以是"膝，内辅骨"，也可以是膝内的"辅骨"。因此可以有不同的解读。

若为"络（或上结）于膝"：足太阳也"结于膝"，也即在膝足太阴之筋与足太阳之筋相络或相结。这样一来，后面就是"络（或上结）于内辅骨"。于是足太阴之筋与足少阴、足厥阴之筋在内辅（骨）相络或相结。

若为"络（或上结）于辅骨"：则足太阴之筋与"上加于辅骨"的足阳明之筋相络或相结。

（注：足太阴之筋属于阴性经筋，"内辅骨"的写法合理。但"辅骨"的写法也能成立，因为足阳明之筋"上加于辅骨"，在"辅骨"足太阴和足阳明之筋相合，完全符合太阴与阳明相表里的理论。）

（2）"结于髀"："结于髀"的还有足阳明之筋。此外，足少阳之筋"走髀"，与足太阴、足阳明之筋有关。

（3）"聚于阴器"：这里未写"结"于阴器，而写"聚"于阴器，与足阳明之筋的写法相同。如前所述，"聚"的紧密程度不如"结"，也即足太阴仍保持自己的独立性。

（4）"结于脐"：据《康熙字典》注的"释名"，"脐，剂也，肠端之所限"。由此可知古人认为脐与肠相连（手少阴之筋病证的"内急"来自它"下系于脐"）。

（5）"循腹里结于肋"（《黄帝内经太素》'肋'作'胁'）：《中国医学大辞典》无"腹里"注解。人们通常把"里"等同于"内"。《类经》和《古今图书集成·医部全录·医经注释》都含糊地把"腹里"解为腹腔之内。但据《说文解字》，"里"，衣内也；《汉语大字典》对"里"的第一条注解是"衣服内层"。笔者认为把"循腹里"解为"循腹壁内层"更为贴切。

（6）"散于胸中"：据《汉语大字典》，"散"可解为散发、松散、错杂。与胸中有关的还有手心主之筋（"散胸中"）、手少阴之筋（"结于胸中"）。

（7）"其内者，著于脊"：据《汉语大字典》，"著"有滞留、附着之意；据《康熙字典》，"著"与"贮"通，又"居也"。看来"其内者著于脊"是滞留、居留于脊内的意思。

经文在这里说足太阴之筋的"其内者，著于脊"，也即足太阴之筋滞留于脊（与脊髓相通），不再上行。其"未著于脊"的部分"上腹，结于脐，循腹裹，结于肋（或胁），散于胸中"。换句话说，这些部位的活动是不通过脑而自主进行的。

按照这样的写法，足太阴之筋是不上头的，脑与胃肠的活动无关。这种观点符合以太阳为首和以巨阳为首的六经理论。以太阳为首的"根结六经"中说："太阴结于太仓"；以巨阳为首的《素问·热论》中说："太阴脉布胃中，络于嗌"。

但是《内经》中还有以太阴为首的六经理论，其太阴与脑有关（详见前）；又据《素问·脉解》，"阳明并于上，上者则其孙脉太阴也，故头痛、鼻衄、腹肿也"，则太阴在脑，而且在阳明之上。

这个理论上的矛盾怎样解决呢？请看《灵枢·经筋》的作者在足少阴之筋的走行中埋下了伏笔："足少阴之筋，起于小指之下，并足太阴之筋，邪走内踝之下，结于踵"。所以足少阴之筋内含有足太阴之筋。体腔内的足太阴之筋虽然不上头，脊内的足少阴之筋是上头的，其中含有足太阴之筋。

现在还剩下一个问题，按照六经理论，太阴与阳明为表里，足太阴和足阳明涉及胸腹内脏许多功能的调节。按说《灵枢·经筋》的经文应该有相应的体现，但经文只在下肢提出足太阴与足阳明之筋的相合（它们"结于髀"），而在躯体部位则只提到足太阴之筋"其内者，著于脊"，足阳明之筋"属脊"。经文并没有进一步说明它们在躯干和胸腹腔内是什么关系，例如相合、相结、相遇或重叠等等。再说这两条经筋在胸腹腔内的分布确实多有重叠，那么为什么不提它们的相关呢？笔者推测这里有经文缺失的可能性，但更大的可能性是作者考虑到两者不仅在功能上有协同、重叠的一面，它们也有不同的一面。足太阴之筋通过"胸中"联系手心主和手少阴之筋（与心脏的搏动有关），足阳明之筋通过"缺盆"联系手太阴之筋（与呼吸运动有关）。心搏和呼吸活动显然是不能同步的两种运动。呼吸可以由意念在一定时间内控制，心脏的搏动是不能由意念控制的。因此在胸腹腔内这两条经筋不能完全地合而为一。看来作者是由于两者的关系极其复杂交错，难以说明，例如除了足太阴和足阳明之筋"结于髀"，足少阳之筋也"上走髀"。面对这种局势，保持缄默不失为一种实事求是的态度。

总的看来，足太阴和足阳明之筋体现了六经理论太阴与阳明的相表里，它们共同参与了胸腹壁和胸腹腔内脏器活动的调节，传递有关的信息，承担了维持生命活动的重要任务。

2. 足太阴之筋的主要病证：

（1）"膝内辅骨痛"：这里无法分清说的是"膝"痛、"内侧辅骨痛"，还是膝内的"辅骨痛"。若为前者，则足太阴之筋与足少阴、足厥阴之筋相关，若为后者，则足太阴之筋在"辅骨"与足阳明之筋相合。

（2）"阴器纽（《黄帝内经太素》'纽'作'绌'）痛"。

（3）"引脐（《黄帝内经太素》'脐'后有'与'）两胁痛引膺中"：按照古人的理解，这句经文的原意是"引肠与两胁痛引膺中"。据《汉语大字典》，"膺"指胸，乳上骨，或胸部两侧肌肉隆起处。（注：足少阳之筋"繫于膺乳"，提示足太阴之筋与足少阳之筋之间存在某种关联。）

（4）"脊内痛"：脊内有足少阴、足太阳、足太阴之筋。

小结：足太阴经筋在下肢有两支，一支合入足少阴之筋，与足少阴之筋一起在脊内上行；另一支在下肢与足少阴之筋并行。与足少阴之筋并行的足太阴之筋"聚于阴器"后，进入体腔。在体腔内，足太阴之筋的"其内者，著于脊"，不再上行。其

"未著于脊"的部分与足阳明之筋以及手三阴诸经筋在体腔内互相联络，主宰胸腹壁和胸腹腔内臟器的活动，以及感觉的传递。在足太阴与足阳明之筋的协同中还有足少阳之筋的参与。足少阳之筋走行与躯体的侧面，"上乘眇季胁"。

（注：足少阴之筋"结于踵"，足太阳之筋也"结于踵"，所以与阴器有关者还有足太阳之筋。）

（八）手太阴之筋

"手太阴之筋，起于大指之上，循指上行，结于鱼后，行寸口外侧，上循肩结肘中，上臑内廉，入腋下，出缺盆，结肩前髃。上结缺盆，下结（《黄帝内经太素》'结'作'络'）胸裏，散贯贲，合贲下，抵季胁（《黄帝内经太素》'抵'前有'下'），（《黄帝内经太素》'胁'作'肋'）。其病当所过者支转筋，痛甚成息贲，胁急吐血。治在燔针劫刺，以知为数，以痛为输，名曰仲冬痹也。"

1. 手太阴之筋走行所过的主要结点和相互联络的情况如下：

"手太阴之筋起于大指之上"，足太阴之筋起于大指之端内侧，两者基本符合同名经的"上下同法"。

（1）"结于鱼后"：据《中国医学大辞典》，"鱼"指手掌外侧之陇起处，其形如鱼，故名。

（2）"结肘中"：除手太阴外，手太阳"结于肘内锐骨"，手阳明"结于肘外"。

（3）"结肩前髃"：除手太阴外，足太阳之筋"结于肩髃"，手阳明之筋"结于髃"。可见手太阴、手阳明、足太阳之筋都在肩髃相结。这就意味着手太阴之筋可以接受脑的指令。（注：据《中国医学大辞典》，"髃"，肩前也（《说文解字》解'髃'为肩前。据《汉语大字典》，"髃"指肩头。也指肩前乳骨，即锁骨外侧端与肩胛骨肩峰形成的关节；又引《医宗金鉴·证骨心法》，"髃骨者，肩端之骨，即肩胛骨臼端之上棱骨也"。）

（4）"上结缺盆"：这里的缺盆指锁骨上凹，为足阳明之筋所结之处（注：足阳明常代表心）。

（5）"下结（或络）胸裹"：《中国医学大辞典》无"胸裹"注解。《类经》和《古今图书集成·医部全录·医经注释》都含糊地把"胸裹"解为胸腔之中。这样一来，"胸裹"应该指肺；但"经筋篇"是不涉及具体的藏府。我们在前面对"裹"已经进行了考证，所以"胸裹"解为"胸腔的内层"更为贴切。

（6）"散贯贲"：据《中国医学大辞典》，"贲"，鬲也。据《汉语大字典》，"鬲"通"膈"。（注："贲"在读音为"利"时，作古代炊具解，相当于胸纵隔和心包、心脏。）

（7）"合贲下"：按照经文，手太阴之筋弥散地穿过横膈，在横膈下合拢。手太阴之筋在腹腔内的走行可以到达直肠，请看《素问·生气通天论》中说："筋脉横解，肠澼为痔"。这里的"筋"很可能是手太阴之筋。据《中国医学大辞典》，肠澼犹言肠病，即痢疾也。

（8）"抵季胁"（《黄帝内经太素》'胁'作'肋'）："足少阳之筋""上乘䏚季胁"（或"上䏚乘季胁"），所以手太阴之筋在季胁与足少阳相接（足少阳代表半脑）。

以上经文提示胸廓和横膈的呼吸运动接受心、脑的控制。此外，横膈以下腹腔内的臟器，特别是胃肠也与足太阴、足阳明、手太阴之筋有关。

2. 手太阴之筋的主要病证：

"息贲"：据《中国医学大辞典》，它指肺气积于胁下，喘息上贲也。喘息显然与肺有关。

"胁急吐血"：吐血与心、脉有关。

**手、足太阴经筋小结：**

（1）手太阴之筋一方面通过"缺盆"与足阳明之筋相结（足阳明之筋至缺盆而结，"循胁、属脊"）；一方面通过"胸裏""季胁"与足太阴之筋相结（足太阴之筋"结于肋［或胁］""散于胸中""引膺中"）。此外，手太阴之筋"入腋下"，于太阳之筋"入结于腋下"，也即手太阴之筋与脑有关。

（2）足太阴之筋"循腹裏结于肋"（《黄帝内经太素》'肋'作'胁'），手太阴之筋"散贯贲""合贲下""抵季胁（《黄帝内经太素》'胁'作'肋'）"。此外，足少阳之筋（'上乘眇季胁'）。可见古人已经发现肺的呼吸与胁肋和横膈的运动有关。由于与足阳明之筋和足太阴之筋一同"结于髀""聚于阴器"，而足阳明上行到脑，足少阳之筋也上行到脑，所以胸式和腹式呼吸在一定程度上受心、脑的控制。

（3）足太阴之筋的"其内者著于脊"不再上行。它"上腹，结于脐"，与"合贲下"的手太阴之筋"合贲下"协同，支配胃肠的活动。由于"其内者"不再上行，可以解释胃肠运动的自主性。

（九）足厥阴之筋

"足厥阴之筋，起于大指之上，上结于内踝之前，上循胫，上结内辅之下，上循阴股，结于阴器，络（《黄帝内经太素》'络'前有'结'）诸筋。其病足大指支内踝之前痛，内辅痛，阴股痛转筋，阴器不用。伤于内则不起，伤于寒则阴缩入，伤于热则纵挺不收。治在行水，清阴气。其病转筋者，治在燔针劫刺，以知为数，以痛为输，命曰季秋痹也。"

1. 足厥阴之筋走行所过的主要结点和相互联络的情况如下：

"足厥阴之筋起于大指之上"，与足太阴之筋的起点（大指之端内测）相距很近。

（1）"上结内辅之下"：已知足少阴"结于内辅之下"，足太阴"络（或'上结'）于膝内辅骨"。可见这三条阴性经筋虽然都结于内辅，但足厥阴之筋与足少阴之筋共同结于"内辅之下"，关系特别紧密。

足太阴之筋按史崧本写法为"络于膝内辅骨"，按《黄帝内经太素》的写法为"上结于膝内辅骨"。显然"络"不如"结"那样紧密。

（2）"结于阴器。络（《黄帝内经太素》'络'前有'结'）诸筋"：这里史崧本"络诸筋"的写法不如《黄帝内经太素》准确，因为足阳明和足太阴之筋"聚于阴器"，而足少阴和足厥阴之筋"结于阴器"；前两者与阴器的关系不如后两者紧密。值得注意的是，两种写法都没有提及它们的"相合"。足厥阴和足少阴之筋与阴器的"相结"在一起，足阳明和足太阴之筋在阴器只是"相聚"。换句话说，足阳明和足太阴之筋保留了自己的独立性。

这样一来，足厥阴之筋止于阴器，不再上行，但足少阴之筋是上行到头的，足阳明和足太阴之筋也继续上行到头部。这样，肝主的筋与脑髓的筋就统一起来了。

2. 足厥阴之筋的病证：

"阴器不用。伤于内则不起，伤于寒则阴缩入，伤于热则纵挺不收"。

"伤于内"：据《说文解字》，"内"，入也。据《汉语大字典》，可解为妻妾。这里指性行为的放纵。

对于阴器病证的治法（"行水，清阴气"），《中国医学大辞典》无解。但推测与药物的调治有关。

（十）手心主之筋

"手心主之筋，起于中指，与太阴之筋并行，结于肘内廉，上臂阴，结腋下，下散前后挟胁。其支者入腋，散胸中，结于贲（史本'贲'作'臂'，误）。其病当所过者支转筋，前（《黄帝内经太素》无'前'）及胸痛，息贲，治在燔针劫刺。以知为数，以痛为输，名曰孟冬痹也。"

1. 手心主之筋走行所过的主要结点和相互联络的情况如下：

"手心主之筋起于中指"。足厥阴与手心主不同名，足厥阴之筋起于足大指之上，手心主之筋起于手中指，两者不相呼应。

（1）"与太阴之筋并行"。

（2）"结于肘内廉"：手少阴之筋也"结于肘内廉"。

（3）"结腋下"：手太阳之筋"入结于腋下"，手少阴之筋"结腋下"；可见心、心主与脑相通。（注：足太阳之筋"入腋下"，足少阳之筋"上走腋前廉"，"直者上出腋"，两者提示心主与脑相通。又手太阴之筋"入腋下"，提示心主与肺有关联。）

（4）"散胸中"：如前所述，此"胸中"不是《素问·五藏生成》中与"咳嗽上气"有关的"胸中"，它指的是胸纵膈的部位。已知足太阴之筋"散于胸中"，所以手心主之筋与足太阴之筋相通。

（5）"结于贲"："贲"即膈，可指胸纵膈和横膈。手太阴之筋"散贯贲"，手少阴之筋"循贲，下繫于脐"（古人认为脐与肠相连）。

所以手心主之筋与心关系密切，也与呼吸运动有关。

2. 手心主之筋的主要病证：

"胸痛，息贲"："息贲"的解释见上。

（十一）足少阴之筋

"足少阴之筋，起于小指之下，并足太阴之筋，邪走内踝之下结于踵，与太阳（《黄帝内经太素》'太阳'作"足太阴"）之筋合，而上结于内辅之下，并太阴之筋而上，循阴股，结于阴器，循脊内，挟膂上至项，结于枕骨，与足太阳之筋合。其病足下转筋，及所过而结者皆痛及转筋。病在此者，主痫瘛及痉。在外者不能俛，在内者不能仰，故阳病者腰反折不能俛，阴病者不能仰。治在燔针劫刺，以知为数，以痛为输，在内者熨引饮药。此筋折纽（《太素》'纽'作'纫'），纽发数甚者，死不治。名曰仲秋痹也。"（注：对折纽《中国医学大辞典》无解。估计指筋纽之折。）

1. 足少阴之筋走行所过的主要结点和相互联络的情况如下：

"足少阴之筋起于小指之下"：足太阳之筋起于足小指之上。足少阴与足太阳之筋的起点很近。

（1）足少阴之筋"并足太阴之筋，邪走内踝之下"，"并足太阴之筋，邪走内踝之下结于踵，与太阳（《黄帝内经太素》'太阳'作'足太阴'）之筋合，而上结于内辅之下"：这里的足太阴之筋有两条，一条与足少阴之筋并行，一条是足少阴之筋内含有的足太阴之筋的成分。（注："结于踵"的还有足太阳之筋。）

（2）"上结于内辅之下"：本经筋在辅骨内侧与足厥阴之筋相结，与足太阴之筋相络或相结。

（3）"并足太阴之筋而上，循阴股"：这时的足太阴之筋与足少阴之筋显然是并行的两条。

（4）"结于阴器"：与足厥阴之筋在阴器相结。

（5）"循脊内"：即足少阴之筋在脊柱内与足太阴之筋一同循行。

（6）"结于枕骨。与足太阳之筋合"：也即足少阴之筋（含足太阴之筋）在头部与足太阳之筋是相合的。

2. 足少阴之筋的主要病证：

"病在此者，主痫瘛及痉，在外者不能俯，在内者不能仰。故阳病者腰反折不能俯，阴病者不能仰"。

"痫"：据《中国医学大辞典》，此病发作时昏不知人，卒然眩仆，甚则瘛疭抽搐，目上视，或口眼歪斜，或口作六畜声；将醒时吐涎沫，醒后又发。有连日发者，有一日发三、五次者。

"瘛"：据《中国医学大辞典》，与瘛通，筋脉拘急也。据《汉语大字典》，"瘛"可解为狂，也可解为瘛疭。

"痉"：据《中国医学大辞典》，身体强直也。

这条经筋的病证表现为心病和脑病。

（十二）手少阴之筋

"手少阴之筋，起于小指之内侧，结于锐（《黄帝内经太素》'锐'作'兑'）骨，上结肘内廉，上入腋交太阴，挟（《黄帝内经太素》'挟'作'伏'）乳裹，结于胸中，循贲（史本'贲'作'臂'，误）下系于脐。其病内急，心承伏梁，下为肘網（《黄帝内经太素》'網'作'纲'）。其病当所过者支转筋，筋痛，治在燔针劫刺，以知为数，以痛为输。其成伏梁唾血脓（《黄帝内经太素》'血脓'作'脓血'）者，死不治。

经筋之病，寒则反折筋急，热则筋弛纵不收，阴痿不用，阳急则反折，阴急则俯不伸。焠刺者，刺寒急也。热则筋纵不收（《黄帝内经太素》无'不收'），无用燔针，名曰季冬痹也。"

"足之阳明，手之太阳，筋急则口目为噼，眦（《黄帝内经太素》'眦'前有'目'）急不能卒视，治皆如上方也。"

（注：这句经文可能是后人所加。所说"眦急不能卒视"的

"眥"不可能指眼眶，眼眶不会"急"，而眼肉可以急。）

1. 手少阴之筋走行所过的主要结点和相互联络的情况如下：

手少阴之筋起于小指之内侧，足少阴之筋起于小指之下。两者基本符合同名经的"上下同法"。

（1）"结于锐（《黄帝内经太素》'锐'作'兑'）骨"："锐（兑）骨"的注解见前。

（2）"上入腋交太阴"：据《汉语大字典》"交"可解为交叉，也可解为互通、贯通。所以手少阴之筋有与手太阴相通的可能性。（注：手太阳之筋"入结于腋下"，手心主之筋"结腋下"，可见心与脑、心主相通。此外，足太阳之筋"入腋下"，足少阳之筋"上走腋前廉"，"直者上出腋"，也提示心与脑的相通。）

（3）"上结肘内廉"：手心主之筋也"结于肘内廉"，两者关系密切。

（4）"挟（《黄帝内经太素》'挟'作'伏'）乳裏。结于胸中"："胸中"的解释同前，相当于胸纵膈，与"胸裏"有别。已知足太阴之筋"散于胸中"，所以手少阴之筋与足太阴之筋相通。

（5）"循贲下系于脐"：已知手太阴之筋"合贲下"，所以手少阴之筋在"贲下"与手太阴之筋相接；而足太阴之筋"结于脐"。于是手少阴之筋与足太阴之筋在脐部与肠相接，也即体现了心、肺与肠的相关。

2. 手少阴之筋的主要病证：

"其病内急，心承伏梁"，"其成伏梁唾血脓（《黄帝内经太素》'血脓'作'脓血'）者，死不治"。

"内急"：据《中国医学大辞典》，指骤欲大便也。可见手少阴之筋与肠道的运动有关。

"伏梁"：《灵枢·邪气藏府病形》中说："心脉微缓为伏梁，在心下上下行，时唾血"；《素问·腹中论》中有这样的记载："病有少腹盛，上下左右结有根，此为何病？对曰：病名曰伏梁。伏梁何因而得之？对曰：裹大脓血，居肠胃之外，不可治，治之每切按之致死"。从"唾脓血"的病证看，"肾主唾"，"心主血"。

注：（1）手少阴之筋的主要病证涉及心和肠。

（2）手少阴之筋和手心主之筋都与"胸中"有关（详见下文）。

**手、足少阴经筋的小结：**

手、足少阴经筋虽然同名，但它们的走行和病证差别很大。

（1）足少阴之筋（含足太阴之筋）一直上行，到达枕骨与足太阳之筋相合。足少阴之筋与足太阳之筋一起，引起"脊反折""痫瘛及痉"等病证。

（2）手少阴之筋则在"入腋"时"交太阴"，与结于腋下的手太阳、手心主之筋相重叠，在"胸中"与足太阴之筋相通。其病证主要表现在"内急"和"（心承）伏梁"。

（注："经筋篇"在手少阴之筋的最后写下一段简要的总结："经筋之病，寒则反折筋急，热则筋弛纵不收，阴痿不用，阳急则反折，阴急则俛不伸，焠刺者，刺寒急也，热则筋纵不收（《黄帝内经太素》无'不收'）"。

# 第四节　十二经筋的几个群落

## 一、集中于头部的经筋

"经筋篇"集中于头部的经筋主要涉及手足六阳。

1. 足太阳之筋"上头"，"结于舌本"，"结于鼻"，"为目上纲"，"下结于頄"，"上结于完骨"。其病证主要为"脊反折，项筋急，肩不举"，与上眼睑的开合有关。

2. 手太阳之筋"结于耳后完骨"，"入耳中"，"上属目外眦"，手太阳的病证为"耳中鸣，目瞑良久乃得视，颈筋急"；另有一支"结于角"，"属目外眦"。（缺病证。史本足少阳之筋"结于目眦"，"目眦"含"内眦"和"外眦"。所以手太阳的另一个"目外眦"是否为目的"外眦"还是"目内眦"，或是"目眦"之误，难以判定。无论如何，它应该与目肉有关。）

3. 足少阳之筋在"额角"、"巅上"、"頄"部，与手足太阳相结。足少阳之筋"结于目眦"（控制眼内外肌肉的活动），"为外维"；"维筋急，从左之右，右目不开（眼睑不开）"，"左络于右，故伤左角，右足不用，命曰维筋相交"。

4. 手少阳之筋合手太阳，"入系舌本"，"属目外眦"，"结于角"。所以手少阳和手太阳之筋一起在"目眦"和"角"与足少阳之筋相结。于是"舌本""耳""目"在手足太阳和手足少阳之筋的支配之下，也即在脑的支配之下。自然，它们的感觉也是通过这些经筋传递到脑的。

5. 足阳明之筋"合少阳"，"合于太阳"，"挟口"，"下结于鼻"，"为目下纲"。它的病证是"卒口僻""目不合""目不开""急引颊移口"。

6. 手阳明之筋"结于頄"。它在頄与足太阳、足少阳之筋相结，与足阳明之筋相合；其直者"上左角，络头，下右额"，参加维筋相交。

根据以上情况，可知全身和五官的感觉通过手足六阳经筋传递到脑，脑的左右两半支配上下眼睑、眼内外肌肉，以及颊、口、舌和下肢的活动。

## 二、集中于阴器的经筋

1. 足厥阴之筋结于阴器，络（或结络）诸筋。"诸筋"指足阳明、足太阴、足少阴之筋。足厥阴之筋和足少阴之筋都结于"内辅之下"，关系特别密切，与"肝肾同源"的说法一致。

2. 足厥阴之筋到达阴器后不再上行，但足少阴和足阳明之筋是上行到头的。由于足少阴之筋在枕骨与足太阳之筋相合，足少阴之筋和足太阳之筋都"结于踵"，可知阴器的感觉和活动既受脑、心的主导，也有自主活动成分。

3. 足太阴、足阳明之筋只是"聚于阴器"，不是"结于阴器"。它们保留了自己的独立性，对胸腹和内脏活动有重要影响。

4. 足厥阴之筋在阴器"结络诸筋"。虽然从局部看"诸筋"指足少阴、足太阴、足阳明三条经筋，但通过足少阴和足阳明之筋，足厥阴之筋实际上结络了全身所有的经筋。

阴器病证主要表现为："纽或㽃痛""不用""不起""阴缩入""纵挺不收"。

## 三、与呼吸有关的经筋

1. 足太阴之筋"结于肋（或胁）"，足阳明之筋"循胁"（足阳明在"缺盆"与手太阴之筋相结），足少阳之筋"上乘䏚季胁"，手太阴之筋"散贯贲，合贲下，抵季胁"。所以手足太阴、足阳明、足少阳之筋都与呼吸运动有关。

2. 从足太阴之筋"结于肋（或胁）"和足阳明之筋"循胁"看，足太阴和足阳明之筋与胸式呼吸有关。

3. 从手太阴之筋"散贯贲，抵季胁"和足少阳之筋"上乘䏚季胁"看，手太阴和足少阳之筋与腹式呼吸有关。

4. 足太阴之筋"其内者，著于脊"，手太阴之筋通过"缺盆"才能联系到足阳明，所以呼吸一般是自主进行的。由于与胸式呼吸有关的经筋中有足阳明之筋（足阳明使我们想到心），与腹式呼吸有关的经筋中有足少阳之筋（足少阳使我们想到半脑），这些可以解释心、脑在一定程度上能控制呼吸的活动。

### 四、与心和心包有关的经筋

1. 手少阴之筋

（1）手少阴之筋"结于锐骨"。

（2）"上结肘内廉"：手心主之筋"结于肘内廉"。心和心主是紧密相关的。

（3）"上入腋，交太阴"：手心主之筋"结腋下"，手太阳之筋"入结于腋下"，手太阴之筋"入腋下"，足太阳之筋"入腋下"。这些提示手少阴之筋与肺和脑存在某种联系。

（4）"挟乳裏"：足少阳之筋"繫于膺乳"，可见手少阴之筋与足少阳之筋之间存在某种关联，也即与半脑的关联。

（5）"结于胸中"：足太阴之筋"散于胸中"，"其内者，著于脊"。可知心的搏动有自主性。

（6）"循贲，下繫于脐"：按照古人的意见，脐是与肠相连的。

由于手少阴之筋只能间接地通过"胸中"与足太阴之筋联系，而足太阴之筋"其内者，著于脊"，所以心的活动具有很大的自主性。心可能通过"腋下"的手足太阳之筋与脑联系。心的搏动通过它们的联系可以感知，精神状态也可影响心的活动。手少阴之筋的"循贲，下繫于脐"表明它与腹内的胃肠相关。

2. 手心主之筋

（1）手心主之筋"结于肘内廉"：手少阴之筋"上结肘内

廉"。心主和心是紧密相关的。

（2）"结腋下"：手太阳之筋也"入结于腋下"，表明心主与脑有某种关联。此外，手少阴之筋"上入腋"，足太阳之筋"入腋下"。这些提示了心主与心、脑有某种关联。

（3）"下散前后挟胁"：手心主之筋在胁部与"循胁"的足阳明之筋有关，与足太阴之筋的"结于肋（或胁）"也有关。这些提示了心主与心、肺的相关。

（4）"散胸中，结于贲"：足太阴之筋同样"散于胸中"。所以手心主之筋与足太阴之筋直接相通。

（5）"结于贲"：表明手心主之筋与胸纵膈和横膈都有密切关联。

手心主之筋与胸纵膈内的心自然紧密相关；另一方面无论在胸式呼吸，还是在腹式呼吸，横膈都是起作用的。由于足太阴之筋"其内者，著于脊"，所以横膈的运动有自主性。

### 五、与腹内胃肠等脏器有关的经筋

足太阴之筋"其内者，著于脊"，不上行到脑，它"结于脐（肠），循腹裏"，与同名经筋手太阴之筋的"散贯贲，合贲下"相接。同时足阳明之筋"上腹而布"，在体腔内与足太阴之筋相遇。太阴、阳明相表里。所以腹腔内脏器的活动有自主性，它们的信息可以上传到脑。（注：足少阳之筋走行于体腔的侧部，可见体腔内的经筋联络十分复杂。）

### 本章小结：

从以上分析可知：

（1）"经筋篇"统一了与脑髓相连的筋和肝所主的筋。脑分左右两半，维筋相交。

（2）脑和髓有分工。目、口、舌和躯体、四肢的活动有随意性，心和胃肠等内脏的活动有自主性。

（3）头脑通过经筋接受全身表里内外的感觉。五官和体表的感觉是敏锐的，内脏的感觉是模糊的。

（4）呼吸运动是自主进行的，但不论胸式、腹式呼吸，在一定程度上都受心、脑的控制，是半随意的。

（5）心脏和胃肠等内脏的活动是不随意的，它们的感觉是模糊的。

（6）阴器的性活动受心和脑的支配，但有不随意的成分。


**后记**

"经筋篇"没有一句序言，没有一句多余的话。它开门见山就枯燥无味地列举十二条经筋在人体走行所过各个解剖细部的名称，把它们成串地分为"直者""支者""其支者"，也不提脑髓和藏府的名称，令人莫名其妙；而最后提出的治法又是简单到不能再简单的"燔针劫刺，以痛为输"，连穴位也不讲。难怪后世许多医家忽视了这篇著作，忽视了它的价值。岂不知在它干巴巴的面孔后面凝聚着、隐藏着绝顶聪明的、智慧的光芒。

"经筋篇"中的经筋走行有些像"十二经脉"中的经脉，它们是中国的写意画，不是解剖图。它每条经筋所表达的深层含义隐藏在索然无味、成串的解剖术语中，而经筋之间的极其复杂的关系则是通过"结""合""属""聚""挟""交""入""著"等字联络起来的。所以十二经筋在人体内外组成的网络比"十二经脉"更为细致、更为具体、更为贴切实际。在当时医学理论的基础上，它几乎解释了有关神经生理和神经病证的所有问题。

"经筋篇"以最少的字数、最简练的用词，勾勒了全身表里内外极其复杂的神经网。其整体设计的严谨、具体安排的细致，几乎达到了丝丝入扣的程度。我们以"舌"为例，再一次回忆这篇经文笔法的精炼吧。"舌"的感觉和运动都非常复杂，除了参加咀嚼，也与发音和语言有关。

乍看一开始的足太阳之筋的经文，有"结于舌本"一项。我们会以为与"舌"有关的只是这一条足太阳之筋。

此后在足少阴之筋中我们看到这条经筋"结于枕骨，与足太阳之筋合"。于是从字面上看，与"舌"有关的是足太阳和足少阴之筋两条了。但足少阴"并足太阴之筋，邪走内踝之下，结于踵，与太阳（《黄帝内经太素》'太阳'作'足太阴'）之筋合"（注：两个版本应该合而为一，因足太阳之筋和足太阴之筋都"结于踵"），所以与"舌"有关的经筋在足太阳、足少阴以外，又增加了第三条足太阴之筋的成分。

足太阳之筋"结于臀"，"上头"，"下结于頄"，足少阳之筋"结于尻"，"上额角、交巅上"，"上结于頄"。所以足太阳和足少阳之筋也是紧密结合者一起的。

我们再看手少阳之筋。它"合手太阳"，"入系舌本"，"结于角"，有"舌卷"证。所以手足太阳、手足少阳都与"舌"有关。

进食和语言需要"口"与"舌"在运动方面的配合。足阳明之筋"挟口"。既然"挟口"，为什么出现"卒口僻""引颊移口"的病证呢？这是因为手阳明之筋"上左角，络头，下右颔"。而手阳明之筋"挟脊""结于頄"，足阳明之筋"属脊""合于頄"，手足阳明是结合在一起的。

食物的香气通过"鼻"来感受。足太阳之筋"结于鼻"，足阳明之筋"下结于鼻"，

我们记得，在《素问》中与"舌"有关的是肾和足少阴

(《素问·奇病论》：胞络者，系于肾；少阴之脉，贯肾系舌本)，还有脾(《素问·金匮真言论》："中央黄色，入通于脾"，"故病在舌本")。在《灵枢·经脉》的"十二经脉"中，脾足太阴"连舌本"，肾足少阴"挟舌本"。此外，《灵枢·经脉》还指出："厥阴者，肝脉也。肝者，筋之合也。筋者，聚于阴器，而脉络于舌本也"。可见舌与肝、肾、脾都有关联。这些关联在"经筋篇"中得到了进一步的完善和提升。

"肝主筋"。但足厥阴之筋"结于阴器"，并不上头。可是它与足少阴之筋共同"结于内辅之下"和"阴器"部位，足厥阴之筋的信息可随足少阴之筋与头脑相连（足少阴内有足太阴、足太阳之筋）。此外，足厥阴也可通过"聚于阴器"的足阳明之筋（"合少阳""上合于太阳"）与头脑相连。于是"经筋篇"统一了与脑相连的筋和肝所主的筋，实现了"筋论"的飞跃。

我们还可以举出其他例子说明"经筋篇"网络联系得恰到好处，不过以上举例已经足够说明"经筋篇"设计的精妙。就"舌"的运动而言，它接受手足三阳和足三阴之筋的指挥，可以进行前后、左右、上下各个方向、各种角度的活动，"舌"的敏锐的各种味觉也得到了解释。因此"经筋篇"是《内经》理论的巅峰之作，它的水平远远超越了"十二经脉"。

"经筋篇"是我国春秋战国时代罕见的、浓缩到极致的一篇医学文献，它的精彩达到了无与伦比的程度。

"经筋篇"是虚拟的，也是真实的；因为这些虚拟来自符合客观实际的推导，而非凭空的揣测。至于虚拟和客观实际的差距，只不过是理论和学术水平解释的方法问题。中医古代医学的魅力也在于此。

我们有引以为荣的五千年灿烂文化，可惜其中唯独缺少了中医理论这一束鲜艳的花朵。一千多年来真正的中医理论被阴阳五行和无脑的藏府论湮没了。但真理是扼杀不了的，《内经》的原文还在。七百年前"十二经见证"的出现表明中医界不全是盲从王冰的，中医在医学理论上是清醒的。现在到了正本清源的时候了。"经筋篇"乃是我国古代中医理论的巅峰之作，我们今天发现了它，就应该把它高高举起，恢复它应有的地位。忽视《灵枢经》这篇有关神经论的经文是中医理论的巨大损失。

# 第十八章　《伤寒论》六经中的脑髓

忽视脑髓的存在，把《伤寒论》六经单纯作为"证候分类"方法的观点，由来已久。1959 年的《中医学概论》把《伤寒论》的六经放在第七章的证候分类中，作为一种辨证的方法，而没有把它看作一种以头脑为纲领的中医理论。成都中医学院 1964 年主编的《伤寒论讲义》中说："《素问·热论》中的六经，只是作为分证的纲领，未具体论述其辨证施治"，"《伤寒论》的六经，则就伤寒六经所系的脏腑经络的病理机制进行了辨证施治"。

以上论述提出了有内在联系的两个问题：

（1）《素问·热论》中的六经是否只是"分证的纲领"？

（2）《伤寒论》是否是"从《素问·热论》六经分证的基础上，进一步发展而来的证候分类方法"？

## 第一节　《素问·热论》

关于《素问·热论》我们在前面已经进行过讨论。它的六经是否"只是分证的纲领"，我们回忆一下原文就清楚了：

1. 《素问·热论》说："巨阳者，诸阳之属也。其脉连于风府"；"伤寒一日，巨阳受之，故头项痛，腰脊强"。这些经文表明巨阳与脑脊和筋有关。

2. 《素问·热论》对病情有治法。经文说："治之各通其藏脉，病日衰已矣。其未满三日者，可汗而已；其满三日者，可泄而已"。

3.《素问·评热病论》中说："巨阳主气，故先受邪；少阴与其为表里也，得热则上从之，从之则厥也。帝曰：治之奈何？对曰：表里刺之，饮之服汤"。

根据以上可知，《素问·热论》不仅是分证的纲领，它也是一篇论述病因、病位、病机、病证以及治法的完整的论文。以下我们着重讨论《伤寒论》是否也只是分证纲领的问题。

# 第二节　《伤寒论》

我们看到的《伤寒论》是由晋王叔和撰次，宋林亿校正，明赵开美校刻，沈琳同校的作品。它除了六经的辨病脉证并治，还包括了"霍乱"和"阴阳易差後劳复"的辨病脉证并治，共398 个论条（以下简称"条"）。我们去掉最后的两项辨病脉证并治，以便集中考虑《伤寒论》与六经和脑髓的关系。这样一来，《伤寒论》六经共381 条，占原文的96%（381/398）。

## 一、《伤寒论》中的脑髓

《伤寒论》中确实没有提到"脑"字，但是提到了"骨"和"髓"。它的第11 条中说："病人身大热，反欲得衣者，热在皮膚，寒在骨、髓也。身大寒，反不欲近衣者，寒在皮膚，热在骨、髓也"。这里的"骨、髓"显然不是指病人身上一般的骨头和骨头里的髓，而专指组成颅脊腔的骨和其中的髓（脑为髓之海）。第116 条中说："微数之脉，慎不可灸"，"火气虽微，内攻有力，焦骨伤筋"。这里的骨和筋显然不在施灸的表面部位，而指的是前面所说的骨和与髓相连的筋。第113 条中又说："被火必譫语"；所以《伤寒论》虽然没有写出"脑"字，实际上讲了许多脑髓和筋的病证。

## 二、《伤寒论》六经 381 条的分析

现将《伤寒论》六经 381 条分析的结果列下：

1. 三阳论条共 272，方剂 165。其中太阳论条共 178，方剂 120。

2. 三阴论条共 109，方剂 44。

经过计算，可知在《伤寒论》的六经中，

> 太阳证的论条约占 46%，方剂约占 58%；
>
> 阳明证的论条约占 22%，方剂约占 21%
>
> 少阳证的论约条占 3%，方剂占%（极少）
>
> 太阴证的论条约占 2%，方剂约占 1%
>
> 少阴证的论条约占 12%，方剂约占 11%
>
> 厥阴证的论条约占 15%，方剂约占 9%

由此可见，三阳、特别是太阳证，是《伤寒论》的重点。

## 三、《伤寒论》六经中的脑髓病证

### （一）太阳经的病证

按照"骨者，髓之府"，"脑为髓之海"的论点，结合太阳有"反折瘈疭"的病证，可知太阳证实际上是脑髓和筋的病证。由于脑、髓本为一体，肝的"春气在头"，肾"主身之骨髓"，所以太阳证和肾证有重叠。

1. 脑髓证、筋证

（注：由于"脉引冲头"，肝病的头证和太阳证是重叠的。）

"頭痛"（1、8、13、28、35、56、92、110、134、140、152）。

"頭眩"（67、82）：据《灵枢·大惑论》，"脑转则引目系急。目系急则目眩以转矣"；据"厥状六经"，"巨阳之厥，发为眴仆"。

"眩冒"（142、160）：据《素问·玉机真藏论》，"春脉者肝"，"忽忽眩冒而巅疾"。（五藏的肝相当于六经的太阳。）

"头项强痛"（1、142）：据《素问·奇病论》，"脑逆，故令头痛"；据《素问·杂病论》，"项痛不可以俛仰，刺足太阳；不可以顾，刺手太阳"。

"颈项强"（98、99）、"项亦强"（131）、"项背强几几"（14、31）、"背微恶寒"（169）：据"脉解六经"，太阳证有"强上引背"。

"其人发狂"（124）、"其人如狂"（106）：据"脉解六经"，太阳证有"狂癫疾"。

"惊"（119）、"惊狂"（112）：据《素问·金匮真言论》，"东方青色，入通于肝"，"其病发惊骇"。

"惊痫时瘛疭"（6）、"脚挛急"（29）：据"诊要六经"，太阳证有"反折瘛疭"。

"躁"（114）、"躁烦"（4、48、110、134）、"手足躁扰"（111）、"四肢微急，难以屈伸"（20）、"两胫拘急""脚挛急""其脚即伸"（29）、"两脚当伸""两胫挛""胫尚微拘急""胫伸"（30）、"筋惕肉瞤"（38）、"身瞤动"（82）、"膚瞤"：据《素问·刺热》，"肝热病者""手足躁，不得安卧"。

"身为振振摇"（67）、"振振欲擗地"（82）：据《汉语大字典》，"振"，动也，通震；"振振"，盛貌。又一本擗作僻，歪斜之意。

"痿"（160）：据《中国医学大辞典》，"痿"指手足痿软无力，百节缓纵而不收也。据《素问·生气通天论》："大筋緛短，小筋弛长，綯短为拘，弛长为痿"。

"多眠睡"（6）、"嗜卧"（37）：据《灵枢·海论》，"髓海不足""懈怠安卧"。

"语言难出"（6）、"谵语"（30、105、107、108、110、113、145）：据《素问·宣明五气》，"肝为语"。

"直视"（6）、"目瞑"（46）、"直视不能眴"（86）、冒"（93）、"如冒状"（174）：据《素问·三部九候论》，"足太阳气绝者，其足不可屈伸，死必戴眼"。

"两耳聋无闻"（75）：据"脉解六经"太阳证，"耳鸣""浮为聋"。

"衄"（46、47、55、56、111）：据"厥逆六经"，太阳厥逆有"善衄"。

"但头汗出"（111、147）、"头汗出"（148）、"但头微汗出"（136、147）：据《汉语大字典》，頭指头部有髪的部分。

2. 太阳病中的肾证

关于太阳与肾的相关，《内经》中有明确的记载。"逆调论"指出，"太阳气衰，肾脂枯不长"，可见太阳与肾有关。《素问·脉解》太阳证中说："此肾虚也，少阴不至者，厥也"。其实，《素问·阴阳应象大论》中就说过："肾生骨髓"。所以古代中医认为脊柱内的髓是肾所主的，而脊柱内的髓与头髓（脑）本为一体。无论从太阳脑与少阴肾相关的角度来看也好，还是从"肝肾同源"的角度来看也罢，脑髓与肾是密不可分的。

"厥"（29）、"厥逆"（30、38）：据《灵枢·本神》，"肾气虚则厥"。

"足心必热"（110）：据《素问·厥论》，"阴脉者，集于足下而聚于足心，故阳气胜则足下热也"。

"足下恶风"（110）：见上。

"脐下悸者,欲作奔豚"(65)、"必发奔豚。气从少腹上冲心"(117):据《灵枢·邪气藏府病形》,"肾脉微急为沉厥、奔豚"。

3. 太阳病中的膀胱证与小便异常

"热结膀胱。"(106):据《灵枢·本输》,"委阳者,是太阳络也","并太阳之正,入络膀胱";据《灵枢·邪气藏府病形》,"膀胱病者","取委中央",据《灵枢·本输》:"肾合膀胱";据《素问·宣明五气》,"膀胱不利为癃,不约为遗溺"。

"小便不利"(6、28、40、59、71、96、107、125、126、147、156、175)、"失溲"(6、110)、"小便难"(20、98、111)、"欲小便不得"(110)、"小便数"(29)、"小便清"(56)、"小便自利"(124、174)、"小便利"(127):据《素问·玉机真藏论》,肾病,"少腹满,小便变"。

4. 太阳阳明并病

"二阳并病","当汗不汗,其人躁烦"(48):"躁烦"为肝病或太阳病的表现。

5. 太阳与少阳并病

"头项强痛,或眩冒"(142)。

"颈项强而眩"(171)。

(注:太阳与腰和阴器。)

"辨太阳病脉证并治"中有一条涉及"腰",有两条涉及"阴器"。讨论如下:

(1)第35条的太阳病中出现"腰痛"。原文为"太阳病头痛发热,身疼腰痛,骨节疼痛,恶风无汗而喘"。《素问·热论》的太阳已经提到过腰证,原文为"头项痛,腰脊强"或"头项腰脊皆痛"(《黄帝内经太素》)。

"疟论"中说过:"巨阳虚则腰背头项痛"。在古代,腰痛与肝有关，也与肾有关。两种解释都说得通。

（2）第88条提到"阴痛"。原文为"汗家，重发汗，必恍惚心乱，小便已阴疼"。按《内经》中阴器与厥阴和肝有关；据"厥状六经"，厥阴之厥有"阴缩肿"；据《灵枢》"五藏之病变"，肝脉微大有"阴缩"。而肾也与阴器有关，《素问·至真要大论》"太阴司天"中说"阴器不用"，"病本于肾"。两种解释都通，"肝肾同源"。

（3）第167条提到"阴筋"。其原文为"病胁下素有痞，连在脐旁，痛引少腹，入阴筋者，刺名藏结"。这里很像是厥阴肝的病证。

总之，明白了肝、肾与脑髓（太阳）的关系，这些问题都能顺利地解释清楚。

根据以上情况，可知太阳证证即脑证、髓证，筋证，影响广泛。

（二）阳明经的脑髓证和筋证

（1）头脑证："頭痛"（197）、"頭眩"（195、198）、"讝语"（210、211、212、213、214、215、216、218、219、220、221）、"奄然发狂"（192）、"郑声"（210）、"独语如见鬼状"（212）、"不识人"（212）、"语言必乱"（217）、"喜忘"（237）、"嗜卧"（231）、"但头汗出"（236）。

（2）目证："直视"（210）、"目中必了了，睛不和"（252）。

（3）筋证："躁"（221）。

（4）口证："口不仁"（219）：据"诊要六经"，阳明终者有"口目动作""不仁"。

（5）肾证："手足逆冷"（219）、"手足厥"（197）：据《素问·厥论》，"阳气衰于下，则为寒厥"。

（6）膀胱证："遗尿"（219）：见于三阳合病，神志不清之时。

（三）少阳经的脑髓证和筋证

在"十二经脉"中，少阳的地位不亚于太阳。但在《伤寒论》中，它代表的是半表半里，有关它的论述只有十条，方剂一条。尽管如此，少阳与脑的关联仍然引人注目。除了前面在"太阳与少阳并病"中提到的病证以外，这里再把"辨少阳病脉证并治"中的有关少阳证引证如下：

"少阳之为病。口苦咽干目眩"（263）：

"口苦"：与"热论六经"的"少阳主胆（或主骨）"有关。《素问·六节藏象论》："凡十一藏，取决于胆也。"

"咽干"：据《中国医学大辞典》，咽为食管上端通胃之道。据《素问·奇病论》："肝者，中之将也；取决于胆，咽为之使"。可见咽是表里交通的枢纽部位。

"目眩"：与脑有关。据《灵枢·论疾诊尺》："诊目痛"，"从外走内者，少阳病"。所以少阳也与目有关。

"辨少阳病脉证并治"中的有关脑证如下：

（1）脑证："頭痛"（265）、"讝语"（265、267）、"但欲眠睡"（268）。

（2）耳证："两耳无所闻"（264）。

（3）目证："目眩"（263）、"目赤"（264）。

（四）太阴经的脑髓证和筋证

太阴经的脑髓证和筋证不明显。不过其中有"太阴中风，四肢烦痛"（274），"手足自温者，系在太阴"（278）"暴烦"

（278）。所以《伤寒论》的太阴并未脱离太阳或脑。

（五）少阴经的脑髓证和筋证

在古老的六经理论中，少阴病证的演变最为复杂；除了与肾相关，它与胃肠和其他内脏的关系也很密切。《伤寒论》的少阴证继承了这一传统。例如第318条中说："少阴病，四逆，其人或咳，或悸，或小便不利，或腹中痛，或泄利下重"。我们在这里主要关心的是少阴与脑（或三阳）的相关。少阴证中除了太阳证，也频频出现少阳的筋证和咽证，如"咽痛"（283、310、311、317）、"咽中痛"（313）、"咽中伤生疮"（312）、"咽干"（320）（少阳的半表半里为病情的变化提高了契机），以及阳明的胃肠证等。可见仲景先生没有拘泥于"热论六经"的"少阴脉贯肾，络于肺，系舌本。故口燥舌干而渴"。

根据经文，可知少阴经中的脑髓证和筋证，以及与肾、心、膀胱证的表现如下：

（1）脑证："頭眩，时时自冒"（297）"但欲寐"（281、282）、"但欲卧"（300），"譫语"（284）。据《康熙字典》，冒可解为蔽也，所以覆其首，若目无所见。"脉解六经"少阴证有"晛晛无所见"。

（2）筋证："躁"（298）、"躁烦"（296）、"蹉"（288）、"身蹉"（295）。

（3）太阳证："背恶寒"（304）。

（4）阳虚或肾证："厥"（294、315、317）、"手足逆冷"（295、324）、"四逆"（296、317、318）。

（5）膀胱证："热在膀胱"（293）。

（6）心证："必便血"（293）。

（六）厥阴经的病证

《伤寒论》的厥阴在总共五十六条论述中只有开头四条中提到"厥阴"和"厥阴病"。南京中医学院编著的《伤寒论教学参考资料》引证了王肯堂《伤寒准绳》中的说法："厥阴为三阴之尾，凡太阴、少阴之病，皆系厥阴传极，故诸阴证不称名者，皆入其篇"。成都中医学院主编的《伤寒论讲义》中说："厥阴病概属寒热胜复，阴阳错杂之证"。

从本经提到"厥阴"和"厥阴病"的四个论条中我们看不出它们的病证与脑髓有直接关联（"厥阴之为病，消渴，气上撞心，心中疼热，饥而不欲食，食则吐蚘，下之利不止"；"厥阴中风，脉微浮为欲愈，不复为未愈"；"厥阴病，欲解时，从丑至卯上"；"厥阴病，渴欲饮水者，少少与之愈"）。

厥阴经的病证绝大多数论条的病证表现为：

（1）阳气衰微或肾的厥证，如"厥""厥逆""厥冷""厥寒""手足逆冷""手足厥冷""手足厥逆""手足厥寒""指頭寒"。

（2）阳气运行障碍："四肢痛"。

（3）阳气上越："戴阳"。

（4）脑证："讝语"。

（5）筋证："躁不得卧""躁无暂安时"。

根据以上可知，厥阴虽然是伤寒病的末期，但仍可以表现有明确的、与阳气和脑筋有关的病证。

**结语：**

1. 《素问·热论》和《伤寒论》反映的都是以头脑为纲的医学理论，它们不是简单的六经辨证方法的介绍。它们记载了不同寒邪入脑引起的各种病证和病情演变的特点。《伤寒论》的脑证更为突出，病情的变化更为诡异难测。它们都介绍了治疗的方法。把它们只看作一种辨证方法是不公平的。

2. 《伤寒论》彰显了以头脑为纲的六经理论。太阳、阳明、少阳的病证充分表现了脑髓和筋对全身的影响，太阴、少阴、厥阴也与头脑保持着紧密程度不等的相关。

3. 《伤寒论》不仅创立了随证施治的典范，更是继"十二经脉""经筋篇"之后，对六经理论的大发展。仲景先生在救治险恶猖獗的伤寒病的同时，揭示了这种理论的强大生命力。

4. 《伤寒论》诞生于特定疾病流行的时期，其中的随证施治具有当时特殊的针对性。

5. 后世医家只讲六经辨证而不提脑髓的存在，看来与"脑髓为奇恒之府"的影响有关。

（注：六经理论各经与五藏六府的关系不够清晰，特别是少阴与藏府的关系很是复杂，在辨证时难以掌握。这可能是六经辩证不如五藏六府辩证更为实用的一个重要原因。）

# 第十九章　针灸理论的演变

　　人们公认晋朝皇甫谧所著《针灸甲乙经》（公元 282 年）奠定了针灸学的基础。1955 年商务印书馆在《针灸甲乙经》的"出版说明"中写道："由晋到唐宋时代的针灸学，基本上并没有出过《针灸甲乙经》的范围"，"这部针灸学的专著""同时对国外，如日本、朝鲜、法国关于针灸学的研究，也有很大的影响"。

　　《针灸甲乙经》简称《甲乙经》，共十二卷，实际上是一部医书。它开头用两卷的篇幅作为总论，介绍了《内经》中有关解剖、生理方面的基本知识，特别是有关经络走行、气血津液等等。在卷二的最后提出了六经理论的《灵枢·根结》，以及"十二经脉"和经筋篇。从卷三起才开始介绍有关针灸学专门内容。

　　关于《针灸甲乙经》的针灸理论体系，我在《中医针灸理论刍议》中已经进行过讨论，不必赘述。古代的针灸从刺脉演变为刺穴，其疗效有了显著的变化和提升，因此在理论上就要求有所变化。在这样的形势下，由于唐朝王冰的《素问》（公元 762 年）的误导，针灸的"经络"失去了脑髓的主宰（注：任脉和督脉不是本书讨论的重点）。宋朝的王惟一在《铜人腧穴针灸图经》（公元 1026 年），元朝的滑寿在《十四经发挥》（公元 1341 年）中把"十二经脉"的经脉走行改换为穴位连线。由于"十二经脉"的基础是太阴论，以足太阳为纲的条文排在第七位，"头脑"又写在"膀胱"之后；于是把"十二经脉"改变为穴位连线后，"脑"受前面"膀胱"的覆盖，其地位明显下降。

明朝张景岳在《类经图翼》中努力为《十四经发挥》的理论进行辩护。他改变了营气和卫气的运行规律，切断背部足太阳经穴与头部经穴的联系。现简单介绍如下：

（1）把营气理论提升，置于卫气理论之前。

在《针灸甲乙经》卷一、卷二的总论中，卫气的介绍在前，营气的介绍在后。在《类经图翼》的"宗营卫三气解"中，这个次序颠倒过来，营气在前，卫气在后。这一做法降低了卫气的地位。请看《类经图翼》"经络周流解"中的下列文字：

"人身正脉，十有二经，每于平旦寅时，营气始于中焦，上注手太阴肺经，自胸中而出于中府"。这种说法把肺手太阴之脉直接和《铜人腧穴针灸图经》《十四经发挥》中手太阴肺经的穴位连线重合在一起了。在"十二经脉"中，肺手太阴之脉确实起于中焦。不过令人奇怪的是，为何"每于平旦寅时"营气才开始启动。看来这一写法在模仿《灵枢·卫气行》中卫气的"平旦阴尽"。

平旦寅时即凌晨3点至5点。这个时段本来是属阳的卫气在脑启动的时机，张景岳却把它给了属阴的营气。古人很可能在平旦的寅时进食（谷入于胃，生发营气），然后下地劳动。但营气的特点是"常营无已，终而复始"、"阴阳相贯，如环无端"的。众所周知，即便数日不食，营气照样运转，人也不会立即死亡。这里显然混淆了卫气和营气的性质。但张景岳在"宗营卫三气解"中仍然坚持说："营气者，阴气也"，"营气出于中焦，并胃中出上焦之后，上注于肺"。

张景岳在降低了卫气的地位以后，又对卫气理论进行了修正。由于《内经》中有"气之与血，异名同类"的说法，所以他的以上修正仍在合理的范围之内。然而下面的两个修正就涉及原则问题了。

（2）对卫气理论的修正

《灵枢·卫气行》中说："平旦阴尽，阳气出于目，目张则气上行于头，循项下足太阳，循背下至小指之端"。此后阳气又从头部开始，循另一条阳经下行至肢体末端，如此反复六次；而且在白天每逢卫气到达足部时，都"入足心，出内踝，下行阴分，复合于目"；到了夜间，卫气潜入五藏。

关于目和脑在解剖上和病证上的联系，《内经》中讲得很清楚；脑为阳的问题也毋庸置疑。《素问·风论》中说："卫气有所凝而不行，故其肉有不仁也"；《灵枢·刺节真邪》中也说："卫气不行，则为不仁"。可见卫气与人的感觉和知觉有关。因此卫气的"昼日行于阳二十五周，夜行于阴二十五周，周于五藏"，说的是人的感觉和知觉白天在阳，夜晚在阴。平旦阴尽时，脑中之阳随宇宙之阳而兴起，睁开眼睛后，脑中的阳气就通过眼、耳等器官使全身的感觉和知觉恢复；夜晚闭目入睡后，感觉和知觉潜藏于内脏。这些就是上述经文的本义。

在《类经图翼》的"宗营卫三气解"中，张景岳在指出"卫气者，阳气也"之后，接着写道："每日平旦阴尽，阳气出于目之睛明穴，上行于头，昼自足太阳始，行于六阳经以下阴分。夜自足少阴始，行于六阴经，复注于肾，昼夜各二十五周，不随宗气而自行于皮肤分肉之间"。

在这里张景岳对卫气的走行路线做了重大的修改。他改变了《灵枢·卫气行》"夜行于阴二十五周，周于五藏"的内容，把"常从足少阴注于肾，肾注于心，心注于肺，肺注于肝，肝注于脾，复注于肾为周"改为"行于阴六经，复注于肾，昼夜各二十五周"。此外，他又在"目"后加了"之睛明穴"四个字。

据《针灸学简编》（1976 年），睛明穴在目内眦头外一分宛宛中，是《十四经发挥》中足太阳膀胱经的起点；而医家通常认为目内眥即内眼角。关于"眥"的问题我们已经讨论过了。在《内经》中所有的经脉都与目相连，唯独在"十二经脉"中经脉与眼角相连。这是由于针灸不能在眼球上施行的缘故，只好在眼球的周边进行。于是经脉的走行绕开了目。

这样一来，卫气不是从脑到目，而是直接从睛明穴出发，再上头顺路穿过脑，继续前行。这就好比把原来公交车的司机变成了中途上车的过客，司机丧失了主导权。这一改动也使卫气只能在身体外周的六阳、六阴循行。原来在夜间潜入五藏的卫气，现在也只能与肾相关。这一改动的结果必然是在贬低脑的同时抬高了肾的地位，强调了肾的作用。

（3）使背部足太阳的穴位远离头部

这一修正详见《类经图翼》三卷的"诸部经穴次序"。

从《针灸甲乙经》卷三全身穴位的介绍可知，首先介绍的是头部督脉和足太阳经的穴位，紧接下来介绍的是背部督脉和大批的足太阳穴位。这种安排体现了督脉和太阳经的连续性和完整性，也即脑脊的连贯性和主导性。换句话说，皇甫谧是在介绍完整个督脉和太阳经以后才转入阳明和少阳穴位的介绍的。对于手足十二经的穴位，皇甫谧是放在全身躯干穴位的最后才介绍的。足见《针灸甲乙经》对六经理论的尊重。

《类经图翼》对全身穴位介绍的安排乍看与《针灸甲乙经》相同。但仔细看来，这里却隐藏着重大的改变。张景岳切断了足太阳经，他保留了督脉和太阳经在头部的穴位，督脉直下后背。但他却使背部大批的足太阳穴位与头部脱节，置于头颈躯干穴位的最后，也即腹部穴位之后。换句话说，在《类经图翼》中，与头脑有关的足太阳经被切断了，并且远离了头部。

张景岳对六经理论的态度从《类经》中对六经的安排也可

以看得出来。《类经》的"经络类"只收录了经文残缺不全的《素问·阴阳离合论》和语焉不详的"根结六经"。至于《内经》中记载的其他六经则分配到"疾病类"中去了。结果给人的印象是六经理论已经陈旧过时，不足为训。

清朝的注家紧随张景岳《类经》的藏象论和《类经图翼》的论点，随文衍义，并无新的见解。《古今图书集成·医部全录·医经注释》中对膀胱足太阳之脉甚至出现了这样的注释："太阳之气，生于膀胱水中，而为诸阳主气"；"太阳为诸阳主气，生于膀胱水中"，"太阳之气生于膀胱"，"升于头顶"。这些注释令人莫名其妙、啼笑皆非。

为了考察针灸理论从《针灸甲乙经》改变为《十四经发挥》以后对临床取穴有什么影响，笔者根据《针灸甲乙经》《千金方》《外台秘要》《铜人腧穴针灸图经》《针灸资生经》《针灸聚英》《类经图翼》《针灸集成》和现代某中医学院所编的《针灸学》中的记载，考察了咳证、腰痛证、心痛证、耳证历代取穴的变化。所以选择这四个病证，是因为它们在历史的长河中有连续的记载。其他一些病证，有的记载在历代著作中有时中断、不全，有的如目证，它一开始涉及的经脉穴位就很多，不易看出历代的变化，因此没有选用。由于《十四经发挥》未涉及穴位的主治，所以采用《针灸聚英》（1529 年）中的记载作为代表。此书完全接受了《十四经发挥》的理论体系。

笔者发现，在《十四经发挥》问世后，这四个病症的取穴没有发生重大的、革命性的改变，也即在理论上针灸一直没有离开《针灸甲乙经》的传统。详见本书最后的附录四。不过这个论点纯粹是依靠书本记载得出来的，仅供参考。

中医的针灸理论除了"十二经脉"，还有奇经八脉等等。明朝杨继洲在所著《针灸大成》中收集了明代以前以及当时的针灸经验，内容极为丰富，有待大力开发，加以研究。1958 年以来，针灸得到了大发展。除了经外奇穴的大量发现，头针、耳针以及拔火罐等民间疗法也进入了研究对象的行列。其中耳针的以痛为输让我们想起了经筋理论。

现在针灸疗法已经推广到全世界，它容易掌握，效果良好。针药并用是中医的优良传统，笔者建议国内每一位医务工作者，不论中医还是现代医，都应学会针灸，了解穴位的特异功效，以在临床上尽快解除病人的痛苦，造福人民。

# 第二十章 《丹溪心法》中的"十二经见证"

笔者在拙著《中医针灸理论刍议》中曾担心"十二经脉"的命运，因为后世针灸家已经把它的原文改造、删减得面目全非了。拙著交稿后在《本草纲目》中找到李时珍先生所写"发明"中的有关论述和"脑为元神之府"，于是赶忙写了"补遗"，以为"十二经脉"之谜已由李时珍破解。

此后笔者查阅所藏中医书籍，在金元四大家朱震亨的《丹溪心法》中发现了"十二经见证"，精神为之一振。据《汉语大字典》，"见"可解为现在，或现有的。所以"十二经见证"即七百年前"现代版"的"十二经病证"。

## 第一节 "十二经见证"

"十二经见证"先介绍六条阳经（足三阳、手三阳），后介绍六条阴经（足三阴、手三阴）；而且手足三阳都以太阳为首，手足三阴都以太阴为首。这种六阳在前、六阴在后的排列意义重大。这样的排列也许是受到了以足少阳为首的十二经的启发，不过后者的足经直通手经，足手成对，不似"十二经见证"的"足三阳、手三阳、足三阴、手三阴"。看来"十二经见证"的六阳六阴是以太阳或巨阳为首的六经理论的展开和放大。

这样的排列突破了"十二经脉"太阴论的、阴阳交替的格局，同时也扩展了《伤寒论》脑为阳的六经理论的空间。于是六阳为脑髓，六阴为五藏，都留出了较为宽松的余地。这篇

"现代版"的"十二经见证"使古老的中医理论鲜活起来，它用《内经》原文证实了《素问》以心为君主之官的藏府论是错误的。它旗帜鲜明地把足太阳、足三阳列在首位，昭示了中国医学理论的真相，弥足珍贵。《丹溪心法》的编者把它放在该书的开篇处，引领《内经》的五项治病要领，绝非偶然。

不过笔者振奋的情绪很快就消失了。在细看了"十二经见证"的内容以后，笔者发现它缺失了"手少阳三焦经见证"的标题（其内容写在手阳明大肠经见证项下），所谓"十二经见证"实际上只有十一经见证。再看最后一条经的名称为"手厥阴别脉经见证心主"，似乎它有别于"手厥阴心主经见证"，不像一条正式的经脉，于是对"十二经见证"的提法产生了更大的怀疑。

"十二经见证"的足太阳膀胱经见证中出现了"便脓血"，足少阴肾经见证中出现了"四肢不收、四肢不举"；又如足太阳膀胱经见证中出现了"下肿"，足太阴脾经见证中出现了"有动痛""水下后"等。它们或者是位置放错，或者是有文字的缺失，语焉不详。

"十二经见证"后面的"手足阴阳经合生见证"情况类似。例如其中的"目瞳人痛。足厥阴"一项。且不说"目瞳人痛"症状本身的可疑，单独一条足厥阴怎能称"合生见证"？又如"肠满胀。足阳明、太阴"，"肠"显然为"腹"之误。再看"身体重。手太阴、少阴"，这里的"手"显然为"足"之误。

"十二经见证"位于《丹溪心法》开篇的首页。它后面紧接着就是五篇《内经》的治病要领："不治已病治未病"，"亢则害承乃治"，"审察病机无失气宜"，"能合色脉可以万全"和"治病必求于本"。此后才是《丹溪心法》本文的卷一。从它出现的位置看，"十二经见证"应该是一篇极为重要的文献。然而它前面竟无序言加以说明，令人诧异。

在丁福保、周云青编《四部总录医药编》（商务印书馆，1955 年）有关《丹溪心法》的介绍中，没有提到"十二经见证"。笔者在网上查阅了中医著作中引证的"十二经见证"，结果发现它们全都是《丹溪心法》"十二经见证"的翻版，其中的错讹甚至有增加的趋势。

据考证，《丹溪心法》不是朱震亨本人所撰，而是由他的弟子根据师父的学术经验和平日所述纂辑而成。对于为何把"十二经见证"放在如此突出的位置，它的作者是谁，我们已经无从考察了。

《丹溪心法》（上海科技出版社，1959 年）的"内容提要"中说："《丹溪心法》凡经三次编订，以最后一次程充纂修的较完善，即是本书，共五卷"。据考证，程充为《丹溪心法》写了序。序文撰写于明朝成化十七年，即公元 1481 年。所以我们看到的《丹溪心法》是原著写成一百三十四年后明朝的版本。

令人奇怪的是经过了一百三十多年、反复认真校订过的《丹溪心法》，却在开篇的"十二经见证"和"手足阴阳经合生见证"中出现大量的差错，而其后的五条《内经》治病要领像《丹溪心法》本书的五卷一样，文字的表达准确顺畅，没有错讹之处。为什么这样重要的"十二经见证"单独失于校勘？令人奇怪。

金元时期（1115～1368）中医得到了蓬勃发展的机遇，无论在医药的学术理论上还是在临床实践上，都取得了辉煌的成果。在这一时期，金朝的张洁古著《珍珠囊》，创药物归经的学说。元朝的滑寿著《十四经发挥》（公元 1341 年），提出了针灸的新理论。金元四大家的刘完素创"寒凉派"，张从正创"攻下派"，李东垣创"补土派"，朱丹溪创"养阴派"。《丹溪心法》

问世在公元 1347 年，仅晚于《十四经发挥》六年。在这样的形势下出现"十二经见证"不会是偶然的。

乍看"十二经见证"，我们会以为它是有关针灸的散在资料，但细看后才发现它是一篇《内经》理论的大总结，是中医理论的巅峰之作，具有里程碑式的重大意义。

现存版本的"十二经见证"错讹较多，若想恢复它的原貌一时无从下手。好在它后面附有"手足阴阳经合生见证"，其内容简单明确，所以我们首先对它进行试探性的考察。

## 第二节 "十二经见证"错讹情况的考察

### 一、"手足阴阳经合生见证"的考证

"手足阴阳经合生见证"（此后简称"合生见证"）是附在"十二经见证"后面的病证索引。它列出了三十三项病证，例如"头项痛。足太阳、手少阴"；"咽肿。足少阴、厥阴"；"肘挛急。手厥阴、太阴"；等等。

笔者考证、核对后，把"合生见证"的病证分为三类：第一类为病证提及的相关经脉与"十二经脉"中的相应记载一致者；第二类为结合《内经》中的记载有据可查者；第三类为存在错讹或疑问需要更正或删除者。举证如下：

（一）与"十二经脉"中相应经脉病证记载一致者：

"黄疸。足太阴、少阴"：脾足太阴和肾足少阴有"黄疸"。

"目黄。手阳明、少阴、太阳、厥阴、足太阳"：大肠手阳明、心手少阴、小肠手太阳、心主手厥阴、膀胱足太阳有"目黄"。

"喉痹。手足阳明、手少阳"：大肠手阳明、胃足阳明、三

焦手少阳有"喉痹"。

"面尘。足厥阴、少阳":肝足厥阴有"面尘",胆足少阳有"面微有尘"。

"心痛。手少阴、厥阴、足少阴":心手少阴、心主手厥阴、肾足少阴有"心痛"。

"腋肿。手厥阴、足少阳":心主手厥阴有"腋肿",胆足少阳有"腋下肿"。

"胁痛。手少阴、足少阳":心手少阴有"胁痛",胆足少阳有"心胁痛不能转侧"。

"臂外痛。手太阳、少阳":小肠手太阳有"肘臂外后廉痛",三焦手少阳有"肘臂外皆痛"。

"凄然振寒。足阳明、少阳":胃足阳明有"洒洒振寒",胆足少阳有"凄然振寒"。据《汉语大字典》,洒,寒貌;凄,寒冷之意。

(二)"十二经脉"和《内经》中的记载有据可查者:

(1)"膈咽不通,不食。足阳明、太阴":据《素问·至真要大论》"厥阴司天""风淫所胜""病本于脾",其病证有"鬲咽不通,饮食不下"。《灵枢·邪气藏府病形》中说:"胃病者","膈咽不通,食饮不下"。《素问·太阴阳明论》说:"太阴、阳明为表里,脾胃脉也"。

(2)"善呕苦汁。足少阳、足阳明逆":《灵枢·邪气藏府病形》中说:"胆病者,善太息,口苦,呕宿汁"。又《灵枢·四时气》中说:"邪在胆,逆在胃。胆液泄则口苦,胃气逆则呕苦"。"足阳明逆"的"逆"字可删去。

(3)"目䀮䀮无所见。足少阴、厥阴":肾足少阴有此证。肝足厥阴虽无此证,但它"连目系",又《素问·藏气法时论》的"肝病者"有此证;肝与厥阴在"厥逆六经"的厥阴证中是重合的。

（4）"如人将捕。足少阴、厥阴"：肾足少阴有此证。肝足厥阴虽无此证，但《素问·藏气法时论》的"肝病者"有此证。

（5）"耳聋。手太阳、阳明、少阳、太阴、足少阳"："十二经脉"中仅小肠手太阳和三焦手少阳有"耳聋"。手太阴、手阳明与耳的相关见《素问·缪刺论》："手足少阴、太阴、足阳明之络"，"皆会于耳中"；足少阳与耳的相关见《灵枢·杂病》："聋而不痛，取足少阳"。

（6）"鼻鼽衄。手足阳明、太阳"："十二经脉"中手足阳明有"鼽衄"，足太阳有"鼽衄"，但手太阳只"抵鼻"，未提"鼽衄"。不过据《灵枢·杂病》，"衄而不止，衃血流，取足太阳；衃血，取手太阳"，所以作者加手太阳是合理的。

（7）"咽肿。足少阴、厥阴"：据《说文解字》，咽，嗌也；嗌，咽也。"十二经脉"中肾足少阴有"咽肿"；三焦手少阳有"嗌肿"；而肝足厥阴只有"嗌干"，无"咽肿"。但考虑到肝足厥阴"循喉咙之后，上入颃颡"，有可能出现此证。因此治咽肿者应加手少阳，为"足少阴、厥阴，手少阳"。

（8）"嗌干。手太阴、足少阴、厥阴、手少阴、太阳"：肾足少阴、肝足厥阴、心手少阴有"嗌干"。但肺手太阴无嗌证。小肠手太阳有的是"嗌痛"，不是"嗌肿"。所以此条目中的手太阴、手太阳可疑。肺手太阴的走行不过嗌，但有"烦心"和"掌中热"的心证。小肠手太阳的走行"络心、循咽"，有"嗌痛"，所以也有发生"嗌干"的可能性。

（9）"面赤。手少阴、厥阴、手足阳明"："十二经脉"中仅心主手厥阴心包有"面赤"。心手少阴此证来自《素问·至真要大论》"太阳司天""病本于心"病证中的"面赤"。据《素问·热论》，阳明主身热。所以手足阳明出现"面赤"是可以理解的。

（10）"胸满。手太阴、足厥阴、手厥阴"：肺手太阴和肝足厥阴都有"胸满"。心主手厥阴为"胸胁支满"，含"胸满"，所以可以列入此项。

（11）"喘。手阳明。足少阴、手太阴"：肺手太阴和肾足少阴中有"喘"。手阳明与此证有关的记载见《素问·缪刺论》："邪客于手阳明之络，令人气满，胸中喘息"。可以列入此项。

（12）"痔。足太阳、手足太阴热"：痔发生在大肠末端，与膀胱足太阳和督脉有关。据《素问·生气通天论》，"因而饱食，筋脉横解，肠澼为痔"。这里取足太阳、足太阴合理，取手太阴可能是因为肺与大肠相表里。

（三）有错讹或措辞不当需要纠正者：

（1）"目瞳人痛。足厥阴"：《内经》中无"目瞳人"或"目瞳人痛"证的记载。《灵枢·大惑论》中说："骨之精为瞳子，筋之精为黑眼"。似乎这个合证的原文为"足少阴、厥阴"。但这个瞳仁小孔怎样呈现疼痛却让人难以理解。

据三卷本《汉语大字典》引《玉篇·目部》："瞳，目珠子也"。所以"目瞳人"虽然通常指瞳孔，但也可以指眼球。看来把"目瞳人痛"解为"目痛"比较合理。

据《灵枢·论疾诊尺》："诊目痛，赤脉从上下者，太阳病；从下上者，阳明病；从外走内者，少阳病"。所以按照六经理论，与"目痛"有关的应该是手足太阳、阳明、少阳。但《灵枢·大惑论》中说："五藏六府之精气皆上注于目而为之精"；《灵枢·邪气藏府病形》中也说："十二经脉，三百六十五络，其血气皆上于面而走空窍"。所以手足十二经都与目相关。这样一来，这一条合证的实用意义就不大了。可是考虑到"经筋篇"

的病证以疼痛和肌肉运动的异常为特点，而动为阳，静为阴，可知阴筋对运动所起的作用多半不是直接的。因此这里取《灵枢·论疾诊尺》的写法，即"目（瞳人）痛。手足太阳、阳明、少阳"。

（2）"肠满胀。足阳明、太阴"：《内经》中无"肠满胀"，只有腹满、腹胀、腹满胀；《灵枢·胀论》提到小肠有"少腹䐜胀"。从所取足阳明、太阴看，"肠"应为"腹"之误，因为胃足阳明和脾足太阴都有"腹胀"。虽说"肠满胀"的提法在道理上没有错，然而笔者认为不如改为"腹（满）胀"较好。

（3）"头项痛。足太阳、手少阴"：据《灵枢·厥病》，在取天柱后取足太阳可治"厥头痛、项先痛"等，但心手少阴无治头项痛的记载。这篇经文还提到，"厥头痛，贞贞头重而痛，写头上五行行五，先取手少阴，后取足少阴"。所以这里的病证和所取经脉应为"头痛。足太阳、手足少阴。"

（4）"哕。手少阳、足太阴"：据《中国医学大辞典》，哕即呃逆，喉胸间呃呃作声而无物也。《素问·宣明五气》中说："胃为气逆，为哕"。这里治哕取足太阴是正确的，但取手少阳可疑。据《灵枢·口问》："寒气与新谷气俱还入于胃，新故相乱，真邪相攻，气并相逆，复出于胃，故为哕"。因此这条原文应为"哕。足阳明、太阴"。

（5）"少气。咳嗽。喘渴上气。手太阴、足少阴"："喘渴上气"的'渴'显然为'咳'之误。取手太阴、足少阴是正确的。

（6）"胸支满。手厥阴、少阴"："胸支满"的提法显然不妥，看来是"胸胁支满"或"胁支满"之误。心主手厥阴有"胸胁支满"。又，"胁支满"见于《素问·藏气法时论》的"心病者"，可取手少阴。所以此项病证应该为"胸胁支满"或"胁支满"。后者在"合生见证"中有立项。

（7）"胸中痛。手少阴、足少阳"：心手少阴和肾足少阴中都没有"胸中痛"证。但据《素问·藏气法时论》，"心病者"和"肾病者"都有"胸中痛"。所以可取手少阴和足少阴。这里的"足少阳"应为"足少阴"之误。

（8）"肘挛急。手厥阴、太阴"：心主手厥阴有"肘挛急"证，但手太阴无此证。《灵枢·经脉》中提到："手少阳之别，名曰外关，去腕二寸，外绕臂，注胸中，合心主，实则肘挛"。所以手太阴可能为手少阳之误。又据《素问·至真要大论》，"病本于心"中有"肘挛"证。如此则手太阴也可能为手少阴之误。因此对肘挛急应取手厥阴、少阴、少阳。

（9）"掌中热。手太阳、阳明、厥阴"：心手少阴有"掌中热痛"，心主手厥阴有"掌中热"。这里说手太阳和手阳明有"掌中热"与"十二经脉"中的记载不符。因为阳经行于阳侧，它们出现此证，难以想象。笔者认为这里应取手少阴、厥阴。

（10）"疟。足太阴、足三阳"："十二经脉"中足三阳有"疟"，足太阴无"疟"。但《素问·刺疟》载有足三阳和足三阴之疟，其中已包括足太阴之疟。这里的足太阴应为足三阴。不过《素问·刺疟》也有脾疟，其病证有"腹中痛、肠中鸣"，与足太阴之疟有别，为"不乐、好太息、不嗜食。善呕"。所以脾疟不等于足太阴疟。若仅考虑与疟有关的经脉，则取"足三阴、足三阳"就够了。

（11）"身体重。手太阴、少阴"：这里的'手'显然为'足'之误，据《素问·藏气法时论》，"脾病者"和"肾病者"有"身重"。而手太阴和手少阴出现身重则很难解释。

（12）"汗出。手太阳、少阴、足阳明、少阳"：胃足阳明、胆足少阳有"汗出"，所以可取足阳明、少阳。但小肠手太阳和心手少阴无此证。手经有"汗出"者为三焦手少阳和肺手太阴。

所以这里的手太阳、少阴应为"手太阴、少阳"。

## 二、修正的"手足阴阳经合生见证"。

### 表4 手足阴阳经合生见证

| | |
|---|---|
| 头项痛。足太阳。手足少阴 | 黄疸。足太阳、足少阴 |
| 面赤。手少阴、厥阴。手足阳明 | 目黄。手阳明、少阴、太阴、厥阴。足太阳 |
| 耳聋。手太阳、阳明、少阳、太阴。足少阳 | 喉痹。手足阳明。手少阳 |
| 鼻鼽衄。手足阳明、太阳 | 目眽眽无所见。足少阴、厥阴 |
| 目（瞳人）痛。手足太阳、阳明、少阳 | 面尘。足厥阴、少阳 |
| 咽肿。足少阴、厥阴。手少阳 | 嗌干。足少阴、厥阴。手少阴 |
| 哕。足阳明、太阴 | 膈咽不通、不食。足阳明、太阴 |
| 胸满。手太阴。足厥阴。手厥阴 | 胁支满。手厥阴、少阴 |
| 腋肿。手厥阴。足少阳 | 胁痛。手少阳。足少阳 |
| 胸中痛。手少阴。足少阴 | 善呕苦汗。足少阳。足阳明（逆） |
| 少气、咳嗽、喘渴（喝）、上气。手太阴，足少阴 | 喘。手阳明。足少阴。手太阴 |
| 臂外痛。手太阳、少阳 | 掌中热。手少阴。手厥阴 |
| 肘挛急。手厥阴、少阴 | 腹（满）胀。足阳明、太阴 |
| 心痛。手少阴、厥阴。足少阴 | 痔，足太阳。手足太阴（热） |
| 姜然振寒。足阳明、少阳 | 如人将捕。足少阴、厥阴 |
| 疟。足三阴。足三阳 | 汗出。手太阴、少阳。足阳明、少阳 |
| 身体重。足太阴、少阴 | |

### 三、小结

通过对"合生见证"的分析，我们可以明确以下几点：

1. "合生见证"是以《灵枢·经脉》"十二经脉"为基础而写成的，它尊重"十二经脉"中的病证记载。

2. "合生见证"也吸收了《内经》中的有关病证以及后世的相关记载，体现了它的"现代性"。尽管其文字有疏漏和错讹，但内容基本上是可信的。

3. 根据以上情况，我们可以把经过修正的"合生见证"中的病证补充到"十二经见证"相应的见证中去，使它们趋于完整。

## 第三节　"十二经见证"的重整

在"十二经见证"的重整中，笔者发现有些看起来的经文错乱不是真乱，而是由于对《内经》原文成串引证的结果。例如"足太阴脾经见证"中的"行善瘛，脚下痛"本不属脾证，但来自《素问·藏气法时论》"五藏病者"的脾病，所以一并引用进来，等等；有些则为后人增补、修改所致。于是剩下一些含义不明的词、字，例如"下肿""有动痛""水下后""脐左""脐上""脐右""颊上气见"，等等。对于这些文字我们一时无法确定其真实或完整的含意，只好存疑。

由于重整"十二经见证"涉及冗长、烦琐的考证，这里只提供最后的结果。重整经过的细节见本书最后的附录三。

## 一、重整的"十二经见证"

1. 足太阳膀胱经见证

"头苦痛，目似脱，（头两边痛），泪出，头项痛。项似拔。腰似折。（脐反出）。髀不可转。腘似结。腨似裂。鼻衄衊。目黄。疟。痔。小腹胀痛。按之欲小便不得。"（注：建议加"反折瘈疭"。）

2. 足阳明胃经见证

"凄然振寒，善伸数欠。颜黑。恶人与火。闻木声则惊。心欲动。闭门独处。狂。癫疾。上登而歌。弃衣而走。汗出，面赤，目痛。衄衊。口喝。唇胗。颈肿。喉痹。不能言。膈咽不通、不食。腹大水肿。贲响腹胀。失气。呕。哕。消穀善饥。身前热。身后寒栗。疟。温淫。胸傍过乳痛。膝膑肿痛，膺乳气街股伏兔骬外廉足跗皆痛。"

3. 足少阳胆经见证

"头痛。头两边痛。口苦。善太息。目痛。耳聋。面尘。善呕苦汁。体无膏泽。腋肿。胁痛。马刀挟瘿。寝汗憎风。凄然振寒。汗出。疟。胸中胁肋髀膝外至骬绝骨外踝前诸节痛。足外热。"（注：建议加"头角痛"或"半头痛"。）

4. 手太阳小肠经见证

"目痛。耳聋。鼻衄衊。目黄。耳前热。苦寒。颔肿。颈不可转。肩臑肘臂外后廉肿痛。"

5. 手阳明大肠经见证

"面赤。目痛。目黄。鼻衄衊。耳聋。喉痹。喘。手大指次指难用。"

6. 手少阳三焦经见证

"头痛。耳聋辉辉焞焞。耳鸣嘈嘈。目痛。喉痹。汗出。气满。皮肤殻殻然坚而不痛。耳后肩臑肘臂外皆痛。"

7. 足太阴脾经见证

"面黄。舌本强痛。口疮。食即吐。食不下咽。呛心。善饥。善呕。不嗜食。不化食。哕。膈咽不通。腹胀。心下若痞。心下急痛。痛当脐。出馀气则快然。食减。善噫。形酔（同'悴'）。短气。怠惰嗜卧。烦闷。身体不能动摇。四肢不收。四肢不举。四肢满闷。九窍不通。饮发中满。足胕肿若水。足不收。行善瘈。脚下痛。肉痛。肌肉痿。身体重。腹胀肠鸣。飧泄不化。五泄注下五色。大小便不通。溏泄。黄疸。疟。痔。尻阴股膝髀腨胻足皆痛。"（注："有动痛"，"按之若牢"，"水下后"，有待考证。）

8. 足少阴肾经见证

"面如漆。面黑如炭。头痛。善忘。善恐。如人将捕。嗜卧。坐而欲起。目䀮䀮无所见。咳嗽。喘咳上气。喘。喘嗽。咳唾多血。咽肿。嗌干。渴。胸中痛。心痛。饥不欲食。心悬如饥。䏏中清。脊中痛。脐下气逆。小腹急痛。大小腹痛。大便难。腹大。腰背痛。腰冷如冰及痛。足胕寒而逆。四指正黑。手指清厥。足痿厥。足下热。肠澼。下痢。便脓血。泄。阴下湿。身体重。黄疸。疟。尻阴股膝髀腨胻足皆痛。脊股内后廉痛。"（注：建议加"小便变"，"阴器不用"。）

9. 足厥阴肝经见证

"面青。面尘。头痛。眩冒。脱色善洁。咽肿。嗌干。胸中痛。耳无闻。颊肿。目赤肿痛。两胁肿痛。血在胁下。两胁下痛引小腹。善恐。目䀮䀮无所见。如人将捕。行善瘈。节时肿。转筋。两筋挛。大人癫疝。妇人小腹肿。腰痛不可俛仰。胸满。喘。呕逆。便难。洞泄。狐疝。癃。遗溺。遗瀝。淋溲。阴缩。挺长热。肿睾疝。暴痒。疟。"

10. 手太阴肺经见证

"面白。胸满。缺盆中痛。肩背痛。咳嗽。喘咳上气。喘。少气。善嚏。耳聋。交两手而瞀。小腹胀引腹痛。小便数。皮肤润。皮肤痛及麻木。悲愁欲哭。洒淅寒热。痔。臑臂内前廉痛厥。"

11. 手少阴心经见证

"面赤。头痛。眩仆。面赤。目黄。嗌干。消渴。胸中痛。心痛。两臂内痛。胁支满。胁痛。身热而肤痛。浸淫。上咳吐。下气泄。善笑。善恐。善忘。悲。肘挛急。掌中热。臑臂内后廉痛厥。"

12. 手厥阴别脉经见证心主

"面赤。目黄。烦心。心痛。心中憺憺火（《黄帝内经太素》本'火'作'大'）动。胸满。胁支满。腋肿。肘挛急。手心热。笑不休。"

## 二、"十二经见证"对中医理论的重大贡献

1. "十二经见证"以"十二经脉"为基础，但它突破了"十二经脉"的太阴论，树立了以脑髓为纲的太阳论。它又调整了经脉的排列方式，增补了《内经》原文和后世的临床经验，彰显了《内经》理论的真相。

2. "十二经见证"摆脱了藏府阴阳表里相配的束缚。其六阳在前、六阴在后，足经在前、手经在后的编排，在《内经》中是没有先例的。

3. "十二经见证"六阳在前、六阴在后的编排使"脑为阳"的论点得到了充分的展示，其六阴在后则使五藏病症获得了充分扩展的空间。但六藏不是独立于经脉之外，而是与经脉紧密联系在一起的。它们全都与头脑保持着不同程度的关联。

注："十二经见证"的六阳在府证的安排上主要有以下特点：

（1）增添了足太阳的膀胱证。但足太阳膀胱只提"闭癃"引起的膀胱证，不提"遗溺"。是漏刊，还是为了避免与肝足厥阴的膀胱证重复，有待考证。

（2）足阳明胃经和足少阳胆经的府证基本上保持了它们原来在"十二经脉"中的状态。

（3）手少阳三焦经除了缺失标题，其见证保留了三焦手少阳的"耳聋浑浑焞焞、喉痹、汗出、目（锐眦）痛、耳后肩臑肘臂外皆痛"，删去了"嗌肿、颊痛、小指次指不用"，增添了"耳鸣嘈嘈、气满、皮肤殻殻然坚而不痛"。

总的看来，本经见证与三焦手少阳的病证相比变化不大，但"气满、皮肤殻殻然坚而不痛"的出现引人注目。（请参见后面的注文。在《内经》中三焦涉及的内脏病证是很广泛的。）

（4）尽管大肠证和小肠证的各种临床表现在《内经》和《内经》以后有不少记载，但是手太阳小肠经和手阳明大肠经的见证都没有提到它们的府证。手阳明大肠经见证中只有经证，没有大肠府证，也许是由于经文的缺失。而小肠手太阳经见证的没有府证则使我们相信作者坚持了"是主液所生病者"的观点，也即脑髓和筋由液滋养的观点。

总之，"十二经见证"改造了"十二经脉"原来的格局，突出了足太阳和脑髓的地位和作用，继承发展了《伤寒论》的传统，正确解决了六经与五藏两大学派的矛盾，把中医理论提升到空前的高度，具有极其重要的价值。它不仅对用药治病中医的辩证提供了广阔的思路，也为针灸理论指出了前进的方向。

附："手厥阴别脉经见证心主"命名引出的思考

最后一条见证的名称很特殊，为"手厥阴别脉经见证心主"。这种称谓似乎意味着这一条只不过是"别脉"，算不上"正脉"，而把"心主"写成小号字体也意味着它身份的降低。这样的处理提醒我们，"十二经见证"的六阴主要介绍的是五藏病证，心主手厥阴的档次不高。

以上是我们根据"十二经见证"的"十二"这个数，以及手阳明大肠经见证内存在三焦手少阳证（"耳聋煇煇焞焞"，"气满"）的事实，确定它遗漏了"手少阳三焦经见证"的标题而做出的评价。

然而其最末"手厥阴别脉经见证心主"的写法，引起了我们对遗漏"手少阳三焦经见证"标题这一设想的怀疑。根据《内经》中的记载，古代五藏病证的治疗往往只采用手足十二经中的十对，不用手厥阴、少阳这一对。手厥阴和手少阳与心主、三焦的相配是后来的事。现在既然降低了手厥阴的档次，那么是否也存在降低手少阳档次的可能性呢？

我们把"十二经见证"中手阳明大肠经见证的原文照抄如下：

"手大指次指难用。耳聋煇煇焞焞。耳鸣嘈嘈。耳后肩臑肘臂外背（'皆'之误）痛。气满。皮肤殻殻然坚而不痛"。

上述病证中，除"手大指次指难用"（属大肠手阳明经）和"耳后肩臑肘臂外皆痛"（属三焦手少阳经）这两个经脉所过处的肢体病证以外，剩下病证（"耳聋煇煇焞焞。耳鸣嘈嘈""气满。皮肤殻殻然坚而不痛"）的归属值得推敲。

其一，"耳聋煇煇焞焞。耳鸣嘈嘈"不一定是手少阳证，它们完全可以是手阳明证。因为据《素问·缪刺论》，手阳明之络治"耳聋时不闻音"；据《灵枢·杂病》，"聋而不痛，取手阳明"。

其二，"气满。皮肤殼殼然坚而不痛"也未必是手少阳证，它们可以是手阳明证。因为据《素问·缪刺论》，手阳明之络治"气满，胸中喘息"，加上大肠手阳明与肺手太阴相表里，"上挟鼻孔"，与皮相关（"是主津所生病者"）。所以手阳明也可能表现出"气满，皮肤殼殼然坚而不痛"的症状。

于是手阳明大肠经见证中的"耳聋煇煇焞焞。耳鸣嘈嘈。气满。皮肤殼殼然坚而不痛"都可以是自己手阳明本经的病证，不一定非属手少阳不可。

这样一来，按照"十二经见证"的现状，它实际上是五阳五阴的"十经见证"，也即手厥阴别脉经和手少阳三焦经的见证不在"十二经见证"之内。

不过这也无碍大局。以足太阳为首的五阳在前（足太阳、足阳明、足少阳、手太阳、手阳明）和五阴在后（足太阴、足少阴、足厥阴、手太阴、手少阴）的形势未变。它仍然是以头脑为纲领的、最先进的中医理论，五藏病证仍有广阔的发展空间。

以上情况提醒我们，整理后的"十二经见证"现状表明，它很像是一篇正在斟酌、推敲中的稿本。估计它的原文问世后不断有人对其进行修改、补充，以致它不能稳定，越改越乱，落到《丹溪心法》所刊印的状态，不可收拾。平心而论，怎样把大量的病证信息准确地分配到相应的经脉中去，又不发生重复，是件非常困难的事。例如足少阴肾经见证对积水证、阴器证、小便异常证等欲言又止的状态就说明了这个问题。

笔者估计，在"十二经见证"前面原来应该是有序言的。序言一定会说明为什么要写这样一篇文字。可惜它被后人删掉了。

无论如何,"十二经见证"的出现表明七百年前的中医已经对《内经》有了新的认识。他们突破了王冰藏府论的迷惑,试图恢复中医理论的真面目。

衷心盼望古籍专家们能够找到《丹溪心法》中"十二经见证"的原文,恢复它的原貌。

# 第二十一章　评"藏象论"

看来《中医学概论》（1959 年版）的"藏象"是仿照张景岳《类经》的"藏象类"提出来的。张景岳《类经》的"藏象类"来自王冰的《素问》。

值得注意的是《中医学概论》的"藏象"首先介绍了"五藏六府"，而《类经》的"藏象类"第一条介绍的是《素问·灵兰秘典论》，第二条介绍的是《素问·六节藏象》。《素问·五藏别论》在第二十三条。

从脏器的数目看，"五藏六府"为十一，而《素问·灵兰秘典论》为十二，《素问·六节藏象论》为十；从脏器的性质看，《中医学概论》的"藏象"为"五藏六府"，《素问·灵兰秘典论》为十二藏，《素问·六节藏象论》为四藏六器。

可见《中医学概论》"藏象"的"五藏六府"与《内经》的记载相比，在数目上和脏器性质的组成上都有差别。

《中医学概论》第四章的"藏象"主要分为"五藏""六府""奇恒之府"三个部分(《素问·灵兰秘典论》中的"膻中"消失了）。"奇恒之府"只收录了脑、髓、女子胞，没有收录"此六者"剩下的骨、脉、胆。与此同时，"胆"加入了"六府"的行列；"骨""脉"不再提及。不言而喻，这样的安排符合现代医学和中国古代解剖学的实际情况。

然而"藏象"这一章的讨论又说："正因为中医一般所谈的脏器名称，不一定是指这个脏器的本身，而主要是指藏象，所以我们便不能够用现代所说的脏器概念来衡量它"。

既然"不能够用现代所说的脏器概念来衡量它"，就不该预先按照解剖学的理念去处理、表述"藏象"。

由于在解剖学方面中西医是一致的，《内经》中绝大多数医家对脑髓的认识与现代医学也是一致的，所以人们很难接受"脑、髓"为奇恒之府的说法。

《中医学概论》"藏象"引起的是思想混乱。

## 第一节　《素问》内容的安排

### 一、《素问》开头的安排

唐朝王冰纂修《素问》（公元 762 年），其第一篇是"上古天真论"。从第二篇"四气调神大论"开始，提出了四季、四经、四藏的理念。第三篇"生气通天论"进一步发挥了这种四季、四经、四藏的理念。第四篇的"金匮真言论"则把四经、四藏理念带进了以肝为首、春气在头的五藏理论。在第五篇的"阴阳应象大论"中，以肝为首的五藏理论中的肝得到了极高的评价。第六篇开始介绍六经理论。第七篇介绍古老的阴阳六经病。第八篇的"灵兰秘典论"提出了"心为君主之官，神明出焉"。第九篇的"六节藏象论"提出了"心为生之本，神之变"。第十篇的"五藏生成"正式出现了以心为首的五藏理论，尽管其心、胃混淆在一起。

值得注意的是，紧接的第十一篇"五藏别论"就提出了脑髓为"奇恒之府"的论点。这一论点的出现立即否定了前面几篇推崇肝的功能，以及"肝为少阳""春气在头"的理论，支持了以心为首的五藏理论。

## 二、《素问》结尾的安排

在《素问》即将结束的第七十九篇"阴阳类论"中，黄帝驳斥了雷公主张的"肝藏最贵"，说肝藏非但不贵，而且是"最其下也"。这样一来，《素问·阴阳应象大论》中对肝的一切颂扬赞美之词就彻底地全盘否决了。（注：《黄帝内经太素》第六卷有关"五藏命分""藏府应候""藏府气液"的论述中没有雷公与黄帝的这一段对话。由于《黄帝内经太素》缺失了七卷，对此我们不能下最后的结论，以确定《黄帝内经太素》中没有这一段对话。）

在《素问》第八十一篇的"解精微论"，我们看到了"泣涕者，脑也。脑者，阴也"的提法。《古今图书集成·医部全录》也是这样写的。但《黄帝内经太素》第二十九卷"水论"中说："涕泣之者，脑。脑者，阳也"。

关于脑为阴，还是为阳，值得加以探讨。

除了前面提到过的"上为阳、下为阴""外为阳、内为阴""腰以上为阳，腰以下为阴"以外，《内经》中还有一些记载表明"脑为阳"。

在四经理论中，肝属少阳。在六经理论中，脑属太阳。《素问·四时刺逆从论》中说："阳气竭绝，令人善忘"。《灵枢·寒热病》中说："阳逆（史崧本'逆'误作'迎'）头痛"。

《灵枢·卫气行》中说："阳主昼，阴主夜"，"故平旦阴尽，阳气出于目"。（已知目通过目系与脑相通。）

在"十二经脉"中，膀胱足太阳"从巅入络脑"，胆足少阳"是主骨所生病者"，"是为阳厥"。（据《素问·病能论》："有病怒狂者，此病安生？"对曰："生于阳也"，"阳气者，因暴折而难决，故善怒也，病名曰阳厥"。）

《灵枢·厥病》中说："厥头痛，贞贞头重而痛，写头上五行行五，先取手少阴，后取足少阴"。"头上五行行五"自然是太阳的部位，手足少阴即少阴，与太阳相表里，并且与肾（髓）有关。取少阴起配合的作用。

《灵枢·厥病》中还说："头半寒痛，先取手少阳、阳明，后取足少阳、阳明"。这里取手足阳明是为了去寒，取手足少阳是为了治半头痛，也即半脑痛。

根据以上记载可知，"脑为阳"的写法不论在理论上还是在临床实践上，都是正确的。"脑为阴"的提法则没有足够的证据。王冰在《素问》最后的第八十一篇中提出"脑者，阴也"，与《素问》第十一篇中的"此六者地气之所生，皆藏于阴而象于地"的提法相呼应，难道是偶然的吗？这里的"阴""阳"一字之差，反映着医学上的一个原则问题。

这个道理其实是非常简单，很容易讲清楚的。《素问·阴阳别论》中说："所谓阴阳者，去者为阴，至者为阳；静者为阴，动者为阳；迟者为阴，数者为阳"。如果脑为阴，则万物之灵的人类的脑"静而不动"，"去而不至"，"迟而不数"，则人类岂不变成树懒一样的动物了？再说《内经》中也只有"五藏别论"中的岐伯一个人把脑定性为阴。应该讲一句公道话，岐伯把"此六者"（含脑髓）定为"阴"，只是因为与"此五者"相比较，它们不受纳、不排泄、不与外界相通而已，这里"阴"的含义是针对"此五者""阳"的含义而制定的，与五藏相对于五府的"阴"（还有藏精神血气魂魄的功能）是有差别的。张景岳在《类经》注中说："凡此六者，原非六府之数。以其藏畜阴精，故曰地气所生"。"畜阴精"的说法扩大、模糊了岐伯所说的"阴"的本来的含义。这个注释表明他自己，同时也使后人误以为"此六者"也畜有五藏的"阴精"。所以这笔账应该算在张景岳头上。

从王冰《素问》前面和后面的安排看，无论是有意还是无意，其客观效果是贬低了肝、脑的地位和作用，推崇了以心为首的藏府论。所以"藏府论"的源头在《素问》，其支柱是"灵兰秘典论"和"五藏别论"。

附：张景岳《类经》"藏象类"的第二条是《素问·六节藏象论》。关于这篇论文，我们在前面已经进行过分析讨论。它虽然字面上以心为首，提到心为"生之本，神之变"，但实际上是以肝为首的四经、四藏理论。这里再补充一句，肝也是与神有关的。《素问·阴阳应象大论》中说过："其在天为玄，玄生神"。此外，肾也与精神有关。《素问·阴阳类论》中说："病在肾，骂詈妄行，巅疾为狂"。

# 第二节　　《素问·五藏别论》

《素问·五藏别论》从"黄帝问曰：余闻方士，或以脑髓为藏"到"食下则肠实而胃虚，故曰实而不满，满而不实也"的经文，来自《黄帝内经太素》第六卷的"藏府气液"一节。"藏府气液"论述的内容很多，当中突然出现《素问》的五藏别论的上述经文，似乎偏离了"藏府气液"的主题。但王冰的转载准确无误，只是最后多出了"满而不实也"五个字。现在把"五藏别论"中的这段内容引证如下：

黄帝问（于岐伯）曰："余闻方士，或以脑髓为藏，或以肠胃为藏，或以为府；敢问更相反，皆自谓是，不知其道，愿闻其说"。

岐伯对曰："脑、髓、骨、脉、胆、女子胞，此六者地气之所生也，皆藏于阴而象于地，故藏而不写，名曰奇恒之府。夫胃、大肠、小肠、三焦、膀胱，此五者天气之所生也，其气象天，故写而不藏，此受五藏浊气，名曰传化之府，此不能久留，输写者也。魄门亦为五藏使，水谷不得久藏"。

"所谓五藏者，藏精气而不写也，故满而不能实。六府者，传化物而不藏，故实而不能满也。所以然者，水谷入口，则胃实而肠虚；食下，则肠实而胃虚。故曰实而不满（满而不实也）"。

以上经文表达了三个内容。首先，说明古代医家对什么是藏，什么是府，没有统一的定义。其次，对"此六者"和"此五者"进行了比较；"此六者"（脑、髓、骨、脉、胆、女子胞）是"奇恒之府"，"此五者"（胃、大肠、小肠、三焦、膀胱）是"传化之府"。最后又对"藏""府"的特点进行了说明。这些经文确实来自《黄帝内经太素》，无可置疑；不过这些经文几个部分的内容虽然字数不多，但是问题不少。现在讨论如下：

"五藏别论"第一个内容的意思清楚明白，已如上述。但是第二个和第三个内容很难理解。因为岐伯开始说了"此六者地气之所生也，皆藏于阴而象于地，故藏而不写"，后面又说"五藏者，藏精气而不写也，故满而不能实"，"六府者""实而不满（满而不实也）"。众所周知，藏为阴，府为阳。所以"此六者"的"阴"和五藏的"阴"容易混淆，加上两个内容的经文直接连在一起，中间没有适当的文字隔开，让人看完以后不免思绪乱成一团。所以有必要对这些经文进行仔细的分析。

首先，据《汉语大字典》，"府"有官舍、储藏之意。"此五者"是中空的，所以称"府"。"此六者"也是中空的，所以也是"府"。（脑有脑室，骨有髓腔，脉管中空，胆囊有腔，女子胞有子宫腔，脊髓虽然不是中空的，但前有一条正中裂，后有一条正中沟。这也许是古人把髓和脑分开计算为两个单位的原因。）

其次，"此五者"在体内，"此六者"也在体内（脑髓在颅脊腔内，骨在体内，脉在皮肉内，胆和女子胞在体内）。但"此五者"受纳水谷、排泄糟粕和津液，"此六者"却没有这一类功能的表现。于是古代医家觉得它们奇怪，给它们起了"奇恒之府"的名称。应该说这个命名并无贬义，只是把结构和功能繁杂程度不等的器官归入同一个类别的做法值得商榷。对于这种归类方法，我们不能苛求两千多年前的古人。

现在我们分析岐伯的回答。他一开场就说："此六者地气之所生也，皆藏于阴而象于地，故藏而不写，名曰奇恒之府。夫胃、大肠、小肠、三焦、膀胱，此五者天气之所生也，其气象天，故写而不藏，此受五藏浊气，名曰传化之府"。这些话是有问题的。

（1）"地气所生"和"天气所生"：按照《内经》理论，说人体的藏府、器官与天地之气相通，是合理的，如"天气通于肺""地气通于嗌"等。然而说某些藏府、器官是天气所生，某些是地气所生，就令人奇怪了。《内经》强调的是万物生于阴、生于土。《素问·阴阳离合论》中说："天覆地载，万物方生，未出地者，命曰阴处，名曰阴中之阴；则出地者，命曰阴中之阳"。《素问·太阴阳明论》中说："土者，生万物而法天地"。六府在与五藏相对而言的时候，我们可以说它们属阳，但属阳不等于为天气所生，另一方面，属阴也不等于为地气所生。因此"天气所生""地气所生"的说法可疑。

这里唯一可能的解释是"此六者"是闭塞于体内的，不与外界相通。内为阴，阴属"地"，于是说"地气所生"；"此五者"是与外界相通的，外为阳，阳属"天"，于是说"天气所生"。这里的"地"实际上指的是"此六者"不与外界相通，为"闭"、为"阴"，这里的"天"实际上指的是"此五者"外界相通，为"開"、为"阳"。所以"此六者"的"阴"具有自己特定的含义，与五藏的"阴"有别，不能混为一谈。

（2）既然"胃、大肠、小肠、三焦、膀胱，此五者天气之所生"，"脑、髓、骨、脉、胆、女子胞，此六者地气之所生"，那么人们自然会问，五藏是什么气所生？难道是人气所生？（注：若有"五藏者，人气所生"一句，这段文义就连贯了、通顺了。但这种说法实在离奇，难以置信。笔者推测，"此六者"与"此五者"的对比属于一篇古老的著作，五藏与五府的对比则属于另一篇在藏府有了明确定义之后的著作。这里很可能是把两篇著作的经文生硬地拼接在一起了。"此六者"和"此五者"的比较是一回事，讲的是府与府的比较；"此五者"与"五藏"的比较是另一回事，讲的是藏与府的比较。两件事当中没有文字交代、加以区隔［也许是由于文字或竹简的缺失］，是引起思想混乱的主要原因。）

（3）"此六者"果真"藏而不写"吗？

胆泄可以引起口苦，女子胞有月经，为什么说这两者"藏而不写"？

当时的胆可能还不是一个府，古人可能不知道它排泄胆汁，但女子胞是孕育胎儿的器官，它与天气所生的五府并没有区别。为什么把它也归入奇恒之府？每月有月经，连孩子都能生下来，怎说是"藏而不写"？

关于胆和女子胞，《古今图书集成·医部全录·医经注释》中的王冰注和《类经》中的张景岳注都对胆和女子胞的"奇"做了说明。他们都指出了胆对于肝的独立性和子宫能孕育胎儿的特点，但都没有解释"骨""脉"奇在何处，也不加评论。他们没有正当理由就舍弃"骨""脉"不论，把"此六者"变成了"此四者"。这种做法既违背了原著的本义，也表明他们并不清楚"骨""脉"为什么会列入"奇恒之府","奇恒之府"的共同特点是什么。

看来王冰和张景岳已经认识到"骨""脉"不够"府"的资格,所以把它们排除于"府"的概念以外了。至于对"脑"和"髓"的认识,王冰说"脑髓为藏,应在别经";张景岳说脑髓"畜阴精"。《古今图书集成·医部全录·医经注释》中的张志聪注又提出"大凡藏物者皆可名藏名府,故皆自以为是也","然又有脑髓骨脉胆女子胞,亦所以藏精神气血也"。

《黄帝内经素问译释》白话文的解释显然是受到了张志聪的影响。白话译文说:"脑、髓、骨、脉、胆、女子胞,这六者是秉承地气而生的,都能贮藏精神气血,而它们的作用,也就像地能够藏化万物一样,所以它们是应该藏密而不可虚泻的;但虽藏而不泻,究与五藏不同,与传化之府又不同,因此名之为'奇恒之府'"。

值得提醒的是,根据《内经》理论,贮藏精神气血的是五藏,而不是这里的"此六者"。《内经》经文的白话文翻译还有许多值得商榷之处,这里就不提了。

总的看来,后世医家对"奇恒之府"的注释是变得越来越脱离原文的实际,越来越糊涂了。据《汉语大字典》,"奇"泛指一切奇特的、异乎寻常的人或事物;"恒"为长久,固定不变之意。古人对"此六者"用了"奇恒之府"一词,其中的"恒"字只是表明它们相对于肠胃、三焦、膀胱的显著受纳、排泄活动的"不恒"而言,并非绝对的恒定不变。果真恒定不变,"此六者"的生命活动就终止了,人也无法生存了。

(4)按照经文的写法,"奇恒之府"的"阴"和五藏的"阴"很难鉴别。"此六者""皆藏于阴而象于地,故藏而不写"与后面五藏的"藏精气而不写也,故满而不能实"容易混淆,

"五藏别论"经文的最后加了"满而不实也"五个字，使人更为迷惑。因为"此六者"，"藏于阴"，"藏而不写"，五藏"属阴"，"藏精气而不写"，"满而不实"；两者极为相似。这可能是白话译文追随张志聪，误认"此六者"贮藏精神气血的原因。

"此六者"（脑、髓、骨、脉、胆、女子胞）为"地气所生"的"阴"，五藏也是"阴"。岂不知这"阴"（閉）是针对"此五者"（胃、大肠、小肠、三焦、膀胱）的"阳"（開）而言的。"此六者"的"阴"与相对于六府为阳的五藏的"阴"，在内涵上是有区别的。

《素问·金匮真言论》中说："夫言人之阴阳，则外为阳，内为阴。言人身之阴阳，则背为阳，腹为阴。言人身之藏府中阴阳，则藏者为阴，府者为阳"。所以中医"阴阳"这一相对的概念是在特定条件下的相对，我们不能脱离特定条件界定的范围乱点鸳鸯谱。女为"阴"，水为"阴"，不等于女人是水。《红楼梦》是小说，不可当真。

笔者认为"五藏别论"的这两部分内容还有值得深思的两点：

（1）此六者"藏于阴"。

这里经文没有说它们"为阴"，或"属于阴"，而是说它们"藏于阴"。"藏"为隐匿、储存之意。换句话说，根据经文它们只是藏在阴处。可见"此六者"的属性是未知的，或性质未定。我们不能贸然断定此六者的性质为阴。

（2）此六者"象于地"。

据《汉语大字典》，"象"为好像、相似之意。所以"象于地"的意思是好像是"地"，并非就是"地"或"土"。我们也不能贸然断定此六者是地。因此它们是否具有"藏化万物"的能力，也是可疑的。

因此"此六者"的"奇"也在于它们"藏于阴"而不肯定是"阴","象于地"而不是真的"地"。总之，它们的性质和功能都不确定。按照经文，古人只是想说明"此六者"有别于五府，仅此而已。可是藏府论者抓住了经文中脑髓也为"地气所生"，属于"奇恒之府"的写法，把脑髓排除于五藏六府之外，这就起到不良的作用了。

## 第三节　《素问·灵兰秘典论》

这篇经文的摘要如下：

"愿闻十二藏之相使，贵贱何如？"对曰："心者，君主之官，神明出焉。肺者，相傅之官，治节出焉。肝者，将军之官，谋虑出焉。胆者，中正之官，决断出焉。膻中者，臣使之官，喜乐出焉。脾胃者，仓廪之官，五味出焉。大肠者，传道之官，变化出焉。小肠者，受盛之官，化物出焉。肾者，作强之官，伎巧出焉。三焦者，决渎之官，水道出焉。膀胱者，州都之官，津液藏焉，气化则能出焉。凡此十二官者，不得相失也。故主明则下安，以此养生则寿，殁世不殆，以为天下则大昌；主不明则十二官危"。

这篇经文全面阐述了"十二脏"各自的地位和功能，安排了它们之间的顺序和组合，使读者对人体内脏和不同内脏之间的关系一目了然。学过中医的人对它都很熟悉。但如前所述，"十二脏"的理论不等于"五藏六府"的理论。"十二脏"没有"藏""府"的区别，"五藏六府"则有"藏""府"的区别，而且后者取消了"膻中"。

现在把《素问·灵兰秘典论》的可疑之点指出如下：

（1）它在《素问》中出现的位置

《素问》前七篇的排列已见上文。《素问·灵兰秘典论》排在第八篇。它前面是以肝为首的、四经四藏的"四气调神大论""生气通天论",转入五藏的"金匮真言论"和"阴阳应象大论";它后面是以心为首的、四经四藏的"六节藏象论"和五藏的"五藏生成篇"。作为一篇论述"十二臟"的经文夹杂在两种四、五藏理论之间,使人有突兀之感,极不协调。

（注：《黄帝内经太素》第六卷［卷首缺］集中介绍了"五藏命分""藏府应候"和"藏府气液",其中无"灵兰秘典论"。这篇论文是否存在于《黄帝内经太素》缺失的七卷内,我们也不得而知。无论如何,"十二臟"出现在前后论述四、五藏理论的夹缝中,这个安排令人感到意外。看来王冰收录的经文除了《黄帝内经太素》散佚的内容以外,很可能也收录了古代其他医学论著的一些片段在内。他在《黄帝内经素问》的自序中说："时于先生郭子斋堂,受得先师张公秘本,文字昭晰,义理环周。一以参详,群疑冰释,恐散于末学,绝彼师资,因而撰注,用传不朽,兼旧藏之卷,合八十一篇"。所以前面讨论的有关《素问》内容的安排,恐怕未必全都是王冰本人意见,而很可能是遵循了"先师张公秘本"和"旧藏之卷"的结果。纵观《素问》全书,它收录的主要是有关古代五藏和六经的文献,甚至也把一些文意不明、残缺不全的经文片段收录在内,例如《素问·针解》的最后一段："九窍三百六十五人一以观动静天二以候五色七星应之以候髪母泽五音……以候相反一四方各作解"等。笔者推测,论述十二藏的"灵兰秘典论"和"咳论"后半部的"五藏之久咳,乃移于六府",很可能是"先师张公秘本"带进来的。）

（2）"神明出焉"并非心的专利

《素问》第五篇"阴阳应象大论"已经指出,肝藏"在天为玄""玄生神"；"在人为道","道生智"。可见古人认为肝与神、智相关。据《汉语大字典》，"智"可解为聪明。所以肝也是主神明的。再看《素问·脉要精微论》中说："头者，精明之府。头倾视深，精神将夺矣"。按照肝为少阳，"春气在头"，"肝开窍于目"的逻辑，这里的"精神"与肝是有关的。此外，《素问·阴阳类论》中说："病在肾，骂詈妄行，巅疾为狂"，所以肾也是与神有关的。《灵枢·经脉》中说："人始生，先成精，精成而脑髓生，骨为干，脉为营，筋为刚，肉为墙，皮肤坚而毛髮长"（古人已经注意到，人在胚胎发育期间头的膨大速度远超身体的其他部位）。据此可知，古人已发现最早生成的是脑髓，至少脑髓的生成不晚于心。

（3）从经文记载看，这时心和胃已经划清了界限，大肠、小肠属于胃，三焦、膀胱已经隶属于肾，这些情况表明医学已经发展到了相当高的水平，为什么藏、府还混杂在一起，统称为"臟"？

（4）《素问·灵兰秘典论》说"愿闻十二藏之相使"。若把"脾"和"胃"分开，则全文有十二臟，但脾、胃都是"仓廪之官"，官位只有十一个。若"脾胃"不分，则全文也只有十一臟。（注：《灵枢·五邪》中，"脾胃"与肺、肝、肾、心并列；《素问·六节藏象论》中，脾与胃等同为至阴之类的"器"；《素问·金匮真言论》中的"中央黄色，入通于脾"，在《黄帝内经太素》中写作"黄色，入通于脾胃"。据《素问·太阴阳明》，"脾与胃以膜相连"。所以在古代脾胃可以不分。）

（5）《素问·灵兰秘典论》强调"主明则下安，天下大昌；主不明则十二官危"，"以为天下者，其宗大危"等文字，这些都是政治语言。我们可以承认心臟是十二个内臟中最重要的一个，但不能赞成在医学上心臟正常其他内臟也都正常，心臟有病其他内臟也都有病的逻辑推理。所以用"灵兰秘典论"来抬高心的地位和作用不能使人信服。

## 第四节　藏府论复兴的缘由

我们在前面已经指出，五藏理论发展到最后，各种不同的五藏论者都拥护把头脑放在首要地位，如《灵枢·邪气藏府病形》的"五藏之病变"所示。此后五藏理论和六经理论结合为"十二经脉"，此外问世的还有"经筋篇"，诞生了以脑髓为统领的理论，后来的医家又写出了《针灸甲乙经》和《伤寒论》。按说以脑髓为首的六经理论已经站稳了脚跟，为什么"藏府论"会继续存在并昌盛不衰呢？笔者推测主要与五藏六府体系的形成和药物疗法的兴起有关。

### 一、藏象"五藏六府"的形成

在《素问》中有专论五藏病证的经文，如《素问》的"刺热""痹论""痿论"等；也有专论六府病证的经文，例如《素问·宣明五气》的"五气所病"（包括五藏所病、六府所病）等。但把五藏和六府病证结合在一起的论著只有《素问·咳论》的后面部分。这篇"咳论"在介绍完五藏咳之后，接下去论述了藏咳不已引起的府咳症状："脾咳不已，则胃受之；胃咳之状，咳而呕"；"肝咳不已，则胆受之；胆咳之状，咳呕胆汁"；"肺咳不已，则大肠受之；大肠咳状，咳而遗失"；"心咳不已，则小肠受之；小肠咳状，咳而失气"；"肾咳不已，则膀胱受之；膀胱咳状，咳而遗溺"；"久咳不已，则三焦受之；三焦咳状，咳而腹满，不欲食饮"。（注：这篇"咳论"中六府与五藏的关系完全符合《灵枢·本输》中五藏与六府的相合；但只讲了六府因咳而出现的病证，未讲治疗方法。）

可是在《灵枢》中，五藏和六府一起出现的次数就多了。例如《灵枢·本输》先讲五藏脉，后讲六府脉；并且在"五藏与六府之相合"中提到了"肺合大肠，大肠者，传道之府"，"心合小肠，小肠者，受盛之府"，等等。《灵枢·邪气藏府病形》中除了"五藏之病变"，还有"六府之病"；《灵枢·本藏》在介绍了五藏的小大、高下、坚脆、端正、偏倾之后介绍了六府的情况；《灵枢·胀论》在五藏胀之后介绍了六府胀。

值得注意的是，在《灵枢·邪气藏府病形》的"六府之病"和"四时气篇"，不仅介绍了六府病证的特点和诊法，还介绍了相应的治疗方法。显而易见，《灵枢》中的六府已经成熟了，正式独立了。

正是由于古代医家对五藏、六府各自的功能和病证有了清晰的认识和界定，才给临床施治奠定了辨证的基础。"五藏"和"六府"组合在一起的经文的出现，表明当时的医学水平已经提升到新的阶段。

## 二、药物疗法的兴起

药物疗法的兴起是医学发展的必然趋势，秦始皇追求长生不老药也起到了推波助澜的作用。据考证，《神农本草经》的成书时间大约在东汉以前，也即公元前。它收录了365种药物，分上、中、下三品。

古人很早就尝试用药物治病，神农尝百草的传说不是空穴来风。《素问》告诉我们古代的药物有程度不等的毒性。古人很早就掌握了酿酒的方法，用酒和草药治病。民间常常针对不同藏、府的病情试用不同的药物或验方治疗。众所周知，直到张仲景的《伤寒论》，用药治病才确立了正规的辨证施治方法。

然而"伤寒"是一个特殊的病种，《伤寒论》提出的方药未必全都适用于常见疾病，而且六经与藏府的关系不够清晰，分辨病情的困难较大。因此六经理论的实用受到了限制，而一般的病证还是沿袭民间传统的办法。这一推测从唐朝孙思邈的《千金要方》（公元652年）可以得到支持。《千金要方》在卷九、卷十的伤寒方之后，介绍了治疗五藏的方剂和治疗六府的方剂。

可见对于用药治病的医者来说，按照藏、府理论施治是容易入手，而且行之有效的。自然，按照这种理论治病就不免带有忽视头脑的倾向。不言而喻，治疗肝、肾、心的药物同样可以治疗头脑的病证，无须再加上脑病的辨证。于是当有效药物越来越多，药物疗法越来越受欢迎，居于医疗主导地位的时候，就需要自己的理论了。

王冰纂修的《素问》顺应了那个时代用药治病的医家的需求。

现在还剩下一个问题，即为什么藏象的"五藏六府"以心为首，而不以别的藏为首？

### 三、"五藏六府"以心为首

已知《内经》中有以肺为首的"五藏六府"，如《素问》"咳论"的后半部、《灵枢》的"本输"；也有以心为首的"五藏六府"，如《灵枢》的"胀论"和"本藏"。那么为什么没有以肝为首的"五藏六府"呢？

笔者推测，以肝为首的五藏理论在《内经》中没有与六府结合，这大概是由于它卷入了五行相生的轮回和五运六气的轮回，无法与局外对象相遇的缘故。不过它也许存在于《素问》缺失的七卷之中，或存在于《黄帝内经太素》缺失的七卷之中。如果今后我们能够像找到《孙子兵法》那样，从海昏侯墓等古墓葬中的竹简、木牍中找到古代的医籍，就能澄清这一类的问题了。

以肺为首的五藏六府体系已经加入了"十二经脉"的太阴论的行列。

剩下的只有以心为首的五藏六府体系了。遗憾的是《灵枢·胀论》的心证为"烦心短气。卧不安",其心与胃没有划清界限;《灵枢·本藏》的心证虽然与神有关,但没有"君主"的意味和气派。

在人体的内臟中,心臟是最重要的一个臟器,《灵枢》中对此有明确的记载。例如《灵枢·口问》中说:"心者,五藏六府之主也";《灵枢·师传》中说:"五藏六府,心为之主";《灵枢·五癃津液别》中也说:"五藏六府,心为之主"。不过这些《灵枢》记载的"主"字的前面都没有"君"字。

《素问》中对心臟也有合乎科学的论述。例如《素问·五藏生成》中说:"诸血者,皆属于心","肝受血而能视,足受血而能步,掌受血而能握,指受血而能摄";《灵枢·厥病》中说:"真心痛","旦發夕死,夕發旦死"。所以尽管"心主神明"的论点与现代医学的观点不符,但古代中医认为内臟以心为首是合理的。请注意《素问·金匮真言论》中说:"南方赤色,入通于心,开窍于耳","故病在五藏","是以知病之在脉"。

心"开窍于耳"表明心与脑相通,心"病在五藏"表明心与五藏相连,心"病之在脉"表明心主血脉。所以如果用《素问·金匮真言论》来解释"藏象",则与脑髓相通、与五藏相连、又主血脉的心藏就足以体现它在中医的基本理论中的地位了,何必强调"心者,君主之官"?

张景岳的"藏象"没有引证合理的、科学的依据来说明为什么五藏六府以心为首,而用"君主之官"的说法来支撑心的绝对权威。这是一种"抬轿子"的办法,硬把心藏抬到了专制独裁的地位。因此这种论点在医学上没有说服力。

唐朝王冰纂修的《素问》为用药治病的中医提供了理论依据，但在对待《内经》的中医理论上有失偏颇。不过他同时也为我们保存了《内经》中的许多重要医学论著，以及一些古老的、来历不明的医学论著的片段，使我们可以追踪中国医学的发展史。总的看来，瑕不掩瑜。

**小结：**

（1）"五藏别论"中"奇恒之府"一词只是古人把脑髓等六者与传化之府相比较的一种看法，对脑髓并无贬义。但藏府论者抓住了脑髓属于"奇恒之府"的类别，于是用它来作为否定脑髓的理论根据。

（2）《素问》主要是收录了古代的五藏理论和六经理论。"灵兰秘典论"的"十二藏之相使"介绍的是古代藏府不分时代的医学理论，它对十二藏的安排次序基本符合解剖实际。它的出现应该在《灵枢》中。但《灵枢》是一部讲求医学实际的著作，估计不会吸收"君主之官"这一类的政治论点。因此笔者推测"灵兰秘典论"大概像《素问·咳论》的后半部一样，可能是王冰的"先师张公秘本"带进来的。

总之，藏象"五藏六府"的立论很是牵强。如果直接引证《素问·金匮真言论》中的"南方赤色，入通于心，开窍于耳""病在五藏""病之在脉"，可能就容易被人接受了。这样就不必提到"脑髓"，"脑髓"已在心中。


**结束语：**

1. 通过以上分析可知中医藏府论的复古回潮是多种因素促成的。其中王冰纂修的《素问》影响重大而深远。到了金元时期（1115 – 1368 年），中医得到了大发展的机遇。正是在这样的

大好形势下，有些医家对《内经》有了深刻的了解，发现了
《素问》在理论上的缺憾，提出了"十二经见证"，重新倡导符
合客观实际的、以头脑为纲领的中医理论。这篇文献在当时肯定
受到了医学界的赞同，否则它不会刊印在《丹溪心法》的首位。
然而此后它没能得到应有的支持，以致错讹越来越多，几乎不堪
入目。笔者把这篇文字杂乱的文献努力整理出来，其目的是提醒
现代的中医，七百年前的中医已经推翻了王冰《素问》的观点，
对于《内经》理论需要有新的认识了。

2. 中医用药治病的经验是祖先留给我们的极其宝贵的医学
遗产。本草的性味是古人冒着生命危险品尝出来的，药物的作用
伴有人身的体验，与动物实验不同。按照五藏六府寒热虚实的不
同病证选择不同的本草或本草的配方治病，是中医的独创，而且
积累了极为丰富的经验，取得了良好的效果。我们的责任是大力
开展科学研究，探明这种疗法的复杂的内在机理，以发扬光大，
更好地为人民的医疗保健事业服务。

3. "五藏六府"体系是中药切入临床的方便途径。这一体
系虽不包括脑髓在内，但中药一般能够治疗头脑的病证。可是用
"藏府论"来代表中医理论就不恰当了。我们应该把实用的经验
和真正的医学理论区分开来。经验是经验，理论是理论。中医确
有自己符合科学实际的理论，只是我们没有把它挖掘出来、宣告
于世而已。

4. 金元以后，接下来是国力昌盛，经济繁荣，对外开放的
明朝。中国医药学继续得到了大发展。

李时珍在《本草纲目》（1578 年）中就提出了脑为"元神
之府"的观点。（据《汉语大字典》，"元"可解为人头、本原、
第一，又同玄。）现将在《本草纲目》中找到的李时珍本人的几
段论述引证如下：

"远志入足少阴肾经，非心经药也。其功专于强志益精治善忘，盖精与志皆肾经之所藏也。肾经不足，则志气衰，不能上通于心，故迷惑善忘。《灵枢经》云，肾藏精，精合志；肾盛怒而不止则伤志，志伤则喜忘其前言，腰脊不可以俯仰屈伸，毛悴色夭。"（见卷十二，远志根"发明"。）

"鹅不食草气温而升，味辛而散，阳也，能通于天。头与肺皆天也，故能上达头脑而治顶痛目病，通鼻气而落瘜肉。"（见卷二十，石胡荽"发明"。）

"三焦者，元气之别使；命门者，三焦之本原；盖一原一委也"，"一以体名，一以用名；其体非脂非肉"，"在七节之旁，两肾之间，二系著脊，下通二肾，上通心肺，贯属于脑，为生命之原，相火之主，精气之府"，"灵枢本藏论已著其厚薄缓结之状"。（见卷三十，油胡桃"发明"。）

"鼻气通于天，天者头也、肺也；肺开窍于鼻，而阳明胃脉环鼻而上行。脑为元神之府而鼻为命门之窍。"（见卷三十四，辛夷"发明"。）

根据这些记载，可知以下几点：

（1）李时珍不仅是一位本草学家，也是一位精通《内经》理论的医家。在上述四段文字中，他两次提到《灵枢经》。它们的内容涉及《灵枢·本神》《灵枢·本藏》和《灵枢·九针论》等。众所周知，《灵枢》又名《针经》，所以李时珍对针灸经脉理论并不陌生。

（2）李时珍强调"头与肺皆天也"，"天者，头也、肺也"。不言而喻，天为阳，地为阴。所以李时珍在尊崇以肺为首的五藏论的同时，也拥护脑为阳的观点；他没有盲从王冰脑为阴的说法。

（3）李时珍提出了三焦命门"上通心肺，贯属于脑"的理论，又说鹅不食草"阳也，能通于天"，"故能上达头脑而治顶痛目病"。这些提法表明李时珍已经领悟并肯定了"十二经脉"所倡导的脑为人体五藏六府最高统帅的理论。

李时珍（1518—1593）和张景岳（1563—1640）都是明代的大医学家，但在学术观点上迥然不同。

明朝王肯堂在《证治准绳》（1602年）第四册诸痛门的"头痛"一节中引证了《内经》"髓以脑为主，脑逆故头痛齿亦痛"等许多有关头脑的经文，例如"头项顶巅脑户中痛，目如脱"，"头顶痛重，而掉瘈尤甚"，"头项痛，腰脊强"，等等。此后又提到："盖头象天，三阳六府清阳之气皆会于此，三阴五藏精华之血亦皆注于此。于是天气所发六淫之邪，人气所变五贼之逆，皆能相害"。这里的观点非常明确，肯定了头（脑）为阳和三阳三阴的六经理论，同时指出了头（脑）既接受六府清阳之气，也接受五藏精华之血。

明朝李中梓著《医宗必读》（1637年）。此书在卷一的"医论图说"中画有"仰人图""伏人图""改正内景脏腑图说"，其中的人身头颈躯干纵剖面图显示了脑髓和五藏六府的位置。书中还结合"十二经脉"依次画出了肺、大肠、胃、脾、心包络、心、小肠、膀胱、肾、三焦包络命门辨宜互参考、胆、肝的解剖图，基本符合实际情况。可见当时的中医对人体结构已经有了现代化的认识。在这一卷的"读内经论"中，李中梓还指出历代前人"非不各有发明，但随文训释而阙疑者十之五，淆讹者复不少"。他在所辑《内经知要》的"藏象"中没有引用"五藏别论"的"奇恒之府"，看来不是偶然的。

根据以上记载，可知明朝的中医已经对《内经》的主旨和人体结构有了比较清醒的认识。如果继续发展下去，今天的中医就不会是当前的面貌了。可惜《永乐大典》毁于战火，如果全书还在，我们一定会找到更多的有关《内经》理论的考证和评论，使中医理论的真相能够早日大白于天下。

5. 中医发展的大好形势由于明朝张景岳《类经》《类经图翼》（1624 年）的问世和清朝的入侵而发生了变化。张景岳对《内经》进行了加工，一字不漏地分解了全部经文，然后对经文进行了重新编排，整理出一本《类经》，试图为人们学习《内经》提供方便。应该说他作了一件好事。但由于他深受唐朝王冰的影响，所编《类经》和所著《类经图翼》就不免带有很大的片面性。

张景岳的藏象论由于清朝入关而加重了其影响的力度和深度。从时间上看，《类经》和《类经图翼》是明末 1624 年问世的。清朝 1644 年就统治中国。所以《类经》和《类经图翼》发挥作用的时间实际上是在清朝。

明末（1628 年）满族入关（1644 年），残酷镇压汉族，执行"留髪不留头，留头不留髪"和闭关锁国的政策；又大兴文字狱，并借纂修《四库全书》《医宗金鉴》的机会，删去、毁灭了许多所谓"乱臣贼子"的"异端邪说"，结果扼杀了学术上自由探讨的风气。康熙年间陈梦雷等编辑《古今图书集成·医部全录》，其中的注释众口一词，一面倒地追随王冰和张景岳的观点，使人无法理解，也无法得知不同观点的存在。

清朝的医学学子只能从御纂和官方的教材中学习医学知识。例如《医宗金鉴》已改编为歌诀体，不见古代原文。《古今图书集成·医部全录·医经注释》虽然收录了《素问》和《灵枢》的原文，但其不顾《内经》原旨，随文衍义，竟把膀胱当成了脑，为诸阳主气、主筋。这样的注解，使人如堕五里雾中，无所措手足。

尽管如此，毕竟有人敢于坚持真理，1830 年王清任写出了

《医林改错》。清末民初，一批前辈所谓的中西汇通派努力于改革中医理论，结合中西医。例如唐宗海著《中西汇通医经精义》，张锡纯著《医学衷中参西录》等。

直到新中国成立，党中央采取了扶持中医、鼓励西医学中医的政策以后，对中医的研究才得以顺利开展。不过由于长期受到打压，通晓中医传统理论的医家已经不多。结果中医界仍然奉《类经》《类经图翼》为圭臬。所以《中医学概论》（1959 年）也只能写成这个样子："心为君主之官"，"脑为奇恒之府"。《伤寒论》变成了一种辨证的方法，经络变成了空无所依的神秘虚线。

6. 新中国成立将近 70 年了，中央提倡西医学中医也将近 60 年了。至今许多人仍然把阴阳五行当作中医的基本理论。《素问》的影响实在太深刻了，《丹溪心法》的"十二经见证"也没能唤醒沉溺于辨证论治的中医。明朝中医的健康发展之路随着满清入关而中断。所以中医的这条科学发展之路极不平坦，两千多年来十分坎坷，充满了艰辛。以《灵枢》"经筋篇"为例，自从晋朝皇甫谧在《针灸甲乙经》（公元 282 年）的总论中引证了"经筋篇"以后，历代针灸著作都不提"经筋篇"。直到明朝杨继洲的《针灸大成》（公元 1601 年）它才在第七卷以"十二经筋节要"的形式出现，可见"经筋篇"被人冷落了一千三百多年。时至今日许多人仍然把《素问》当作《内经》，把《灵枢》贬为"针经"，甚至不知《内经》中的筋除了肌腱、韧带，还可以指神经而言，也不知"经筋篇"是中医的神经论和神经病学，令人扼腕叹息。

# 后　记

祖国医学丰富多彩，中医和针灸是我们的国宝。这些医学遗产既非常宝贵，又非常沉重。因为在这两门医术的创建中我们付出了沉重的代价。为了寻找有效药物，不知有多少人死于中毒；为了寻找有效穴位，不知有多少人死于大出血和针砭的误伤。爱护中医，珍惜这些用生命和鲜血换来的、具有中国特色的医术，努力进行科学研究，阐明其机理，是我们义不容辞的责任。

我们在继承这些医术的同时，也需要继承古代医家求真务实、勇于探索、大胆创新、百折不挠的精神。振奋精神，开拓进取，向世上一切不治之症挑战，应该是中医的气派。墨守成规、故步自封，不是中国医学的传统。

王冰纂修的《素问》强调了阴阳五行，美中不足；但它保存了有关五藏和六经等许多古代的医学文献，使我们可以推知中医理论形成、发展的脉络，功不可没。只有把《素问》和《灵枢》结合起来，才能看到中医理论的真相。

青蒿素的研究获诺贝尔奖，令人振奋。其实这不过是掀起了祖国医学帐幔的一个小小的角落而已，中医和针灸还有大量的宝贵遗产有待研究和开发。我们不应忘记，在世界医学发展史上最早发现神经系统、创建神经病学的是中医，最早发现气血循环的也是中医。我们需要重新认识《灵枢经》中古代医家的许多重大发现和这些发现的伟大意义，奋发图强，运用现代科技手段对祖先创造的医术进行研究，以发扬光大其优异的疗效，创造具有中国特色的医学。

看来现代医学工作者需要学习中医，中医也需要学习现代医学，相辅才能相成。

五行学说是我国古人的创作，通过《素问》的宣扬，千年来它已经广泛地、深刻地渗透到中医临床和养生的各个方面，后世中医往往用五行学说解释病机，养生学家也常说"赤入心""黑入肾"等等。这些都有待进行科学研究，以揭露其内在的机理，阐明事物的真相。

笔者1958年脱产学中医时就对《内经》产生了浓厚的兴趣。直到晚年才能静下心来，通过写笔记的办法，一次一次地积累点滴体会，逐步提高认识，渐渐有所领悟。这次整理了几十年来的自学笔记，做一了断。区区管窥之见，难免有不少疏漏、错讹之处。仅供参考吧。

几十年来历经风雨坎坷，衷心感激在危难和困难中鼓励、支持、帮助过我的领导、同事、朋友和亲人。多年来在撰写本文中也得到了许多同事、朋友和亲人的关怀和协助，一并致谢。

王齐亮

2016年3月20日于烟台一春堂

时年九十

# 附录一　《灵枢·经脉》的"十二经脉"原文
## （参照史崧本和《黄帝内经太素》）

　　"肺手太阴之脉，起于中焦，下络大肠，还循胃口，上膈属肺，从肺系横出腋下，下循臑内，行少阴心主之前，下肘中，循臂内上骨下廉，入寸口，上鱼，循鱼际出大指之端；其支者，从腕后直出次指内廉，出其端。是动则病肺胀满，膨膨然（史本无'然'）而喘咳，缺盆中痛，甚则交两手而瞀，此为臂厥，是主肺所生病者，咳，上气，喘，渴，烦心，胸满，臑臂内前廉痛厥，掌中热；气盛有余则肩背痛，风寒汗出，中风不泆（史本'不泆'作'小便'），数（史本后有'而'）欠；气虚则肩背痛寒，少气不足以息，溺色变，为此诸病，盛则写之，虚则补之，热则疾之，寒则留之，陷下则灸之，不盛不虚，以经取之。盛者则（史本无'则'，余同）寸口大三倍于人迎，虚者则（史本无'则'，余同）寸口反小于人迎。

　　大肠手阳明之脉，起于大指次指之端，循指上廉，出合谷两骨之间，上入两筋之中，循臂上廉，入肘外廉，上臑外前廉，上肩，出髃（史本'髃'后有'骨之'）前廉，上出于柱骨之会上，下入缺盆，络肺下膈，属大肠；其支者，从缺盆上颈贯颊，入下齿中，还出侠口，交人中，左之右，右之左，上侠鼻孔。是动则病齿痛颈（史本'颈'作'颈'）肿，是主津（史本'津'后有'液'）所生病者，目黄，口干，鼽衄，喉痹，肩前臑痛，大指次指痛不用。气盛（史本无'盛'）有余则当脉所过者热肿，虚则寒栗不复。为此诸病，盛则写之，虚则补之，热则疾之，寒则留之，陷下则灸之，不盛不虚，以经取之。盛者则人迎大三倍于寸口，虚者则人迎反小于寸口。

　　胃足阳明之脉，起于鼻（史本'鼻'后有'之'），交頞中（史本接'旁纳，一本作约，太阳之脉'），下循鼻外，入上齿中，还出侠口环脣，下交承浆，却循颐后下廉，出大迎，循颊车上耳前，过客主人，循髮际至额颅；其支者，从大迎前下人迎，循喉咙入缺盆，下鬲属胃络脾；其直者，从缺盆下乳内廉，下侠脐入气街中；其支者，起（史本'起'后有'于'）胃口，下循腹里，下至气街中而合，以下髀（史本'髀'后有'关'）抵伏菟，下膝入（史本无'入'）膑中，下循胻（史本作'胫'）外廉下足跗，入中指内閒（史本作'间'）；其支者，下膝（史本'膝'作'廉'）三寸而别，以（史本无'以'）下入中指外閒（史本作'间'）；其支者，别跗上，入大指閒（史本作'间'）出其端。是动则病洒洒振寒，善伸（史本'伸'作'呻'）数欠，颜黑，病至则恶人与火，闻木音（史本'音'作'声'）则惕然而惊，心欲动，独闭户（史本'户'后有'塞'）牖而处，甚则欲上高而歌，弃衣而走，贲响腹胀，是为骭（史本'骭'作'骬'）厥，是主血所生病者，狂，疟，温淫（史本'淫'作'滛'）汗出，鼽衄，口喎，脣胗，颈肿喉痹，腹外肿（史本此三字作'大腹水肿'），膝膑肿痛，循膺乳（史本'乳'后有'气'）街股伏菟骭（史本'骭'作'骬'）外廉足跗上皆痛，中指不用。气盛则身以前皆热，其有余于胃，则消谷善饥，溺色变（史本'变'作'黄'）；气不足则身以前皆寒栗，胃中寒则胀满。为此诸病，盛则写之，虚则补之，热则疾之，寒则留之，陷下则灸之，不盛不虚，以经取之，盛者则人迎大三倍于寸口，虚者人迎反小于寸口。

　　脾足太阴之脉，起于大指之端，循指内侧白肉际，过覈（史本作'核'）骨后，上内踝前廉，上腨内循胫骨后，交出厥阴之前，上循（史本无'循'）膝股内前廉入股（史本'股'

作'腹'），属脾络胃，上膈侠咽，连舌本，散舌下；其支者，复从胃别上膈，注心中。是动则病舌（史本'舌'后有'本'）强，食则呕，胃脘痛，腹胀，善噫，得后出（史本无'出'）余（史本作'与'）气则快然如衰，身体皆重，是主脾所生病者，舌本痛，体不能动摇，食不下，烦心，心下急痛，溏瘕泄，水闭，黄瘅（史本作'疸'），不能卧，强欠（史本'欠'作'立'），股膝内肿厥，大（史本'大'前有'足'）指不用。为此诸病，盛则写之，虚则补之，热则疾之，寒则留之，陷下则灸之，不盛不虚，以经取之。盛者则寸口大三倍于人迎，虚者则寸口反小于人迎。

心手少阴之脉，起于心中，出属心系，下膈络小肠；其支者，从心系上侠咽，系目系；其直者，复从心系却上肺，上（史本作'下'）出腋下，下循臑内后廉，行太阴心主之后，下肘内，循臂内后廉，抵掌后兑（史本'兑'作'脱'）骨之端，入掌内（史本'内'接'后'）廉，循小指之内出其端。是动则病嗌干，心痛，渴而欲饮，为（史本'为'前有'是'）臂厥，是主心所生病者，目黄，胁痛，臑臂内后廉痛厥，掌中热痛也（史本无'也'）。为此诸病，盛则写之，虚则补之，热则疾之，寒则留之，陷下则灸之，不盛不虚，以经取之，盛者则寸口大再倍于人迎，虚者则寸口反小于人迎。

小肠手太阳之脉，起于小指之端，循手外侧上腕出踝中，直上循臂，下（史本无'下'）骨下廉，出肘内侧两骨（史本'骨'作'筋'）之间，上循臑外后廉，出肩解，绕肩胛，交肩上，入缺盆，络心循咽下膈抵胃，属小肠；其支者，从缺盆循颈上颊，至目兑眦，却入耳中；其支者，别颊上𬪩抵鼻，至目内眦（史本接'斜络于颧'）。是动则病嗌痛颔（史本'颔'作'领'）肿，不可以顾，肩似拔，臑似折，是主液所生病者，耳聋，目黄，颊肿，颈颔肩臑肘臂外后廉痛。为此诸病，盛则写之，虚则补之，热则疾之，寒则留之，陷下则灸之，不盛不虚，以经取之，盛者则人迎大再倍于寸口，虚者则人迎反小于寸口。

膀胱足太阳之脉，起于目内眦，上额交颠（史本'颠'作'巅'）上（史本无'上'），其支者，从颠至耳上角（史本无'角'）；其直者，从颠入络脑，还出别下项，循肩髆内侠脊，抵腰中，入循膂，络肾属膀胱；其支者，从腰中下（史本接'挟脊'）贯臀，入腘中；其支者，从髆内左右别下贯胂（史本'胂'作'胛'）（史本接'挟脊内'），过髀枢，循髀外（史本'外'后有'从'）后廉下，合腘中，以下贯腨（史本'腨'后有'内'），出外踝之后，循京骨至小指外侧。是动则病冲头痛，目似脱，项似拔，脊痛，腰似折，髀不可以迴（史本'迴'作'曲'），腘如结，踹如裂，是为踝厥，是主筋所生病者，痔，疟，狂颠疾，头亚（史本'亚'作'顖'）项痛，目黄，泪出，鼽衄，项背腰尻腘踹脚皆痛，小指不用。为此诸病，盛则写之，虚则补之，热则疾之，寒则留之，陷下则灸之，不盛不虚，以经取之，盛者则人迎大再倍于寸口，虚者则人迎反小于寸口。

肾足少阴之脉，起于小指之下，邪趣（史本'趣'作'走'）足心，出于然谷之下，循内踝之后，别入跟中，以上腨内，出腘内廉，上股内后廉，贯脊属肾，络膀胱；其直者，从肾上贯肝鬲，入肺中，循喉咙，侠舌本；其支者，从肺出络心，注胸中。是动则病饥不欲食，面黑如地色（史本上文作'面如漆柴'），咳唾则有血，喝喝如（史本'如'作'而'）喘，坐而欲起（史本无'起'），目䀮䀮如无所见，心如悬，病（史本'病'作'若'）饥状，气不足则善恐，心惕惕如人将捕之，是为骨厥，是主肾所生病者，口热舌干，咽肿，上气，嗌干及痛，烦心，心痛，黄瘅（史本'瘅'作'疸'），肠澼，脊股内后廉痛，痿厥嗜卧，足下热而痛。为此诸病，盛则写之，虚则补之，热则疾之，寒则留之，陷下则灸之，不盛不虚，以经取之'，'盛者则寸口大再倍于人迎，虚者则寸口反小于人迎。

心主手厥阴心包（史本'包'后有'络'）之脉，起于胸中，出属心包（史本'包'后有'络'），下鬲历络三焦；其支者，循胸出胁下腋三寸，上抵腋下，下（史本无'下'）循臑内，行太阴少阴之间，入肘中，下臂行两筋之间，入掌中，循中指出其端；其支者，别掌中，循小指次指出其端。是动则病手（史本'手'后有'心'）热（史本'热'后有'臂'）肘挛（史本'挛'后有'急'）腋肿，甚则胸中（史本无'中'，有'胁支'）满，心（史本'心'后有'中'）澹澹（史本作'憺憺'）大（史本作'火'）动，面赤目黄，（史本接'喜笑不休'）；是心（史本无'心'）主脉所生病者，烦心，心痛，掌中热。为此诸病，盛则写之，虚则补之，热则疾之，寒则留之，陷下则灸之，不盛不虚，以经取之，盛者则寸口大一倍于人迎，虚者则寸口反小于人迎。

三焦手少阳之脉，起于小指次指之端，上出两指之间，循手表（史本'表'后有'腕'）出臂外两骨之间，上贯肘，循臑外上肩而交出足少阳之后，入缺盆，布膻中，散络（史本'络'作'落'）心包，下鬲徧（史本'徧'作'循'）属三焦；其支者，从膻中上出缺盆，上项系耳后直上出耳上角，以屈下颊至䪼；其支者，从耳后入耳中，出走耳前，过客主人前，交颊至目兑眦。是动则病耳聋浑浑淳淳（史本作'焞焞'），嗌肿喉痹，是主气所生病者，汗出，目兑眦痛，颊痛，耳后肩臑肘臂外皆痛，小指次指不用。为此诸病，盛则写之，虚则补之，热则疾之，寒则留之，陷下则灸之，不盛不虚，以经取之，盛者则人迎大一倍于寸口，虚者则人迎反小于寸口。

胆足少阳之脉起于目兑眦，上抵（史本'抵'后有'头'）角，下耳后，循颈行手少阳之前，至肩上，却交出手少阳之后，入缺盆；其支者，从耳后入耳中，出走耳前，至目兑眦后；其支者，别目（史本无'目'）兑眦，下大迎合（史本接'于'）手少阳（史本'阳'后有'抵'）于顿下，加颊车下颈，合缺盆以下胸中，贯鬲络肝属胆，循胁里出气街，绕毛际横入髀厌中；其直者，从缺盆下腋，循胸过季胁，下合髀厌中，以下循髀太（史本无'太'）阳出膝外廉，下外辅骨之前，直下抵绝骨之端，下出外踝之前，循足跗上，入小指次指之间；其支者，别跗上，入大指之间，循大指歧（史本接'骨'）内出其端，还贯爪甲出三毛。是动则病口苦，善太息，心胁痛不能反（史本'反'作'转'）侧，甚则面（史本接'微有'）尘，体无膏泽，足少阳（史本'少阳'作'外'）反热，是为阳厥，是主骨所生病者，头角（史本无'角'，有'痛'）颔（史本作'颔'）痛，目兑眦痛，缺盆中肿痛，腋下肿，马刀侠婴，汗出振寒，疟，胸胁肋髀膝外至胫绝骨外踝前及诸节皆痛，小指次指不用。为此诸病，盛则写之，虚则补之，热则疾之，寒则留之，陷下则灸之，不盛不虚，以经取之；盛者则人迎大一倍于寸口，虚者则人迎反小于寸口。

肝足厥阴之脉起于大指丛毛之（史本'之'后有'际'）上，循足跗上廉，去内踝一寸，上踝八寸，交出太阴之后，上腘内廉，循阴股（史本作'股阴'）入毛中，环（史本作'过'）阴器，抵少（史本'少'作'才'）腹，侠胃属肝络胆，上贯鬲，布胁肋，循喉咙之后，上入颃颡，连目系，上出额，与督脉会于巅；其支者，从目系下颊里，环唇内；其支者，复从肝别贯鬲，上注肺。是动则病腰痛不可以俛仰，丈夫㿉（史本作'癀'）疝，妇人少腹肿腰痛（史本无'腰痛'），甚则嗌干面尘

（史本接'脱色'），是主（史本无'主'）肝所生病者，胸满，呕逆，飧泄，狐疝，遗溺，闭癃。为此诸病，盛则写之，虚则补之，热则疾之，寒则留之，陷下则灸之，不盛不虚，以经取之；盛者则寸口大一倍于人迎，虚者则寸口反小于人迎。"

# 附录二　《灵枢·经筋》原文

（参照史崧本和《黄帝内经太素》）

"足太阳之筋。起于足小指。上结于踝。邪上结于膝。其下（《黄帝内经太素》接'者'）循足外踝（《黄帝内经太素》'踝'作'侧'）。结于踵。上循跟。结于腘。其别者，结于踹外。上腘中内廉。与腘中并上结于臀。上挟脊上项。其支者。别入结于舌本。其直者。结于枕骨。上头。下颜。结于鼻。其支者。为目上網（《黄帝内经太素》'網'作'纲'）。下结于頄。其支者，从腋后外廉，结于肩髃。其支者。入腋下。上出缺盆，上结于完骨。其支者。出缺盆。邪上出于頄。其病小指支跟肿痛。腘挛。脊反折。项筋急。肩不举。腋支缺盆中纽（《黄帝内经太素》'纽'作'纫'）痛，不可左右摇。治在燔针劫刺。以知为数，以痛为输。名曰仲春痹。

足少阳之筋。起于小指次指。上结外踝。上循胫外廉。结于膝外廉。其支者别（《黄帝内经太素》无'别'）起（《黄帝内经太素》接'于'）外辅骨。上走髀。前者结于伏兔之上。后者结于尻。其直者上乘眇（《黄帝内经太素》作'眇乘'）季胁。上走腋前廉。系于膺乳。结于缺盆。直（《黄帝内经太素》'直'前有'其'）者上出腋。贯缺盆。出太阳之前。循耳后上额角。交巅上。下走颔。上结于頄。支（《黄帝内经太素》'支'前有'其'）者结于目（《黄帝内经太素》'目'后有'外'）眦为外维。其病小指次指支转筋。引膝外转筋。膝不可屈伸。腘（《黄帝内经太素》'腘'后有'中'）筋急。前引髀。后引尻。即（《黄帝内经太素》无'即'）上乘眇季胁痛。上引缺盆膺乳颈。维筋急。从左之右。右目不开。上过右角。并跷脉而行。左络于右。故伤左角。右足不用。命曰维筋相交。治在燔针劫刺，以知为数，以痛为输。名曰孟春痹也。

足阳明之筋，起于中三指。结于跗上。邪外上加于辅骨。上结于膝外廉。直上结于髀枢。上循胁。属脊。其直者上循骭（《黄帝内经太素》'骭'作'骱'）结于膝。其支者结于外辅骨，合少阳。其直者上循伏兔，上结于髀，聚于阴器，上腹而布。至缺盆而结。上颈。上挟口，合于頄。下结于鼻。上合于太阳。太阳为目上網（《黄帝内经太素》'網'作'纲'）。阳明为目下網（《黄帝内经太素》'網'作'纲'）。其支者从颊结于耳前。其病足中指支胫转筋。脚跳坚。伏兔转筋。髀前肿。㿗（史本'㿗'作'瘄'）疝。腹筋急。引缺盆及颊。卒口僻。急者目不合。热则筋纵。目不开。颊筋有寒则急引颊移口。有热则筋弛纵。缓不胜收。故僻。治之以马膏。膏其急者。以白酒和桂以涂其缓者。以桑钩钩之。即以生炭灰置之坎中。高下以（《黄帝内经太素》以作'与'）坐等。以膏熨急颊。且饮美酒。啖炙肉。不饮酒者自强也。为之三拊而已。治在燔针劫刺。以知为数。以痛为输。名曰季春痹也。

足太阴之筋，起于大指之端内侧。上结于内踝。其支者络（《黄帝内经太素》'络'作'上结'）于膝内辅骨。上循阴股。结于髀。聚于阴器。上腹。结于脐。循腹裹结于肋（《黄帝内经太素》'肋'作'胁'）。散于胸中。其内者著于脊。

其病足大指支内踝痛。转筋痛。膝内辅骨痛。阴股引髀而痛。阴器纽（《黄帝内经太素》'纽'作'纫'）痛。上（史本作'下'）引脐（《黄帝内经太素》'脐'后有'与'）两胁痛引膺中。脊内痛。治在燔针劫刺，以知为数。以痛为输。命曰孟秋痹也。

足少阴之筋。起于小指之下。并足太阴之筋。邪走内踝之下结于踵。与太阳(《黄帝内经太素》'太阳'作'足太阴')之筋合。而上结于内辅之下。并太阴之筋而上。循阴股。结于阴器。循脊内。挟膂上至项。结于枕骨。与足太阳之筋合。其病足下转筋。及所过而结者皆痛及转筋。病在此者。主痫瘛及痉。在外者不能俯。在内者不能仰。故阳病者腰反折不能俯。阴病者不能仰。治在燔针劫刺。以知为数。以痛为输。在内者熨引饮药。此筋折纽。纽发数甚者。死不治。名曰仲秋痹也。

足厥阴之筋。起于大指之上。上结于内踝之前。上循胫。上结内辅之下。上循阴股。结于阴器。络(《黄帝内经太素》'络'前有'结')诸筋。其病足大指支内踝之前痛。内辅痛。阴股痛转筋。阴器不用。伤于内则不起。伤于寒则阴缩入。伤于热则纵挺不收。治在行水。清阴气。其病转筋者。治在燔针劫刺。以知为数。以痛为输。命曰季秋痹也。

手太阳之筋。起于小指之上。结(《黄帝内经太素》'结'前有'上')于腕。上循臂内廉。结于肘内锐(《黄帝内经太素》'锐'作'兑')骨之后。弹之应(《黄帝内经太素》'应'后有'于')小指之上。入结于腋下。其支者后走腋后廉。上绕肩胛。循颈(史本'颈'作'胫',误)出足(史本'足'作'走')太阳之前。结于耳后完骨。其支者入耳中。直(《黄帝内经太素》'直'前有'其')者出耳上。下结于颔。上属目外眦。其病小指支(《黄帝内经太素》'支'后有'痛')。肘内锐(《黄帝内经太素》'锐'作'兑')骨后廉痛。循臂阴入腋下。腋下痛。腋后廉痛。绕肩。肩(史本无此字)胛引颈而痛。应耳中鸣。痛引颔。目瞑良久乃得(《黄帝内经太素》'得'作'能')视。颈筋急则为筋痿(史本'痿'作'瘘')。颈肿寒热。在颈者治在燔针劫刺。以知为数。以痛为输。其为肿者。复(《黄帝内经太素》'复'作'伤')而锐(《黄帝内经太素》'锐'作'兑')

之。其(《黄帝内经太素》'其'作'本')支者上曲牙(《黄帝内经太素》'牙'作'耳')。循耳前属目外眦。上额结于角。其痛(《黄帝内经太素》'痛'作'病')当所过者支转筋。治在燔针劫刺。以知为数。以痛为输。名曰仲夏痹也。

手少阳之筋。起于小指次指之端。结于腕(《黄帝内经太素》'腕'后有'上')中。循臂结于肘。上绕臑外廉上肩。走颈合手太阳。其支者当曲颊入系舌本。其支者上曲牙(《黄帝内经太素》'牙'作'耳'),属目外眦。上乘颔(《黄帝内经太素》'颔'作'领')。结于角,其病当所过者即支转筋。舌卷。治在燔针劫刺。以知为数。以痛为输。名曰季夏痹也。

手阳明之筋。起于大指次指之端。结于腕上。循臂上结于肘外。上臑结于髃。其支者绕肩胛。挟脊。直者从肩髃上颈。其支者上颊结于頄。其(《黄帝内经太素》无'其')直者上出手太阳之前。上左角。络头。下右颔。

其病当所过者支痛及转筋。肩不举。颈不可左右视。治在燔针劫刺。以知为数。以痛为输。名曰孟下痹也。

手太阴之筋。起于大指之上。循指上行。结于鱼后。行寸口外侧。上循臂结肘中。上臑内廉。入腋下。出缺盆。结肩前髃。上结缺盆。下结(《黄帝内经太素》'结'作'络')胸里。散贯贲。合贲下。(《黄帝内经太素》'抵'前有'下')抵季胁(《黄帝内经太素》'胁'作'肋')。其病当所过者支转筋。痛甚成息贲。胁急吐血。治在燔针劫刺。以知为数。以痛为输。名曰仲冬痹也。

手心主之筋。起于中指。与太阴之筋并行。结于肘内廉。上臂阴。结腋下。下散前后挟胁。其支者入腋。散胸中。结于贲(史本'贲'作'臂',误)。其病当所过者支转筋。前(《黄帝内经太素》无'前')及胸痛。息贲。治在燔针劫刺。以知为数。以痛为输。名曰孟冬痹也。

手少阴之筋。起于小指之内侧。结于锐(《黄帝内经太素》'锐'作'兑')骨。上结肘内廉。上入腋交太阴。挟(《黄帝内经太素》'挟'作'伏')乳裏。结于胸中。循贲（史本'贲'作'臂'，误）下系于脐。其病内急。心承伏梁。下为肘網(《黄帝内经太素》'網'作'纲')。其病当所过者支转筋。筋痛。治在燔针劫刺。以知为数。以痛为输。其成伏梁唾血脓(《黄帝内经太素》'血脓'作'脓血')者。死不治。

经筋之病。寒则反折筋急。热则筋弛纵不收。阴痿不用。阳急则反折，阴急则俛不伸。焠刺者。刺寒急也。热则筋纵不收(《黄帝内经太素》无'不收')。无用燔针。名曰季冬痹也'。足之阳明。手之太阳。筋急则口目为噼。眥(《黄帝内经太素》'眥'前有'目')急不能卒视。治皆如右方也。"

# 附录三 "十二经见证"各经见证重整经过的细节

一、"足太阳膀胱经见证：头苦痛。目似脱。头两边痛。泪出。脐反出。下肿。便脓血。肌肉痿。项似拔。小腹胀痛。按之欲小便不得"。

1. 病证分析

这些足太阳的见证与膀胱足太阳的病证相比，显然减少了很多，也增加了一些出人意料的病证。现在分析讨论如下：

（1）"目似脱。项似拔"：为膀胱足太阳的原文。

（2）"头苦痛"：见《灵枢·寒热病》"足太阳有通项入于目者"，"头目苦痛"。

（3）"头两边痛"：此证也可归入足少阳见证。

（4）"泪出"：见《素问·厥论》"手太阳厥逆，（耳聋），泣出，项不可以顾"。此项可移入手太阳经见证，但也可不动，因为据《灵枢·根结》，"太阳结于命门，命门者，目也"。

（5）"小腹胀痛。按之欲小便不得"：据《灵枢·邪气藏府病形》为"膀胱病者"的表现。《素问·至真要大论》的"岁太阴在泉"中有类似记载："少腹痛肿，不得小便"。

（6）"脐反出"：可能是衍文。据《中国医学大辞典》，脐突由儿在母腹时感受积热，或生后先断脐而后洗浴，或束缚不紧，风湿入内所致。这一注释在此显然并不适用。但此证可表示婴儿角弓反张时腹部突起的状态。如果这样考虑，此证应该保留。

（7）"便脓血"：这应该是肾足少阴肠澼的症状，应归入足少阴见证。

（8）"肌肉痿"：这应该是脾证，应归入足太阴经见证。

（9）"下肿"：含义不明。待考证。

根据以上记载可知，本见证强调病情集中在头脑，兼有膀胱府证。

（注：在撰写"十二经脉"的时候，估计膀胱证与肝和厥阴的关系已经明确，而与太阳的关系还不够明确，所以膀胱足太阳中可以不提膀胱证。《素问·刺腰痛》中确曾提到"解脉令人腰痛""时遗溲"，但解脉为足太阳的分支是后人考证出来的，而且作为一个分支的病证不能代表足太阳的主证。不过随着医学的进步，《内经》中出现了膀胱与太阳相关的记载。除了上面提到的《灵枢·邪气藏府病形》中的膀胱证，《灵枢·本输》中说："三焦者，足少阳、太阴（一本作阳）之所将，太阳之别也"，"出于委阳，并太阳之正，入络膀胱，约下焦。实则闭癃，虚则遗溺"；《灵枢·癫狂》中说："内闭不得溲，刺足少阴、太阳与骶上以长针"。因此在撰写"十二经见证"时，足太阳与膀胱证的相关就无法回避了。但请注意，这里只说"闭癃"，没说"遗溺"。）

2. 在"合生见证"中，足太阳见于：头项痛，目黄，鼻衄血，痔，疟。其中的"头项痛"已出现在足太阳经见证，所以本见证中还应补充：目黄，鼻衄血，痔，疟。

3. 需要调动位置者：

（1）"头两边痛"：此证可归入足少阳见证。

（2）"便脓血"：应归入足少阴见证。

（3）"肌肉痿"：应归入足太阴经见证。

（4）加入手太阳经见证的"腰似折"。

（5）加入足阳明经见证的"髀不可转。腘似结。腨似裂"。

4. 重整的足太阳经见证大致为：

"头苦痛。目似脱。泪出。头项痛。项似拔。腰似折。（脐反出)。髀不可转。腘似结。腨似裂。鼻衄衊。目黄。疟。痔。小腹胀痛。按之欲小便不得"。("下肿"有待考证。)

(附:膀胱足太阳病证:冲头痛。目似脱。项如拔。脊痛。腰似折,髀不可以曲。腘如结。踹如裂。痔。疟。狂。癫疾。头囟项痛。目黄。泪出。衄衊。项背腰尻腘踹脚皆痛,小指不用。)

注评:重整后的本见证与膀胱足太阳的病证相比,有以下变化:

(1)未提"脊痛",可能意在突出头证和脑证。

(2)未提"狂、癫疾"(已经移入足阳明胃经见证),可能因为它们是心证。

(3)增添了膀胱证的"闭癃"。(注:未提"反折瘛疭",可能是由于原著文字的缺失。)

二、"足阳明胃经见证:恶人与火。闻木声则惊。狂。上登而歌。弃衣而走。颜黑。不能言。唇胗。呕。呵欠。消谷。善饮。颈肿。膺乳气街股伏兔骭外廉足跗皆痛。胸傍过乳痛。口喝。腹大水肿。贲响腹胀。跗内廉胕痛。髀不可转。腘似结。腨似裂。膝膑肿痛。遗溺失气。善伸数欠。癫疾。湿淫心欲动。则闭户独处。惊。身前热。身后寒栗。"(注:"善饮"之"饮"为"饥"之误。"湿淫"为温淫之误。)

1. 本见证与胃足阳明病证一致的部分很多,例如:

"恶人与火。闻木声则惊。狂。上登而歌。弃衣而走。颜黑。不能言。唇胗。呕。呵欠。消谷。

善饥。颈肿。口喝。腹大水肿。贲响腹胀。心欲动。善伸数欠。闭户独处。惊。身前热。身后寒栗。

膝膑肿痛。膺乳气街股伏兔骭外廉足跗皆痛。"

2. 本见证与胃足阳明相比,多出了以下病证:

（1）"不能言"：《素问·脉要精微论》中说，"心脉搏坚而长，当病舌卷不能言"。

（2）"胸傍过乳痛"为足阳明胃经所过证。

（3）"跗内廉胕痛"：据《中国医学大辞典》，跗，足背也；胕，足面，与跗同。从"内廉"的提法看，与"胻外廉足跗皆痛"的提法矛盾。此证应属足太阴，不应在此。

（4）"髀不可转。腘似结。腨似裂"：这些显然是足太阳膀胱证。

（5）"癫疾"：据《灵枢·邪气藏府病形》，"五藏之病变"，"心脉微涩为颠疾"。

（6）"遗溺"：衍文。

（7）"失气"：衍文。《素问·脉解》太阴证中说，"得后与气则快然如衰"，可知"失气"为太阴证。至于《素问·玉机真藏论》的"夏脉者心"的病证中提到"气泄"，已见于手少阴经见证。

（8）"湿淫"：为"温淫"之误。

（9）"呵欠"：与"数欠"重叠。

3. 在"合生见证"中，足阳明见于：面赤。鼻鼽衄。目（瞳人）痛。喉痹。哕。善呕。膈咽不通。腹胀。凄然振寒。汗出。疟。

以上"喉痹""善呕""腹胀""汗出""疟"见于胃足阳明。

所以需要加入的病证为："面赤。鼻鼽衄。目（瞳人）痛。哕。膈咽不通。凄然振寒"。（据《汉语大字典》，凄为寒凉之意；洒寒貌。所以"凄然振寒"即"洒洒振寒"。）

4. 需要调整者：

（1）"跗内廉胕痛"：应属足太阴经见证。

（2）"髀不可转。腘似结。腨似裂"：应属足太阳经见证。

（3）"遗溺"：与足厥阴肝经见证重复，应删去。

（4）"膈咽不通、不食、失气"：与脾足太阴的"食不下""得后与气"一致，应归入足太阴经见证。

5. 重整的足阳明胃经见证大致为：

"凄然振寒，善伸数欠。颜黑。恶人与火。闻木声则惊。心欲动。闭门独处。狂。癫疾。上登而歌。弃衣而走。汗出，面赤，目痛。鼽衄。口喎。唇胗。颈肿。喉痹。不能言。膈咽不通、不食。腹大水肿。贲响腹胀。呕。哕。消谷善饥。身前热。身后寒栗。疟。温淫。胸傍过乳痛。膝膑肿痛，膺乳气街股伏兔胻外廉足跗皆痛。"

（附：胃足阳明病证：洒洒振寒。善呻（伸）数欠。颜黑。病至则恶人与火。闻木声则惕然而惊。心欲动。独闭户塞牖而处。甚则欲上高而歌。弃衣而走。贲响腹胀。狂。疟。温淫。汗出。鼽衄。口喎。唇胗。颈肿喉痹。大腹水肿。膝膑肿痛。循膺乳气街股伏菟骭（胻）外廉足跗上皆痛。中指不用。气盛则身以前皆热。其有余于胃则消谷善饥。溺色黄（变）。气不足则身以前皆寒栗。胃中寒则胀满。）

注评：重整后的本见证与胃足阳明的病证基本相同，发生的变化如下：

（1）按照前面对"合生见证"中的考证，增加了"目痛"，继承了《素问·诊要经终论》阳明终者"口目动作"的理论，使原来"旁纳太阳之脉"的表述更为明确地表明了此经与脑的相通。

（2）丰富了阳明心证和胃证，增加了"不能言""面赤""呕""哕"等。

（3）保留了高热、疟和温淫，但未提"溺色变（或黄）"。

三、"足少阳胆经见证：口苦。马刀挟瘿。胸中胁肋髀膝外至胻绝骨外踝前诸节痛。足外热。寝寒憎风。体无膏泽。善太息"。

（1）此见证仅保留了胆足少阳的"口苦，善太息"的胆证，沿经走行部位的"足外热，马刀挟瘿，胸胁肋髀膝外至胻绝骨外踝前诸节痛"，以及"寝寒憎风。体无膏泽"。

"寝寒憎风"：应为"寝汗憎风"，见于《素问·藏气法时》的"肾病者"，为肾证。原文为"寝汗出，憎风"。

"体无膏泽""面尘"和"足外热"均见于《素问·至真要大论》"岁阳明在泉，燥淫所胜"（相当于胆或少阳证）。

（2）在"合生见证"中，足少阳见于："头痛""目（瞳人）痛""耳聋""面尘""腋肿""胁痛""善呕苦汁""凄然振寒""疟""汗出"。

"凄然振寒"和"汗出"：据《素问·疟论》，疟的发病是"夏伤于大暑，其汗大出，因遇夏气凄沧之水寒，藏于腠理肤之中，秋伤于风，则病成矣"。这里讲的是胆足少阳出现疟疾的原因。

（3）需要补入的病证：足太阳经见证中的"头两边痛"。

（4）重整的足少阳经见证大致为：

"头痛。头两边痛。口苦。善太息。目痛。耳聋。面尘。善呕苦汁。体无膏泽。腋肿。胁痛。马刀挟瘿。寝汗憎风。凄然振寒。汗出。疟。胸中胁肋髀膝外至胻绝骨外踝前诸节痛。足外热"。

（附：胆足少阳病证：口苦。善太息。心胁痛不能转侧。甚则面微有尘。体无膏泽。足外反热。头［角］痛。颔痛。目［锐眦］痛。缺盆中肿痛。腋下肿。马刀侠瘿。汗出振寒。疟。胸胁肋髀膝外至胫绝骨外踝前及诸节皆痛。小指次指不用。）

注评：笔者认为还应补入"半头痛"，因为《灵枢·厥病》中说："头半寒痛，先取手少阳、阳明，后取足少阳、阳明"。这里取手足阳明是为了祛寒，而治半头痛的是手足少阳。

四、"手太阳小肠经见证：面白。耳前热。苦寒。颈颔肿不可转。下肿。肩臑肘臂外后廉肿痛。臑臂内前廉痛"。

1. 本见证存在以下问题：

（1）"颈颔肿不可转"：与小肠手太阳病证对比，可知它应为"颔肿"和"颈不可转"。

（2）"肩臑肘臂外后廉肿痛"：与小肠手太阳相应病证对比仅多一"肿"字。可视为一致。

（3）"臑臂内前廉痛"：按"臑臂内前廉"为肺手太阴所过部位，此证应归入手太阴经见证。

（4）"腰似折"为足太阳经见证，应移入该经。

2. 在"合生见证"中，手太阳见于："耳聋。鼻衄衊。臂外痛。目黄"。这些应加入手太阳经见证。其中的"臂外痛"与"肩臑肘臂外后廉肿痛"一致。

此外，据"合生见证"的考证，"目（瞳人）痛"应加入手太阳。足太阳已有"目似脱"。

综合以上资料，可知手太阳小肠经见证的实际情况大概是："面白。耳前热。苦寒。耳聋。鼻衄衊。目黄。颔肿。颈不可转。肩臑肘臂外后廉肿痛"。现分析如下：

（1）"面白"：据《素问·诊要经终论》，太阳经终有"面白"，似乎可以归入足太阳经见证。但考虑到足厥阴肝有"面青"，足太阴脾有"面黄"，足少阴肾有"面黑"，手少阴心有"面赤"，所以"面白"应归入手太阴经见证。

（2）"耳前热。苦寒"：据《灵枢·邪气藏府病形》，小肠病者有"耳前热"和"寒甚"。所以这里是小肠证。据《汉语大字典》，苦可解为"深"或"甚"。

（3）"颔肿"：原为小肠手太阳证。

（4）"颈不可转"相当于"不可以顾"，可认定为手太阳证。

（5）"耳聋"：《素问·厥论》的手太阳厥逆有"耳聋"，以及"项不可以顾，腰不可以俯仰"。

（6）"鼻鼽衄"：小肠手太阳"抵鼻"，膀胱足太阳有"鼽衄"。

（7）"目黄"：小肠手太阳证。

（8）"腰似折"：本为膀胱足太阳证。应移入足太阳经见证。

（9）"臂外痛"：与"肩臑肘臂外后廉痛"一致。

3. 重整的手太阳小肠经见证大致是：

"目痛。耳聋。鼻鼽衄。目黄。耳前热。苦寒。颔肿。颈不可转。肩臑肘臂外后廉肿痛"。

（附：小肠手太阳的病证：嗌痛颔肿。不可以顾。肩似拔。臑似折。耳聋。目黄。颊肿。颈颔肩臑肘臂外后廉痛。）

注评：与小肠手太阳的病证相比，本见证主要的变化是为太阳证补充了目证（目痛）、耳证（耳聋）、鼻证（鼽衄），使太阳与脑的联系更为直接。本见证无小肠府证。

五、"手阳明大肠经见证：手大指次指难用。"（"十二经脉"中"难"作"不"，无原则性区别。）

1. 在"合生见证"中，手阳明见于："面赤。目（瞳人）痛。耳聋。鼻鼽衄。目黄。喉痹。喘"。

2. 重整的手阳明经见证大致为：

"面赤。目痛。目黄。鼻鼽衄。耳聋。喉痹。喘。手大指次指难用"。

（附：大肠手阳明的病证：齿痛。颈（或颊）肿。目黄。口干。鼽衄。喉痹。肩前臑痛，大指次指痛不用。）

3. 本见证与大肠手阳明的病证相比有以下变化：

（1）按照"合生见证"的考证，增加了"目痛"。它与耳证（耳聋）和鼻（鼽衄）证一起使阳明与脑的联系更为直接。

（2）增加了"喘"的肺证。在"阳明脉解篇"中，阳明有喘证。

（3）删去了"齿痛"、颈（或颊）肿。

评注：手阳明大肠经见证中无大肠府证。

六、"手少阳三焦经见证：耳聋浑浑焞焞。耳鸣嘈嘈。耳后肩臑肘臂外背（背为'皆'之误）痛。气满。皮肤殻殻然坚而不痛"。

1. 病证分析

（1）此见证增加了"耳鸣嘈嘈"和"气满。皮肤殻殻然坚而不痛"。

（2）在"合生见证"中，手少阳见于："目（瞳人）痛""耳聋""喉痹""臂外痛""汗出"。

（3）"臂外痛"与"肩臑肘臂外皆痛"一致。

2. 重证的手少阳经见证大致为：

"耳聋浑浑焞焞。耳鸣嘈嘈。目痛。喉痹。汗出。气满。皮肤殻殻然坚而不痛。耳后肩臑肘臂外皆痛"。

（附：三焦手少阳的病证：耳聋浑浑焞焞。嗌肿喉痹。汗出。目锐眦痛。颊痛。耳后肩臑肘臂外皆痛。小指次指不用。）

注评：本见证与三焦手少阳的病证相比有如下变化：

（1）据"合生见证"的考证，增加了"目痛""耳鸣"，与"耳聋"一起直通于脑。

（2）增加了小部分的三焦证"气满。皮肤殻殻然坚而不痛"。

七、"足太阴脾经见证"比较杂乱，错讹甚多，不得不随时加注。原文如下：

"五泄注下五色。大小便不通。面黄。舌本强痛。口疳。食即吐。食不下咽。怠惰嗜卧。抢心。善饥善味（'味'多半为'呕'之误）。不嗜食。不化食。尻阴股膝臑（'臑'应作'髀臑'）胻足背（'背'为'皆'之误）痛。烦闷。心下急痛。有动痛。按之若牢。痛当脐。心下若痞。腹胀肠鸣。飧泄不化。足不收。行善瘛。脚下痛。九窍不通。溏泄。水下后。出餘气则快然。饮发中满。食减。善噫。形醉。皮肤润而短气。肉痛。身体不能动摇。足胕肿若水"。

（注：据《汉语大字典》，醉通"悴"；形醉即"形悴"。"抢心"的"抢"，据《汉语大字典》可解为冲、撞、逆，又用同"呛"；看来"呛心"是当时的口语，相当于胃内的一种不适感。此外，有的词字含意不明，如"有动痛""按之若牢""水下后"，有待考证。）

1. 把足太阴脾经见证与脾足太阴病证相比较，多出的病证有："五泄注下五色。大小便不通。面黄。口疳。怠惰嗜卧。抢心。善饥。不嗜食。不化食。尻阴股膝髀臑胻足皆痛。烦闷。痛当脐。肠鸣。飧泄不化。足不收。行善瘛。脚下痛。九窍不通。溏泄。饮发中满。食减。形悴。皮肤润而短气。肉痛。足胕肿若水"。

我们将其归纳如下：

（1）脾胃（肠）证的充实："口疳。抢心。善饥。不嗜食。不化食。痛当脐。肠鸣。飧泄不化。五泄注下五色。大（小）便不通。溏泄。食减。出餘气则快然"。

（2）"形悴""短气"为脾虚的后果。

（3）"足不收。行善瘛。脚下痛"：见《素问·藏气法时论》"脾病者"。据《中国医学大辞典》,"足不收"指足软无力也;"痿"与挈通;两者均属筋证。"脚下"为阴经所聚的部位,据《素问·厥论》,"阴脉者,集于足下而聚于足心。

(4)"肉痛(痹)"体不能动摇、"九窍不通":使我们想起《素问·玉机真藏论》的孤藏脾。

(5)"怠惰":《素问·风论》中说:"脾风之状""身体怠惰"。

(6)"嗜卧":与髓海不足有关。据《中国医学大辞典》,同多卧,与肝有关。

(7)"饮发中满":见于《素问·气交变大论》的"岁土太过、雨湿流行、肾水受邪"。

(8)"足胻肿若水":见于《素问·脉要精微论》脾脉的搏坚而长。

(9)"小便不通":《素问·经脉别论》认为"脾气散精,上归于肺,通调水道,下输膀胱"。

(10)"皮肤润"为肺证。应归入手太阴经见证。

(11)"烦闷"为心证。

(12)"尻阴股膝髀腨胻足皆痛":见于《素问·藏气法时论》"肺病者",为肾证。应归入足少阴经见证。

2. "合生见证"中足太阴见于:"黄疸""哕""膈咽不通""腹胀""身体重""疟""痔"。

这些病证中,"黄疸""腹胀""身体重"与脾足太阴中的记载一致;"膈咽不通"类似"食不下"。新增者为"哕""疟""痔",需要补入见证。

3. 需要补入的病证

(1)足太阳经见证的"肌肉痿"。

(2)足少阴经见证的"四肢不收。四肢不举"。

（3）足厥阴经见证的"四肢满闷"。

（4）足阳明经见证的"膈咽不通、不食、失气"：已出现在本见证。

4. 重整的足太阴脾经见证大致为：

"面黄。舌本强痛。口疮。食即吐。食不下咽。呛心。善饥。善呕。不嗜食。不化食。哕。膈咽不通。腹胀。心下若痞。心下急痛。痛当脐。出餘气则快然。食减。善噫。形悴（同'悴'）。短气。怠惰嗜卧。烦闷。身体不能动摇。四肢不收。四肢不举。四肢满闷。九窍不通。饮发中满。足胻肿若水。足不收。行善瘈。脚下痛。肉痛。肌肉痿。身体重。腹胀肠鸣。飧泄不化。五泄注下五色。大小便不通。溏泄。黄疸。疟。痔。尻阴股膝髀腨胻足皆痛"。（"有动痛""按之若牢""水下后"有待考证。）

（附：脾足太阴的病证：舌本强。食则呕。胃脘痛。腹胀。善噫。得后与气则快然如衰。身体皆重。舌本痛。体不能动摇。食不下。烦心。心下急痛。溏瘕泄。水闭。黄疸。不能卧。强立［欠］。股膝内肿厥。足大指不用。）

注评：本见证与脾足太阴的病证相比，主要有以下变化：

（1）强化了脾主肌肉、四肢和脾与胃的关联，极大地扩展了太阴（胃肠）证的范围。

（2）坚持了脾与肾的相关，与积水证的相关；并且提到脾与小便有关。

（3）进一步明确了脾与肝、筋的相关。

（4）没有直说脾与脑有关联，只通过"九窍不通"提示了这个可能性（"九窍不通"包含了目证在内）。

八、"足少阴肾经见证：面如漆。胕中清。面黑如炭。咳唾多血。渴。脐左。胁下背肩髀间痛。胸中满。大小腹痛。大便难。饥不欲食。心悬如饥。腹大。颈肿。喘嗽。脊臀股后痛。脊股内后廉痛。腰冷如冰及痛。足痿厥。脐下气逆。小腹急痛。泄。下肿。足胻寒而逆。肠澼。阴下湿。四指正黑。手指清厥。足下热。嗜卧。坐而欲起。冻疮。下痢。善思。善恐。四肢不收。四肢不举"。

鉴于以上记载相当杂乱，而且有的含意不明（如"脐左""下肿"），有的显然不属本见证（如"四肢不收。四肢不举"），又有一些病证显然写错，如"善思"可能为"善忘"之误，"颈肿"为"咽肿"之误，"胸中满"为"胸中痛"之误等。另外，"脊臀股后痛"与"脊股内后廉痛"重复。至于"胁下背肩髀间痛"则涉及范围太广，指向不明。因此我们把本见证初步删减、梳理如下：

"面如漆。面黑如炭。喘嗽。咳唾多血。渴。饥不欲食。心悬如饥。胁中清。胸中痛。大小腹痛。大便难。腹大。颈（'咽'之误）肿。脐下气逆。小腹急痛。嗜卧。坐而欲起。脊中痛。足痿厥。腰冷如冰及痛。足胻寒而逆。四指正黑。手指清厥。冻疮。足下热。脊股内后廉痛。肠澼。下痢。泄。善忘。善恐。阴下湿"。

1. 病证分析：

（1）"面如漆。面黑如炭。善恐"：为肾证。

（2）"心悬如饥。胁中清。脊中痛"：为《素问·玉机真藏论》中的肾证。

（3）"腰冷如冰。足胻寒而逆。四指正黑。手指清厥"为肾的寒厥证；"足下热"为肾的热厥证。

（4）"足痿厥"：据《中国医学大辞典》，谓"足软不能步履也"。为筋病或脑病。

（5）"胸中痛"：心证。见于《素问·藏气法时论》的"心病者"。

（6）"大小腹痛"：与"胸中痛"（"清厥"）一起见于《素问·藏气法时论》的"肾病者"。

（7）"脐下气逆。小腹急痛"：疑为奔豚证。见《灵枢·邪气藏府病形》"五藏之病变"的肾病。据《中国医学大辞典》，"奔豚病，从少腹起，上冲咽喉，发作欲死，复还止，皆从惊恐得之"。

（8）"喘嗽。咳唾多血"：反映肺、肾、心证。

（9）"大便难。腹大"：据《素问·至真要大论》"太阴司天""病本于肾"，肾病有"大便难"；据《灵枢·杂病》，"腹满，大便不利，腹大，亦上走胸嗌，喘息喝喝然，取足少阴"。

（10）"渴"：提示热证。肾足少阴有热象，如"口热、舌干"。

（11）"咽肿"：肾足少阴有此证。

（12）"嗜卧"：髓海不足之象。

（13）"坐而欲起"：类似《素问·脉解》少阴证的"不能久立久坐"。

（14）"肠澼。下痢。泄"：符合肾足少阴证和少阴证。

（15）"善忘"：据《灵枢·本神》，"肾盛怒而不止""则喜忘其前言"。

（16）"阴下湿"：提示有阴器病证。

（17）"冻疮"：可能为冬季寒厥病人的多发症候。此症属外科，可忽略不计。

2. "合生见证"中足少阴见于："头项痛。胸中痛。黄疸。目䀮䀮无所见。咽肿。嗌干。少气。咳嗽。喘咳上气。喘。心痛。如人将捕。身体重。疟"。

鉴于"胸中痛"和"咽肿"已经进入足少阴经见证，所以

"合生见证"可以补入者为：

"头项痛。黄疸。目䀮䀮无所见。嗌干。少气。咳嗽。喘咳上气。喘。心痛。如人将捕。身体重。疟"。（据《素问·藏气法时论》，"身重"为肾证。）

3. 需要调整归属者：

（1）足太阳膀胱经见证中的"便脓血"应移入本见证。

（2）"四肢不收。四肢不举"应归入足太阴脾经见证。

（3）足太阴脾经见证的"尻阴股膝髀腨胻足皆痛"应转移至本经。

（4）手少阴经见证的"腰背痛"可转移至本经。

（5）"合生见证"中的"疟"可加入本经。

4. 重证后的足少阴肾经见证大致为：

"面如漆。面黑如炭。头项痛。善忘。善恐。如人将捕。嗜卧。坐而欲起。目䀮䀮无所见。咳嗽。喘咳上气。喘。喘嗽。咳唾多血。咽肿。嗌干。渴。胸中痛。心痛。饥不欲食。心悬如饥。䏶中清。脊中痛。（小便变）。脐下气逆。小腹急痛。大小腹痛。大便难。腹大。腰背痛。腰冷如冰及痛。足胕寒而逆。四指正黑。手指清厥。足痿厥。足下热。肠澼。下痢。便脓血。泄。（阴器不用）。阴下湿。身体重。黄疸。疟。尻阴股膝髀腨胻足皆痛。脊股内后廉痛"。

（附：肾足少阴的病证：饥不欲食。面如漆柴。咳唾则有血。喝喝而喘。坐而欲起。目䀮䀮如无所见。心如悬，若饥状。气不足则善恐。心惕惕如人将捕之。口热舌干。咽肿。上气。嗌干及痛。烦心。心痛。黄疸。肠澼。脊股内后廉痛。痿厥。嗜卧。足下热而痛。）

注评：在肾足少阴的基础上本见证发生了以下重要变化：

（1）据"合生见证"补入了"头项痛"。此证表明了足少阴直接与脑相连。

（2）强化了肾证和肾的厥证，特别是寒厥。

（3）补充了肺证和心证。

（4）补充了胃肠证。

然而足少阴肾经见证的另一些表述引人注目：

（1）"阴下湿"提示有阴器病证存在，但未明确提到"阴器"病证。

（2）"身体重"提示肾与积水证的相关，但未明确提到水肿证，例如"面庞然浮肿"等。

（3）已经引用了《素问·玉机真藏论》肾证的"心悬如病饥，眇中清，脊中痛"，却不提接下来"少腹满，小便变"的膀胱证。

作为"现代"版的"十二经见证"，作者不可能忽略《灵枢·邪气藏府病》"五藏之病变"中肾病的"不得前后、阴痿、石水、癃"，《素问·痹论》的"遗溺"，《素问·风论》的"面庞然浮肿"，《素问·至真要大论》"岁太阴在泉"肾病的"饮积、少腹肿痛、不得小便"，以及"太阴司天"肾病的"阴器不用"等记载。

上述现象怎样解释呢？

我们记得，六经理论中的少阴不涉及阴器证、水肿证和小便异常的膀胱证。然而肾病是有这些病证的，详见本书前面许多有关五藏病证的记载。

产生这几处表达不够明确的原因推测可能有二：一是文字缺失，二是作者在尊重"十二经脉"的格局和安排大量新增病证方面存在矛盾。例如若强调了肾与积水、阴器、小便异常、膀胱证的关系，就会与其他经脉的见证发生太多的重叠。

然而作为"现代"版的"十二经见证"，又不能回避这些病证。所以笔者推测，作者这里很可能对这些方面的病证采取点到为止的方针，有了"身体重"，可以不提"饮积""面庞然浮肿"等。但阴器证和小便异常证不该遗漏，似乎需要把"阴器不用"和"小便变"两项补充进来。（足厥阴肝经见证中已有"阴缩"，足太阳膀胱经见证中已有"小腹胀痛，按之欲小便不得"。）

九、"足厥阴肝经见证：头痛。脱色善洁。耳无闻。颊肿。肝逆颊肿。面青。目赤肿痛。两胁下痛引小腹。胸痛。背下则两胁肿痛。妇人小腹肿。腰痛不可俛仰。四肢满闷。挺长热。呕逆。血。肿睾疝。暴痒。足逆寒。脐善瘛。节时肿。遗溺。淋溲。便难。癃。狐疝。洞泄。大人癫疝。眩冒。转筋。阴缩。两筋挛。善恐。胸中喘。骂詈。血在胁下。喘"。

（注：此见证问题较多："胸痛"可能为"胸满"之误。"肝逆颊肿"的"肝逆"为衍文。"背下则两胁肿痛"的"背下则"三字多余。"脐善瘛"看来是"行善瘛"之误。"血"为衍字。"两筋挛"的"两"不知何所指。"胸中喘"可能即"喘"，或为"胸中热""胸中痛"之误，暂取后者。）

1. 病证分析：

（1）"面青"：肝色青。

（2）"眩冒"：见于《素问·玉机真藏论》的"春脉者肝"。

（3）"骂詈"：见于《素问·阳明脉解》。

（4）"两胁肿痛"：肝的部位在两胁。

（5）"头痛。耳无闻。颊肿。善恐"：见于《素问·藏气法时论》"肝病者"。

（6）"两胁下痛引小腹。目赤肿痛"：见于《素问·气交变大论》的"岁金太过""肝木受邪"（"两胁下少腹痛，目赤痛"）。

（7）"行善瘛""转筋""两筋挛"：筋病。肝主筋。

（8）"节时肿"：据《灵枢·根结》，节于少阳有关。

（9）"大人癫疝。妇人小腹肿。腰痛不可俯仰。胸满。呕逆。癃。狐疝"：原肝足厥阴证。

（10）"喘"：本见证有"胸满"，也可能有"喘"。

（11）"胸中痛"：见于《素问·藏气法时论》的"心病者"。

（12）"遗瀝"：《中国医学大辞典》无"遗瀝"。据《汉语大字典》，"遗"为遗漏、落下、排泄之意。"瀝"指液体一滴一滴地下落或渗出。所以"遗瀝"可包括在"遗溺"之内，也可指一种特殊的"遗溺"。

（13）"淋溲"：据《中国医学大辞典》，指"小便滴瀝不爽也"。（"淋溲"不是西医的淋病。）

（14）"洞泄"：据《灵枢·邪气藏府病形》，"肾脉小甚为洞泄"。

（15）"便难"：本见证已有"癃"，这里可能是"大便难"。"大便难"可以是肾证，也可以是脾证。据《素问·阴阳应象大论》，"肝主化"。

（16）"挺长热""肿睾疝""暴痒"：据《灵枢·经脉》，"足厥阴之别"，"其别者"，"气逆则睾肿卒疝，实则挺长，虚则暴痒"。

（17）"阴缩"：据《灵枢·邪气藏府病形》，"肝脉微大为阴缩"。

（18）"脱色"：据《汉语大字典》"脱"可解为消瘦或脱离。所以"脱色"可指面色惨淡。又据《汉语大字典》引《孟子·告子上》："食、色、性也"，"色"可解为性欲。所以"脱色"也可解为性欲的缺失。

（19）"善洁"：据《汉语大字典》，"善"可解为友好、亲善；"洁"为清洁之意。所以"善洁"类似"洁癖"。不过据《汉语大字典》，"洁"也可指和尚；元代戏称和尚未"洁郎"。与和尚友善，提示此人非好色之徒。把"脱色"和"善洁"联系起来，可知这里的含义与《灵枢·本神》肝病的"不正当人"和《素问·风论》肝风的"时憎女子"是一致的。

2. "合生见证"中，足厥阴见于："目䀮䀮无所见""面尘""咽肿""嗌干""胸满""如人将捕""疟"。

其中"胸满"与本见证重叠。所以应该补充的病证为"面尘""咽肿""嗌干""目䀮䀮无所见""如人将捕""疟"。

3. 需要调整位置者：

（1）"足逆寒"：肾的厥证，应归入足少阴经见证，与其"足胻寒而逆"重叠。

（2）"四肢满闷"：应归入足太阴经见证。

（3）"骂詈"：应移入足阳明经见证。

（4）足阳明经见证的"遗溺"应补入本见证。

4. 重整的足厥阴肝经见证大致为：

"面青。面尘。头痛。眩冒。脱色善洁。咽肿。嗌干。胸中痛。耳无闻。颊肿。目赤肿痛。两胁肿痛。血在胁下。两胁下痛引小腹。善恐。目䀮䀮无所见。如人将捕。行善瘛。节时肿。转筋。两筋挛。大人癫疝。妇人小腹肿。腰痛不可俛仰。胸满。喘。呕逆。便难。洞泄。狐疝。癃。遗溺。遗瀝。淋溲。阴缩。挺长热。肿睾疝。暴痒。疟"。

（附：肝足厥阴的病证：腰痛不可以俛仰。丈夫㿉疝。妇人少腹肿。嗌干。面尘。脱色。胸满。呕逆。飧泄。狐疝。遗溺。闭癃。）

注评：与肝足厥阴相比，重整的足厥阴肝经见证有以下变化。

（1）增加了头证和目证，补充了头脑病证和精神变化，尤其是对女性的态度，如脱色善洁。

（2）吸收了六经的少阴肾证。

（3）加强了肝证的表现，特别是胁证。

（4）补充、加强了阴器病证。

（5）补充了小便异常证

（6）补充了脾疟。

附注：本见证未提肝与积水证的关联。

又，关于"面尘"，《中国医学大辞典》注："面色灰败如尘垢也"。但据《康熙字典》，"尘"字的注解提到"淫视为遊尘"。于是"面尘"也许可解为淫乱之人的面色。

十、"手太阴经见证：善嚏。缺盆中痛。脐上。肩痛。肩背痛。脐右。小腹胀引腹痛。小便数。溏泄。皮肤痛及麻木。喘。少气。颊上气见。交两手而瞀。悲愁欲哭。洒淅寒热"。（注："脐上""脐右""颊上气见"文意不明，"肩痛"不是肺证，这些词字有待考证。）

1. 病证分析：

（1）"善嚏""喘""少气"：肾证。

（2）"缺盆中痛""肩背痛"：肺证。

（3）"交两手而瞀"：目证。

（4）"悲愁欲哭"：《素问·调经论》中说："神不足则悲"；《素问·宣明五气》中说："精气并于肺则悲"。又据《灵枢·本神》："脾愁忧而不解则伤意"。所以"悲愁欲哭"包含心、肺、脾三藏的病证。

（5）"皮肤痛及麻木""洒淅寒热"：皮证。

（6）"小腹胀引腹痛"：小便不利引起的膀胱胀痛。

（7）"小便数"：膀胱证。

（8）"溏泄"：虽然据《灵枢·寒热病》，手太阴可治"腹胀烦悗"的脾胃证，但是否对溏泄有效尚需考察；而且此证已出现于足太阴经见证，很可能是衍文。

2. "合生见证"中手太阴见于："耳聋。胸满。少气。咳嗽。喘咳上气。喘。痔"。

其中"耳聋""痔"为新增。

3. 需要补充者：

（1）手太阳经见证中的"面白"。

（2）足太阴经见证中的"皮肤润"。

（3）"臑臂内前廉痛厥"：此证误刊在手太阳小肠经中，应回归本经。

4. 重整后的手太阴肺经见证大致为：

"面白。胸满。缺盆中痛。肩背痛。咳嗽。喘咳上气。喘。少气。善嚏。耳聋。交两手而瞀。小腹胀引腹痛。小便数。皮肤润。皮肤痛及麻木。悲愁欲哭。洒淅寒热。痔。臑臂内前廉痛厥"。

（附：肺手太阴的病症：肺胀满。膨膨而喘咳。缺盆中痛。甚则交两手而瞀。咳。上气。喘。渴。烦心。胸满。臑臂内前廉痛厥。掌中热。肩背痛。风寒。汗出。中风。小便数而欠［《黄帝内经太素》此五字作"不浃。数欠"］。肩背痛寒。少气不足以息。溺色变。）

注评：在"十二经脉"中虽然把手太阴和足太阴都视为太阴，但毕竟肺和脾是两个藏。从见证的角度看，手太阴充分表现了肺的特点：

（1）增加了肺证的"面白""悲愁欲哭"。

（2）增加了"耳聋"，与目证（瞀）一起，确认了肺与脑的联系（未提"中风"）。

（3）增加了"善嚏"，明确了肺与肾的相关。

（4）肺与心、脾也有关联。

（5）继承了肺与水代谢有关的理念，提到小便异常和膀胱证。

（6）增加了皮证。

附注："溏泄"可能是衍文。

十一、"手少阴心经见证：消渴。两肾（'肾'为'臂'之误）内痛。后廉（不明所指，可能为'臑臂内后廉痛厥'中的两字）。腰背痛。浸淫。善笑。善恐。善忘。上咳吐。下气泄。眩仆。身热而腹（疑为'肤'之误）痛。悲"。

将以上手少阴心经见证梳理、重写如下：

"眩仆。消渴。两臂内痛。身热而肤痛。浸淫。上咳吐。下气泄。善笑。善恐。善忘。悲。腰背痛。臑臂内后廉痛厥"。

1. 病证分析：

（1）"眩仆"：《灵枢·五邪》中说："邪在心则病心痛，喜，时眩仆"。

（2）"消渴"：《中国医学大辞典》称其发病的原因之一是"邪害心火"。

（3）"两臂内痛"：见于《素问·藏气法时论》"五藏病者"的"心病者"。

（4）"身热而肤痛。浸淫。上咳吐。下气泄"：见于《素问·玉机真藏论》的"夏脉者心"。

（5）"善忘""善悲"：见《素问·至真要大论》"太阳之复"的"甚则入心"。

（6）"善笑"：见《素问·调经论》，"神有余则笑不休"。

（7）"善恐"：见《灵枢·本神》，"神伤则恐惧自失"。

（8）"腰背痛"：不是手少阴证，应归入足太阳或足少阴。暂定足少阴。

2. 据《合生见证》，手少阴参加：头项痛。面赤。目黄。嗌干。胁支满。胁痛。胸中痛。心痛。肘挛急。掌中热。

3. 重整的手少阴经见证大致为：

"面赤。眩仆。头项痛。目黄。嗌干。消渴。胸中痛。心痛。两臂内痛。胁支满。胁痛。身热而肤痛。浸淫。上咳吐。下气泄。善笑。善恐。善忘。悲。肘挛急。掌中热。臑臂内后廉痛厥"。

（附：心手少阴的病证：嗌干。心痛。渴而欲饮。目黄。胁痛。臑臂内后廉痛厥。掌中热痛。）

注评：在心手少阴的基础上，本见证有以下重要变化：

（1）"头项痛"和"眩仆"，清楚地表明了心与目和头脑的联系。

（2）扩充了心的精神症状的表现。

（3）心痛的特征更为清晰。

（4）热证和渴证提升为"消渴"。

（5）与肺和胃肠的关系仅提到"肤痛、浸淫、上咳吐、下气泄"。

十二、"手厥阴别脉经见证心主：笑不休。手心热。心中大热，面黄。目赤。心中动"。（"面黄。目赤"应为"面赤。目黄"。）

1. 病证分析：

（1）"笑不休"：与心主手厥阴心包的"喜笑不休"一致。

（2）"手心热"：据《中国医学大辞典》，手心即掌心。此证与心主手厥阴心包的"掌中热"一致。又据《灵枢·论疾诊尺》，"掌中热者腹中热，掌中寒者腹中寒"。

（3）"心中大热"和"心中动"类似心主手厥阴心包的"心中憺憺火（《黄帝内经太素》'火'作'大'）动"。

（4）"面赤、目黄"：《素问·至真要大论》"太阳司天""病本于心"一段中提到"面赤，目黄，手热，心澹澹大动"，与手厥阴别脉经见证心主的病证基本一致。

2. 据《合生见证》，手厥阴参加："面赤。目黄。心痛。胸满。胁支满。腋肿。肘挛急。掌中热"。

其中的"面赤。目黄。掌中热"与本见证重叠，所以应补充："心痛。胸满。胁支满。腋肿。肘挛急"。

3. 重整的手厥阴别脉经见证心主大致为：

"面赤。目黄。烦心。心痛。心中憺憺火（《黄帝内经太素》'火'作'大'）动。胸满。胁支满。腋肿。肘挛急。手心热。笑不休"。

这些全都是心证和热证。

（附：心主手厥阴心包的病证：手心热。臂肘挛急。腋肿。胸胁支满。心中憺憺火［《黄帝内经太素》'火'作'大'］动。面赤。目黄。喜笑不休。烦心。心痛。掌中热。）

注评：这条经脉的名称特殊，"心主"改为小写。估计可能是作者认为"心主"不足以称"藏"，或者可能是经过了后人的改动。

# 附录四 几个病证历代手足十二经取穴的演变

## 咳症手足四肢十二经历代取穴的演变

| 经脉 | 穴名 | 甲乙 | 千金 | 外台 | 铜人 | 资生 | 聚英 | 图翼 | 集成 | 针灸学 |
|---|---|---|---|---|---|---|---|---|---|---|
| 手太阴 | 少商 | ● | ● | ● | ● | ● | ● | ● | ● | ● |
| | 鱼际 | ● | | ● | ● | ● | ● | ● | ● | ● |
| | 太渊 | ● | ● | | ● | ● | ● | ● | ● | ● |
| | 经渠 | | ● | | ● | ● | ● | ● | ● | ● |
| | 列缺 | ● | | ● | | ● | ● | ● | ● | ● |
| | 孔最 | | | | ● | ● | ● | ● | ● | ● |
| | 尺泽 | | | | ● | ● | ● | ● | ● | ● |
| | 侠白 | ● | ● | ● | | ● | | | | ● |
| | 天府 | ● | | ● | | | | | | |
| 手厥阴 | 中冲 | | | | | | | | | |
| | 劳宫 | ● | | | | | | | | |
| | 大陵 | ● | ● | | | ● | | ● | ● | |
| | 内关 | | | | | | | | | |
| | 间使 | | | | | | | | | |
| | 郄门 | ● | | | | | | | | |
| | 曲泽 | | ● | ● | | ● | | | | |
| | 天泉 | | ● | | ● | ● | ● | ● | ● | ● |

| 经脉 | 穴名 | 甲乙 | 千金 | 外台 | 铜人 | 资生 | 聚英 | 图翼 | 集成 | 针灸学 |
|------|------|------|------|------|------|------|------|------|------|--------|
| 手少阴 | 少冲 | | | | | | | | | |
| | 少府 | | | | | | | | | |
| | 神门 | | ● | | | | | | | |
| | 阴郄 | | | | ● | | | | | |
| | 通里 | | | | | | | | | |
| | 灵道 | | | | | | | | | |
| | 少海 | | | | | | | | | |
| | 青灵 | | | | | | | | | |
| | 极泉 | | | | | | | | | |
| 手阳明 | 商阳 | | | | ● | | ● | ● | ● | |
| | 二间 | | | | | | | | | |
| | 三间 | | | | | | | | | |
| | 合谷 | | | | | | | | | |
| | 阳溪 | | | | | | ● | | | |
| | 偏历 | | | | | | | | | |
| | 温溜 | | | | | | | | | |
| | 下廉 | | | | | | | | | |
| | 上廉 | | | | | | | | | |
| | 手三里 | | | | | | | | | |
| | 曲池 | | | | | | | | | |
| | 肘髎 | | | | | | | | | |
| | 五里 | ● | | ● | ● | | ● | ● | ● | |
| | 臂臑 | | | | | | | | | |

| 经脉 | 穴名 | 甲乙 | 千金 | 外台 | 铜人 | 资生 | 聚英 | 图翼 | 集成 | 针灸学 |
|---|---|---|---|---|---|---|---|---|---|---|
| 手少阳 | 关冲 | | | | | | | | | |
| | 液门 | | | | | | | | | |
| | 中渚 | | | | | | | | | |
| | 阳池 | | | | | | | | | |
| | 外关 | | | | | | | | | |
| | 支沟 | ● | ● | ● | | ● | | | | |
| | 三阳络 | | | | | | | | | |
| | 四渎 | | | | | | | | | |
| | 天井 | | | | ● | ● | ● | ● | ● | |
| | 清冷渊 | | | | | | | | | |
| | 消泺 | | | | | | | | | |
| | 会宗 | | | | | | | | | |
| 手太阳 | 少泽 | ● | | ● | ● | ● | ● | ● | ● | |
| | 前谷 | ● | ● | ● | ● | ● | ● | ● | ● | |
| | 后溪 | | | | | | | | | |
| | 腕骨 | | | | | | | | | |
| | 阳谷 | | | | | | | | | |
| | 养老 | | | | | | | | | |
| | 支正 | | | | | | | | | |
| | 小海 | | | | | | | | | |
| 足太阴 | 隐白 | | | | | | | | | |
| | 大都 | | | | | | | | | |
| | 太白 | | ● | | | ● | | | | |
| | 公孙 | | | | | | | | | |
| | 商丘 | ● | | ● | | | | | | |
| | 三阴交 | | | | | | | ● | ● | |
| | 漏谷 | | | | | | | | | |
| | 地机 | | | | | | | | | |
| | 阴陵泉 | | | | | | | | | |
| | 血海 | | | | | | | | | |
| | 箕门 | | | | | | | | | |

| 经脉 | 穴名 | 甲乙 | 千金 | 外台 | 铜人 | 资生 | 聚英 | 图翼 | 集成 | 针灸学 |
|------|------|------|------|------|------|------|------|------|------|--------|
| 足厥阴 | 大敦 | | | | | | | | | |
| | 行间 | ● | ● | ● | ● | ● | ● | ● | ● | |
| | 太冲 | | ● | | | | | | | |
| | 中封 | | | | | | | | | |
| | 蠡沟 | | | | | | | | | |
| | 中都 | | | | | | | | | |
| | 膝关 | | | | | | | | | |
| | 曲泉 | | ● | | | ● | | | | |
| | 阴包 | | | | | | | | | |
| | 五里 | | | | | | | | | |
| | 阴廉 | | | | | | | | | |
| | 急脉 | | | | | | | | | |
| 足少阴 | 涌泉 | ● | | ● | ● | ● | ● | ● | ● | ● |
| | 然谷 | | ● | ● | ● | ● | ● | ● | ● | |
| | 太溪 | ● | ● | ● | ● | ● | ● | ● | ● | ● |
| | 大锺 | ● | | ● | ● | | ● | ● | ● | ● |
| | 照海 | | | | | | | | | |
| | 水泉 | | | | | | | | | |
| | 复留 | | | | | | | | | |
| | 交信 | | | | | | | | | |
| | 筑宾 | | | | | | | | | |
| | 阴谷 | | | | | | | | | |

| 经脉 | 穴名 | 甲乙 | 千金 | 外台 | 铜人 | 资生 | 聚英 | 图翼 | 集成 | 针灸学 |
|---|---|---|---|---|---|---|---|---|---|---|
| 足阳明 | 厉兑 | | | | | | | | | |
| | 内庭 | | | | | | | | | |
| | 陷谷 | | ● | | | ● | | | | |
| | 冲阳 | | | | | | | | | |
| | 解溪 | | | | | ● | | ● | ● | |
| | 丰隆 | | | | | | | | | |
| | 巨虚下廉 | | | | | | | | | |
| | 条口 | | | | | | | | | |
| | 巨虚上廉 | | | | | | | | | |
| | 三里 | | ● | | | ● | | ● | | |
| | 犊鼻 | | | | | | | | | |
| | 梁丘 | | | | | | | | | |
| | 阴市 | | | | | | | | | |
| | 伏兔 | | | | | | | | | |
| | 髀关 | | | | | | | | | |
| 足少阳 | 窍阴 | ● | ● | ● | ● | ● | ● | ● | ● | |
| | 侠溪 | | | | | | | | | |
| | 地五会 | | | | | | | | | |
| | 临泣 | | ● | | | ● | | | | |
| | 丘墟 | | | | | | | | | |
| | 悬钟 | | | | | ● | ● | ● | ● | |
| | 光明 | | | | | | | | | |
| | 外丘 | | | | | | | | | |
| | 阳辅 | | | | | | | | | |
| | 阳交 | | | | | | | | | |
| | 阳陵泉 | | ● | | | | | | | |
| | 阳关 | | | | | | | | | |
| | 中渎 | | | | | | | | | |
| | 风市 | | | | | | | | | |
| | 环跳 | | | | | | | | | |

| 经脉 | 穴名 | 甲乙 | 千金 | 外台 | 铜人 | 资生 | 聚英 | 图翼 | 集成 | 针灸学 |
|------|------|------|------|------|------|------|------|------|------|--------|
| 足太阳 | 至阴 | | | | | | | | | |
| | 通谷 | ● | | ● | | | | | | |
| | 束骨 | | | | | | | | | |
| | 京骨 | | | | | | | | | |
| | 申脉 | | | | | | | | | |
| | 金门 | | | | | | | | | |
| | 仆参 | | | | | | | | | |
| | 跗阳 | | | | | | | | | |
| | 飞扬 | | | | | | | | | |
| | 承山 | | | | | | | | | |
| | 承筋 | | | | | | | | | |
| | 合阳 | | | | | | | | | |
| | 委中 | | | | | | | | | |
| | 昆仑 | | | | ● | | ● | ● | ● | |
| | 委阳 | | | | | | | | | |
| | 浮郄 | | | | | | | | | |
| | 殷门 | | | | | | | | | |
| | 承扶 | | | | | | | | | |

### 腰痛手足四肢十二经历代取穴的演变

| 经脉 | 穴名 | 甲乙 | 千金 | 外台 | 铜人 | 资生 | 聚英 | 图翼 | 集成 | 针灸学 |
|------|------|------|------|------|------|------|------|------|------|--------|
| 手太阴 | 少商 | | | | | | | | | |
| | 鱼际 | | | | | | | | | |
| | 太渊 | | | | | | | | | |
| | 经渠 | | | | | | | | | |
| | 列缺 | | | | | | | | | |
| | 孔最 | | | | | | | | | |
| | 尺泽 | | | | | | ● | | | |
| | 侠白 | | | | | | | | | |
| | 天府 | | | | | | | | | |

| 经脉 | 穴名 | 甲乙 | 千金 | 外台 | 铜人 | 资生 | 聚英 | 图翼 | 集成 | 针灸学 |
|---|---|---|---|---|---|---|---|---|---|---|
| 手厥阴 | 中冲 | | | | | | | | | |
| | 劳宫 | | | | | | | | | |
| | 大陵 | | | | | | | | | |
| | 内关 | | | | | | | | | |
| | 间使 | | | | | | | | | |
| | 郄门 | | | | | | | | | |
| | 曲泽 | | | | | | | | | |
| | 天泉 | | | | | | | | | |
| 手少阴 | 少冲 | | | | | | | | | |
| | 少府 | | | | | | | | | |
| | 神门 | | | | | | | | | |
| | 阴郄 | | | | | | | | | |
| | 通里 | | | | | | | | | |
| | 灵道 | | | | | | | | | |
| | 少海 | ● | | | | | | | | |
| | 青灵 | | | | | | | | | |
| | 极泉 | | | | | | | | | |
| 手阳明 | 商阳 | | | | | | | | | |
| | 二间 | | | | | | | ● | ● | |
| | 三间 | | | | | | | | | |
| | 合谷 | | | | | | ● | ● | ● | |
| | 阳溪 | | | | | | | ● | ● | |
| | 偏历 | | | | | | | | | |
| | 温溜 | | | | | | | | | |
| | 下廉 | | | | | | | | | |
| | 上廉 | | | | | | | | | |
| | 手三里 | ● | | ● | | | | ● | ● | |
| | 曲池 | | | | | | | | | |
| | 肘髎 | | | | | | | | | |
| | 五里 | | | | | | | | | |
| | 臂臑 | | | | | | | | | |

| 经脉 | 穴名 | 甲乙 | 千金 | 外台 | 铜人 | 资生 | 聚英 | 图翼 | 集成 | 针灸学 |
|---|---|---|---|---|---|---|---|---|---|---|
| 手少阳 | 关冲 | | | | | | | | | |
| | 液门 | | | | | | | | | |
| | 中渚 | | | | | | | ● | ● | |
| | 阳池 | | | | | | | | | |
| | 外关 | | | | | | | | | |
| | 支沟 | | | | | | | | | |
| | 三阳络 | | | | | | | | | |
| | 四渎 | | | | | | | | | |
| | 天井 | | | | | | ● | | | |
| | 清冷渊 | | | | | | | | | |
| | 消泺 | | | | | | | | | |
| | 会宗 | | | | | | | | | |
| 手太阳 | 少泽 | | | | | | | | | |
| | 前谷 | | | | | | | | | |
| | 后溪 | | | | | | | | | |
| | 腕骨 | | | | | | | | | |
| | 阳谷 | | | | | | | | | |
| | 养老 | | | | | | | ● | ● | |
| | 支正 | | | | | | | | | |
| | 小海 | | | ● | | | | | | |
| 足太阴 | 隐白 | | | | | | | | | |
| | 大都 | | | | | | ● | ● | ● | ● |
| | 太白 | ● | ● | ● | ● | ● | ● | ● | ● | ● |
| | 公孙 | | | | | | | | | |
| | 商丘 | | | | | | | | | |
| | 三阴交 | | | | | | | | | |
| | 漏谷 | | | | | | | | | |
| | 地机 | | | | | | ● | ● | ● | ● |
| | 阴陵泉 | ● | ● | ● | ● | ● | ● | ● | ● | ● |
| | 血海 | | | | | | | | | |
| | 箕门 | | | | | | | | | |

| 经脉 | 穴名 | 甲乙 | 千金 | 外台 | 铜人 | 资生 | 聚英 | 图翼 | 集成 | 针灸学 |
|------|------|------|------|------|------|------|------|------|------|--------|
| 足厥阴 | 大敦 | | | | | | | | | |
| | 行间 | ● | ● | ● | ● | ● | ● | ● | ● | |
| | 太冲 | ● | ● | ● | ● | ● | ● | ● | ● | ● |
| | 中封 | ● | | ● | ● | | ● | | | |
| | 蠡沟 | ● | ● | ● | | ● | | | | |
| | 中都 | | | | | | | | | |
| | 膝关 | | | | | | | | | |
| | 曲泉 | | | | | | | | | |
| | 阴包 | ● | | ● | ● | ● | ● | ● | ● | ● |
| | 五里 | | | | | | | | | |
| | 阴廉 | | | | | | | | | |
| | 急脉 | | | | | | | | | |
| 足少阴 | 涌泉 | ● | | ● | ● | ● | ● | ● | ● | |
| | 然谷 | | | | | | | | | |
| | 太溪 | | | | | | | ● | ● | |
| | 大锺 | ● | ● | ● | ● | ● | ● | ● | ● | |
| | 照海 | | | | | | | | | |
| | 水泉 | | | | | | | | | |
| | 复留 | ● | | ● | ● | ● | ● | ● | ● | ● |
| | 交信 | | | | | | | | | |
| | 筑宾 | | | | | | | | | |
| | 阴谷 | | | | | | | | | |

| 经脉 | 穴名 | 甲乙 | 千金 | 外台 | 铜人 | 资生 | 聚英 | 图翼 | 集成 | 针灸学 |
|------|------|------|------|------|------|------|------|------|------|--------|
| 足阳明 | 厉兑 | | | | | | | | | |
| | 内庭 | | | | | | | | | |
| | 陷谷 | | | | | | | | | |
| | 冲阳 | | | | | | | | | |
| | 解溪 | | | | | | | | | |
| | 丰隆 | | | | | | | | | |
| | 巨虚下廉 | ● | | ● | | | | | | |
| | 条口 | | | | | | | | | |
| | 巨虚上廉 | | | | | | | | | |
| | 三里 | ● | ● | | | ● | ● | ● | ● | |
| | 犊鼻 | | | | | | | | | |
| | 梁丘 | | | | | | ● | | | ● |
| | 阴市 | | ● | ● | | ● | | | | |
| | 伏兔 | ● | | | | | | | | ● |
| | 髀关 | | | | | | ● | ● | ● | ● |
| 足少阳 | 窍阴 | | | | | | | | | |
| | 侠溪 | | | | | | | | | |
| | 地五会 | | | | | | | | | |
| | 临泣 | ● | | ● | | | | ● | | |
| | 丘墟 | ● | | ● | | | ● | ● | ● | |
| | 悬钟 | | | | | | | ● | ● | ● |
| | 光明 | | | | | | | | | |
| | 外丘 | | | | | | | | | |
| | 阳辅 | ● | ● | ● | | ● | | ● | ● | |
| | 阳交 | | | | | | | | | |
| | 阳陵泉 | | | | | | | | | |
| | 阳关 | | | | | | | | | |
| | 中犊 | | | | | | | | | |
| | 风市 | | | | | | | | | |
| | 环跳 | ● | ● | ● | ● | | ● | ● | ● | ● |

| 经脉 | 穴名 | 甲乙 | 千金 | 外台 | 铜人 | 资生 | 聚英 | 图翼 | 集成 | 针灸学 |
|---|---|---|---|---|---|---|---|---|---|---|
| 足太阳 | 至阴 | | | | | | | | | |
| | 通谷 | | | | | | | | | |
| | 束骨 | ● | ● | ● | | ● | ● | ● | ● | ● |
| | 京骨 | ● | | | | | ● | ● | ● | ● |
| | 申脉 | ● | ● | ● | ● | ● | | ● | ● | ● |
| | 金门 | | | | | | | | | |
| | 仆参 | ● | | ● | | ● | | ● | ● | |
| | 跗阳 | | | | | | ● | ● | ● | ● |
| | 飞扬 | ● | ● | | | ● | | ● | ● | ● |
| | 承山 | | | ● | ● | | ● | ● | ● | ● |
| | 承筋 | ● | | ● | | ● | ● | | | ● |
| | 合阳 | ● | ● | | | ● | | | | ● |
| | 委中 | ● | ● | | | ● | | ● | ● | ● |
| | 昆仑 | ● | | ● | ● | | ● | ● | ● | ● |
| | 委阳 | ● | | ● | | | ● | | ● | ● |
| | 浮郄 | | | | | | | | | |
| | 殷门 | ● | ● | ● | | ● | | | | |
| | 承扶 | ● | ● | ● | | ● | | | | |

## 心痛手足四肢十二经历代取穴的演变

| 经脉 | 穴名 | 甲乙 | 千金 | 外台 | 铜人 | 资生 | 聚英 | 图翼 | 集成 | 针灸学 |
|---|---|---|---|---|---|---|---|---|---|---|
| 手太阴 | 少商 | | | | | | | | | |
| | 鱼际 | ● | | ● | | ● | | | | |
| | 太渊 | ● | ● | ● | ● | ● | ● | ● | ● | ● |
| | 经渠 | | | ● | ● | | ● | ● | | |
| | 列缺 | | | | | | | | | |
| | 孔最 | | | | | | | | | |
| | 尺泽 | ● | ● | ● | | ● | ● | ● | ● | |
| | 侠白 | ● | | ● | | ● | | | | ● |
| | 天府 | | | | | | | | | |

| 经脉 | 穴名 | 甲乙 | 千金 | 外台 | 铜人 | 资生 | 聚英 | 图翼 | 集成 | 针灸学 |
|------|------|------|------|------|------|------|------|------|------|--------|
| 手厥阴 | 中冲 | ● | ● | ● | | ● | ● | ● | ● | ● |
| | 劳宫 | | | | | | | ● | ● | ● |
| | 大陵 | ● | ● | ● | | ● | ● | | | ● |
| | 内关 | ● | ● | ● | ● | ● | ● | ● | ● | ● |
| | 间使 | ● | ● | | ● | ● | ● | ● | ● | ● |
| | 郄门 | ● | ● | ● | ● | ● | ● | ● | ● | ● |
| | 曲泽 | | ● | ● | ● | ● | ● | ● | ● | ● |
| | 天泉 | | | ● | | | | | | ● |
| 手少阴 | 少冲 | | ● | ● | ● | ● | ● | ● | ● | ● |
| | 少府 | | | | | | | | | |
| | 神门 | | | ● | ● | ● | ● | ● | ● | ● |
| | 阴郄 | ● | | ● | ● | ● | ● | ● | ● | ● |
| | 通里 | | | | | | | | | |
| | 灵道 | | ● | ● | ● | ● | ● | ● | ● | ● |
| | 少海 | | | | | | | ● | ● | ● | ● |
| | 青灵 | | | | | | | | | |
| | 极泉 | | | ● | ● | ● | ● | ● | ● | ● |
| 手阳明 | 商阳 | | | | | | | | | |
| | 二间 | | | | | | | | | |
| | 三间 | | | | | | | | | |
| | 合谷 | | | | | | | | | |
| | 阳溪 | | | | | | | | | |
| | 偏历 | | | | | | | | | |
| | 温溜 | | | | | | | | | |
| | 下廉 | | | | | | | | | |
| | 上廉 | | | | | | | | | |
| | 手三里 | | | | | | | | | |
| | 曲池 | | | | | | | | | |
| | 肘窌 | | | | | | | | | |
| | 五里 | | | | | | | | | |
| | 臂臑 | | | | | | | | | |

| 经脉 | 穴名 | 甲乙 | 千金 | 外台 | 铜人 | 资生 | 聚英 | 图翼 | 集成 | 针灸学 |
|---|---|---|---|---|---|---|---|---|---|---|
| 手少阳 | 关冲 | ● | | | | | | | | |
| | 液门 | | | | | | | | | |
| | 中渚 | | | | | | | | | |
| | 阳池 | | | | | | | | | |
| | 外关 | | | | | | | | | |
| | 支沟 | ● | ● | ● | | ● | ● | ● | ● | ● |
| | 三阳络 | | | | | | | | | |
| | 四渎 | | | | | | | | | |
| | 天井 | ● | ● | ● | ● | ● | ● | | | |
| | 清冷渊 | | | | | | | | | |
| | 消泺 | | | | | | | | | |
| | 会宗 | | | | | | | | | |
| 手太阳 | 少泽 | ● | | ● | | | | | | |
| | 前谷 | | | | | | | | | |
| | 后溪 | | | | | | | | | |
| | 腕骨 | | | | | | | | | |
| | 阳谷 | | | | | | | | | |
| | 养老 | | | | | | | | | |
| | 支正 | | | | | | | | | |
| | 小海 | | | | | | | | | |
| 足太阴 | 隐白 | | | | | | | | | |
| | 大都 | ● | ● | ● | | ● | ● | | | ● |
| | 太白 | ● | ● | ● | | ● | ● | | | ● |
| | 公孙 | | | | | | | ● | ● | |
| | 商丘 | | | | | | | | | |
| | 三阴交 | | | | | | | | | |
| | 漏谷 | | | | | | | | | |
| | 地机 | | | | | | | | | |
| | 阴陵泉 | | | | | | | | | |
| | 血海 | | | | | | | | | |
| | 箕门 | | | | | | | | | |

| 经脉 | 穴名 | 甲乙 | 千金 | 外台 | 铜人 | 资生 | 聚英 | 图翼 | 集成 | 针灸学 |
|---|---|---|---|---|---|---|---|---|---|---|
| 足厥阴 | 大敦 | ● | ● | ● | ● | ● |  | ● | ● |  |
|  | 行间 | ● | ● | ● | ● | ● | ● | ● | ● |  |
|  | 太冲 | ● |  | ● |  | ● | ● |  |  |  |
|  | 中封 |  |  |  |  |  |  |  |  |  |
|  | 蠡沟 |  |  |  |  |  |  |  |  |  |
|  | 中都 |  |  |  |  |  |  |  |  |  |
|  | 膝关 |  |  |  |  |  |  |  |  |  |
|  | 曲泉 |  |  |  |  |  |  |  |  |  |
|  | 阴包 |  |  |  |  |  |  |  |  |  |
|  | 五里 |  |  |  |  |  |  |  |  |  |
|  | 阴廉 |  |  |  |  |  |  |  |  |  |
|  | 急脉 |  |  |  |  |  |  |  |  |  |
| 足少阴 | 涌泉 |  |  | ● | ● | ● | ● | ● | ● |  |
|  | 然谷 | ● | ● | ● |  | ● | ● |  |  |  |
|  | 太溪 | ● | ● | ● | ● | ● | ● |  |  | ● |
|  | 大锺 |  |  |  |  |  |  |  |  |  |
|  | 照海 |  |  |  |  |  |  |  |  |  |
|  | 水泉 |  |  |  |  |  |  |  |  |  |
|  | 复留 |  | ● |  |  | ● |  |  |  |  |
|  | 交信 |  |  |  |  |  |  |  |  |  |
|  | 筑宾 |  |  |  |  |  |  |  |  |  |
|  | 阴谷 |  |  |  |  |  |  |  |  |  |

| 经脉 | 穴名 | 甲乙 | 千金 | 外台 | 铜人 | 资生 | 聚英 | 图翼 | 集成 | 针灸学 |
|------|------|------|------|------|------|------|------|------|------|--------|
| 足阳明 | 厉兑 | | | | | | | | | |
| | 内庭 | | | | | | | | | |
| | 陷谷 | | | | | | | | | |
| | 冲阳 | | | | | | | | | |
| | 解溪 | | | | | | | | | |
| | 丰隆 | | | | | | | ● | ● | |
| | 巨虚下廉 | | | | | | | | | |
| | 条口 | | | | | | | | | |
| | 巨虚上廉 | | | | | | | | | |
| | 三里 | | | | | | ● | ● | ● | ● |
| | 犊鼻 | | | | | | | | | |
| | 梁丘 | | | | | | | | | |
| | 阴市 | | | | | | | ● | ● | |
| | 伏兔 | | | | | | | | | |
| | 髀关 | | | | | | | | | |
| 足少阳 | 窍阴 | | | | | | | | | |
| | 侠溪 | | | | | | | | | |
| | 地五会 | | | | | | | | | |
| | 临泣 | ● | ● | | ● | ● | ● | ● | ● | |
| | 丘墟 | | | | | | | | | |
| | 悬钟 | | | | | | | | | |
| | 光明 | | | | | | | | | |
| | 外丘 | | | | | | | | | |
| | 阳辅 | | | | | | ● | | | |
| | 阳交 | | | | | | | | | |
| | 阳陵泉 | | | | | | | | | |
| | 阳关 | | | | | | | | | |
| | 中犊 | | | | | | | | | |
| | 风市 | | | | | | | | | |
| | 环跳 | | | | | | | | | |

| 经脉 | 穴名 | 甲乙 | 千金 | 外台 | 铜人 | 资生 | 聚英 | 图翼 | 集成 | 针灸学 |
|------|------|------|------|------|------|------|------|------|------|--------|
| 足太阳 | 至阴 | | | | | | | | | |
| | 通谷 | | ● | | | ● | | | | |
| | 束骨 | ● | | ● | | ● | ● | | | |
| | 京骨 | | | | | | | | | |
| | 申脉 | | | | | | | | | |
| | 金门 | | | | | | | | | |
| | 仆参 | | | | | | | | | |
| | 跗阳 | | | | | | | | | |
| | 飞扬 | | | | | | | | | |
| | 承山 | | | | | | | | | |
| | 承筋 | | | | | | | | | |
| | 合阳 | | | | | | | | | |
| | 委中 | | | | | | | | | ● |
| | 昆仑 | ● | | ● | | ● | ● | | | |
| | 委阳 | | | | | | | | | |
| | 浮郄 | | | | | | | | | |
| | 殷门 | | | | | | | | | |
| | 承扶 | | | | | | | | | |

**耳鸣、聋手足四肢十二经历代取穴的演变**

| 经脉 | 穴名 | 甲乙 | 千金 | 外台 | 铜人 | 资生 | 聚英 | 图翼 | 集成 | 针灸学 |
|------|------|------|------|------|------|------|------|------|------|--------|
| 手太阴 | 少商 | | | | | | | | | |
| | 鱼际 | | | | | | | | | |
| | 太渊 | | | | | | | | | |
| | 经渠 | | | | | | | | | |
| | 列缺 | | | | | | | | | |
| | 孔最 | | | | | | | | | |
| | 尺泽 | | | | | | | | | |
| | 侠白 | | | | | | | | | |
| | 天府 | | | | | | | | | |

| 经脉 | 穴名 | 甲乙 | 千金 | 外台 | 铜人 | 资生 | 聚英 | 图翼 | 集成 | 针灸学 |
|------|------|------|------|------|------|------|------|------|------|--------|
| 手厥阴 | 中冲 | | | | | | | | | |
| | 劳宫 | | | | | | | | | |
| | 大陵 | ● | ● | ● | | ● | | | | |
| | 内关 | | | | | | | | | |
| | 间使 | | | | | | | | | |
| | 郄门 | | | | | | | | | |
| | 曲泽 | | | | | | | | | |
| | 天泉 | | | | | | | | | |
| 手少阴 | 少冲 | | | | | | | | | |
| | 少府 | | | | | | | | | |
| | 神门 | | | | | | | | | |
| | 阴郄 | | | | | | | | | |
| | 通里 | | | | | | | | | |
| | 灵道 | | | | | | | | | |
| | 少海 | | | | | | | | | |
| | 青灵 | | | | | | | | | |
| | 极泉 | | | | | | | | | |
| 手阳明 | 商阳 | ● | ● | ● | ● | ● | ● | ● | ● | ● |
| | 二间 | | | | | | | | | |
| | 三间 | | | | | | | | | |
| | 合谷 | ● | ● | | | | ● | | | ● |
| | 阳溪 | ● | ● | ● | ● | ● | ● | ● | ● | ● |
| | 偏历 | ● | ● | ● | ● | ● | ● | ● | ● | ● |
| | 温溜 | | | | | | | | | |
| | 下廉 | | | | | | | | | |
| | 上廉 | | | | | | | | | |
| | 手三里 | | | | | | | | | |
| | 曲池 | | | | | | | | | |
| | 肘髎 | | | | | | | | | |
| | 五里 | | | | | | | | | |
| | 臂臑 | | | | | | | | | |

| 经脉 | 穴名 | 甲乙 | 千金 | 外台 | 铜人 | 资生 | 聚英 | 图翼 | 集成 | 针灸学 |
|---|---|---|---|---|---|---|---|---|---|---|
| 手少阳 | 关冲 | ● | ● | ● |  | ● |  |  |  |  |
|  | 液门 | ● | ● | ● | ● | ● | ● | ● | ● | ● |
|  | 中渚 | ● | ● | ● | ● |  | ● | ● | ● | ● |
|  | 阳池 |  |  |  |  |  |  |  |  | ● |
|  | 外关 | ● | ● | ● | ● |  | ● | ● | ● | ● |
|  | 支沟 |  |  |  |  |  |  |  |  |  |
|  | 三阳络 |  |  |  | ● | ● | ● | ● | ● | ● |
|  | 四渎 | ● | ● |  |  | ● | ● | ● | ● | ● |
|  | 天井 |  |  |  |  |  | ● | ● | ● | ● |
|  | 清冷渊 |  |  |  |  |  |  |  |  |  |
|  | 消泺 |  |  |  |  |  |  |  |  |  |
|  | 会宗 | ● | ● | ● | ● | ● | ● | ● | ● | ● |
| 手太阳 | 少泽 | ● |  |  |  |  |  | ● | ● |  |
|  | 前谷 | ● | ● | ● | ● |  | ● | ● | ● | ● |
|  | 后溪 | ● | ● | ● | ● | ● | ● | ● | ● | ● |
|  | 腕骨 |  | ● | ● | ● | ● | ● | ● | ● | ● |
|  | 阳谷 | ● | ● | ● | ● | ● | ● | ● | ● | ● |
|  | 养老 |  |  |  |  |  |  |  |  |  |
|  | 支正 |  |  |  |  |  |  |  |  |  |
|  | 小海 |  |  |  |  |  | ● |  |  | ● |
| 足太阴 | 隐白 |  |  |  |  |  |  |  |  |  |
|  | 大都 |  |  |  |  |  |  |  |  |  |
|  | 太白 |  |  |  |  |  |  |  |  |  |
|  | 公孙 |  |  |  |  |  |  |  |  |  |
|  | 商丘 |  |  |  |  |  |  |  |  |  |
|  | 三阴交 |  |  |  |  |  |  |  |  |  |
|  | 漏谷 |  |  |  |  |  |  |  |  |  |
|  | 地机 |  |  |  |  |  |  |  |  |  |
|  | 阴陵泉 |  |  |  |  |  |  |  |  |  |
|  | 血海 |  |  |  |  |  |  |  |  |  |
|  | 箕门 |  |  |  |  |  |  |  |  |  |

| 经脉 | 穴名 | 甲乙 | 千金 | 外台 | 铜人 | 资生 | 聚英 | 图翼 | 集成 | 针灸学 |
|------|------|------|------|------|------|------|------|------|------|--------|
| 足厥阴 | 大敦 | | | | | | | | | |
| | 行间 | | | | | | | | | |
| | 太冲 | | | | | | | | | |
| | 中封 | | | | | | | | | |
| | 蠡沟 | | | | | | | | | |
| | 中都 | | | | | | | | | |
| | 膝关 | | | | | | | | | |
| | 曲泉 | | | | | | | | | |
| | 阴包 | | | | | | | | | |
| | 五里 | | | | | | | | | |
| | 阴廉 | | | | | | | | | |
| | 急脉 | | | | | | | | | |
| 足少阴 | 涌泉 | | | | | | | | | |
| | 然谷 | | | | | | | | | |
| | 太溪 | | | | | | | | | |
| | 大锺 | | | | | | | | | |
| | 照海 | | | | | | | | | |
| | 水泉 | | | | | | | | | |
| | 复留 | | | | | | | | | |
| | 交信 | | | | | | | | | |
| | 筑宾 | | | | | | | | | |
| | 阴谷 | | | | | | | | | |

| 经脉 | 穴名 | 甲乙 | 千金 | 外台 | 铜人 | 资生 | 聚英 | 图翼 | 集成 | 针灸学 |
|------|------|------|------|------|------|------|------|------|------|--------|
| 足阳明 | 厉兑 | | | | | | | | | |
| | 内庭 | | | | | | | ● | ● | |
| | 陷谷 | | | | | | | | | |
| | 冲阳 | | | | | | | | | |
| | 解溪 | | | | | | | | | |
| | 丰隆 | | | | | | | | | |
| | 巨虚下廉 | | | | | | | | | |
| | 条口 | | | | | | | | | |
| | 巨虚上廉 | | | | | | | | | |
| | 三里 | | | | | | | | ● | |
| | 犊鼻 | | | | | | | | | |
| | 梁丘 | | | | | | | | | |
| | 阴市 | | | | | | | | | |
| | 伏兔 | | | | | | | | | |
| | 髀关 | | | | | | | | | |
| 足少阳 | 窍阴 | ● | ● | ● | ● | ● | ● | ● | ● | ● |
| | 侠溪 | ● | ● | ● | ● | ● | ● | ● | ● | ● |
| | 地五会 | | | | | | | ● | ● | |
| | 临泣 | | | | | | | | | |
| | 丘墟 | | | | | | | | | |
| | 悬钟 | | | | | | | | | |
| | 光明 | | | | | | | | | |
| | 外丘 | | | | | | | | | |
| | 阳辅 | | | | | | | | | |
| | 阳交 | | | | | | | | | |
| | 阳陵泉 | | | | | | | | | |
| | 阳关 | | | | | | | | | |
| | 中犊 | | | | | | | | | |
| | 风市 | | | | | | | | | |
| | 环跳 | | | | | | | | | |

| 经脉 | 穴名 | 甲乙 | 千金 | 外台 | 铜人 | 资生 | 聚英 | 图翼 | 集成 | 针灸学 |
|------|------|------|------|------|------|------|------|------|------|--------|
| 足太阳 | 至阴 |  |  |  |  |  |  |  |  |  |
|  | 通谷 |  |  |  |  |  |  |  |  |  |
|  | 束骨 | ● |  | ● | ● | ● | ● | ● | ● | ● |
|  | 京骨 |  |  |  |  |  |  |  |  |  |
|  | 申脉 |  |  |  |  |  |  | ● | ● |  |
|  | 金门 |  |  |  |  |  |  |  |  |  |
|  | 仆参 |  |  |  |  |  |  |  |  |  |
|  | 跗阳 |  |  |  |  |  |  |  |  |  |
|  | 飞扬 |  |  |  |  |  |  |  |  |  |
|  | 承山 |  |  |  |  |  |  |  |  |  |
|  | 承筋 |  |  |  |  |  |  |  |  |  |
|  | 合阳 |  |  |  |  |  |  |  |  |  |
|  | 委中 |  |  |  |  |  |  |  |  |  |
|  | 昆仑 |  |  |  |  |  | ● |  |  |  |
|  | 委阳 |  |  |  |  |  |  |  |  |  |
|  | 浮郄 |  |  |  |  |  |  |  |  |  |
|  | 殷门 |  |  |  |  |  |  |  |  |  |
|  | 承扶 |  |  |  |  |  |  |  |  |  |

# 主要参考文献

晋·皇甫谧撰. 针灸甲乙经. 北京：商务印书馆，1959.

宋·王惟一编撰. 重订铜人腧穴针灸图经. 北京：人民卫生出版社，1957.

元·滑伯仁著. 校注十四经发挥. 上海：上海卫生出版社. 1956.

隋·杨上善撰注. 黄帝内经太素. 北京：人民卫生出版社影印，1955.

南京中医学院医经教研组编. 黄帝内经素问译释. 上海：上海科技出版社，1959.

宋·史崧整理. 灵枢经. 北京：人民卫生出版社，1957.

元·朱震亨著. 丹溪心法. 上海：上海科学技术出版社，1959.

明·李时珍撰. 本草纲目. 商务印书馆出版，1959.

明·张介宾. 类经图翼. 类经. 北京：人民卫生出版社，1957.

清·陈梦雷等编. 古今图书集成医部全录·医经注释. 北京：人民卫生出版社，1959.

唐·王冰. 黄帝内经素问. 北京：人民卫生出版社，1963.

谢观编，赖鸿铭（台湾）点校. 中国医学大辞典. 天津：天津科学技术出版社，1998.

东汉·许慎撰. 说文解字. 上海：上海世纪出版社，2003.

清·桂馥撰. 说文解字义证. 济南：齐鲁书社，1987.

李格非主编. 汉语大字典. 成都：四川辞书出版社，1996.

清·王引之订正．康熙字典．上海：上海商务印书馆，1933．

中国中医研究院，广州中医学院合编．中医名词术语选编．北京：人民卫生出版社，1989．

丁福保，周云青编．四部总录医药编．商务印书馆，1955．

汉·张机著．注解伤寒论．王叔和撰次．成无己注解．赵开美校证．北京：人民卫生出版社影印，1956．

重庆市中医学会编注．新辑宋本《伤寒论》．重庆：重庆人民出版社，1955．

晋·王叔和著．脉经．北京：中国医药科技出版社．2011．

明·李时珍撰．濒湖脉学．北京：人民卫生出版社影印．1956．

清·吴坤安撰．伤寒指掌．上海：上海科技出版社，1959．

清·陈尧道著．伤寒辨证．北京：人民卫生出版社影印1957．

清·柯韵伯编注．伤寒来苏集．上海：上海卫生出版社，1956．

清·唐宗海（容川）著．秦伯未重校．伤寒论浅注补正．大达图书供应社刊行，光绪二十年．

左季运编．伤寒论类方彙参．北京：人民卫生出版社，1957．

祝味菊讲述，陆渊雷校正．伤寒质难．上海：上海大众书店出版，1950．

南京中医学院编著．伤寒论教学参考资料．南京：江苏人民出版社，1959．

成都中医学院主编．伤寒论讲义．上海：上海科技出版社，1964．

# 作者简介

## 一、简历

1944 年上海中学高中毕业，考入上海交通大学化学系，因病休学。

1948～1954 年，北大医学院医疗系学生。

1954～1958 年，北医基础部生理教研组苏联生理专家研究生，后转为该教研组助教。

1958～1964 年，卫生部中医研究院第三批西学中班学员；北医中医教研组教师；北医生理教研组助教。

1964～1977 年，卫生部中医研究院经络研究所（后改称针灸研究所）助理研究员。

1980 年接卫生部中医研究院聘书，受聘为客籍研究人员，为期两年。

1977～1990 年，烟台市医科所，医学情报研究所，研究员（中医）。

1988～1991 年，应聘为《国外医学中医中药分册》（卫生部中研院医学情报研究所主办）的特邀编辑。

## 二、著作

《中医针灸理论的若干问题》，1977 年由卫生部中研院针灸所刊印为内部交流资料

《内经时代的针灸医学》，2008 年，内部交流资料

《针灸十二经本义解读》，2010 年，内部交流资料

《中医针灸理论刍议》，2012 年，中医古籍出版社出版

### 三、翻译

1. 英译中：

《Drugs of Choice 1984～1985》美国 Walter Modell 主编，译为《临床最佳用药指南》，1990 年由山东科技出版社出版。

2. 中译英：

《最佳时间针灸治疗学》（《子午流注针法》），刘炳权著。译为《Optimum Time for Acupuncture，A Collection of Chinese Traditional Chrono - Therapeutics》，1988 年由山东科技出版社出版。

《中国推拿疗法》孙承南主编。译为《Chinese Massage Therapy》，1990 年由山东科技出版社出版。

《艾滋病的中医治疗》，钟达津等编。译为《Treatment of AIDS with Traditional Chinese Medicine》，1992 年由山东科技出版社出版。